临床护士一本通丛书

儿科护士一本通

杨 颖 主 编

中国健康传媒集团
中国医药科技出版社 ·北京

内 容 提 要

本书为"临床护士一本通丛书"之一。本丛书根据临床专科护理发展和专科护理岗位的需求，按照国家卫生健康委员会关于实施医院护士岗位管理的指导意见，由中华护理学会各专业委员会组织三甲医院资深护理专家精心编写而成，旨在指导临床护理操作技能更加规范化。本书针对儿科护理操作的目的和意义、操作步骤、操作难点及重点、注意事项、操作并发症及处理等内容进行了详细的叙述，可使每一位护理人员参照操作步骤能准确进行各项操作。全书内容翔实，字句精炼，适合各级医疗机构儿科护理人员和高等院校护理学专业师生参考使用。

图书在版编目（CIP）数据

儿科护士一本通 / 杨颖主编. -- 北京：中国医药
科技出版社，2025. 9. -- （临床护士一本通丛书）.
ISBN 978 - 7 - 5214 - 5494 - 9

Ⅰ . R473. 72

中国国家版本馆 CIP 数据核字第 2025ZE6587 号

美术编辑 陈君杞
版式设计 诚达誉高

出版　**中国健康传媒集团** | 中国医药科技出版社
地址　北京市海淀区文慧园北路甲 22 号
邮编　100082
电话　发行：010 - 62227427　邮购：010 - 62236938
网址　www. cmstp. com
规格　710 × 1000mm ¹⁄₁₆
印张　17½
字数　295 千字
版次　2025 年 9 月第 1 版
印次　2025 年 9 月第 1 次印刷
印刷　河北环京美印刷有限公司
经销　全国各地新华书店
书号　ISBN 978 - 7 - 5214 - 5494 - 9
定价　69. 00 元

版权所有　盗版必究
举报电话：010 - 62228771
本社图书如存在印装质量问题请与本社联系调换

获取新书信息、投稿、为图书纠错，请扫码联系我们。

《儿科护士一本通》
编委会

主　编　杨　颖

副主编　蒙景雯　蔡卫新

编　者　(以姓氏笔画为序)

马　宁　王　玥　王晶晶　吕茵茵　孙　静

杜雪艳　杨　柳　杨　颖　宋　晗　宋文静

迟　巍　陈梅丽　范敬蓉　郅浩亮　房　萍

郝春娟　侯亚环　姜莉莉　郭立涛　蒙景雯

蔡卫新　魏宁宁

　　本书是一本专门面向儿科护理专业人员精心打造的指导用书，其核心目标在于为读者提供全面、系统、专业、实用的儿科护理知识以及操作技术指导。全书内容紧密结合新生儿与儿科的实际工作状况，秉持"规范临床护理操作、提升实际操作能力"的理念，致力于为患儿提供契合其生长发育特点的优质护理服务。全书涵盖了常见的儿科护理操作内容，在结构上清晰地划分为两个部分：第一部分聚焦基础护理技术操作规范；第二部分着重介绍常用的专科护理技术操作规范，例如空气压缩雾化吸入、中心静脉压监测、氧气吸入、留置导尿等；针对每一项具体操作，均从定义、操作目的及意义、操作步骤、操作难点与重点、注意事项、操作并发症及处理等各个环节，进行了全方位、系统性的详细阐述。

　　本书在编写过程中以文字阐述为主，搭配适当的插图作为辅助，为临床护理人员提供了极具可操作性的理论依据。编写团队以全新的理论知识、规范的护理技术操作规程以及丰富的实践经验为基石，广泛参阅近年来国内外的相关文献资料，力求在先进性、科学性和实用性等方面达到较高水准。编写团队衷心地期望本书能够成为广大儿科护理工作者的良师益友，借助本书搭建起一座沟通理论与实践、技能与人文的桥梁，让儿科护理人员在守护儿童健康的道路上更加坚定、自信。同时，也期待本书能够激发更多儿科护理工作者的学习热情与创新精神，携手共同推动儿科护理事业的蓬勃发展，为儿童的健康成长贡献更多力量。

　　本书内容力求严谨，其中"安全注射"及"末梢血标本采集"相关章节，严格参照国家卫生健康委员会最新制定的行业标准（该标准将于 2026 年 2 月 1 日正式实施）进行编写。

  鉴于护理专业领域发展日新月异，加之编写时间较为紧迫，本书难免存在一些疏漏与不足之处，恳请广大读者批评指正，以便后续进一步完善。

编 者

2025 年 7 月

目录 *Contents*

第一章

绪　论

第一节　儿科护士的角色与素质要求

一、儿科护士的角色

儿科护士在儿童医疗保健中扮演着至关重要的角色，他们的工作不仅限于提供基本的护理服务，还包括情感支持、健康教育、家庭指导等多个方面。儿科护士的主要角色及其所需的素质要求如下所述。

1. 护理活动执行者　是儿科护士最重要的角色，为患儿及其家庭提供直接的照护，如营养摄取、感染预防、药物给予、心理支持、健康指导等，满足患儿及家属生理、心理及社会需求。

2. 护理计划者　护理程序为儿科护理提供了理论框架，包括对患儿及家属进行评估，做出护理诊断，制订并实施护理计划，进行护理评价，促进患儿康复。

3. 健康教育者　对患儿及家长的教育能提高治疗效果。向小儿家长解释疾病治疗和护理过程，帮助小儿建立自我保健意识，培养良好的生活习惯，向家长宣传科学育儿的有关知识，通过教育改变患儿及家长的某些行为，教会家长观察患儿病情，为患儿提供更科学、更全面的照护与支持，使其更加舒适。

4. 健康协调者　护理人员应与其他专业人员合作和协调，树立整体照护理念。与有关人员及机构联系并协调，维持一个有效的沟通网，保证小儿获得最适宜的整体性医护照顾，如与医生讨论治疗和护理方案、与营养师讨论小儿营养和膳食安排、与家长沟通并让家庭共同参与小儿护理过程。

5. 健康咨询者　促进患儿康复是护理人员的基本角色。健康照护不仅包括疾病治疗，还包括疾病预防与健康维护。护士还应做好卫生教育指导及咨询工作，解答患儿及家长提出的问题、提供预防保健、健康教育咨询、康复指导、心理支持等。

6. 患儿代言人　小儿不会表达或表达不清时，护士有责任解释并维护小儿的权益不受侵害。

7. 患儿知心者　护士应关爱小儿，与其沟通，建立友好关系，赢得小儿信赖，与之成为知心朋友。

8. 护理研究者　护士应进行护理研究工作，发展护理新技术，提高护理质量，促进专业发展。

二、儿科护士的素质要求

儿科护士除了需要具备一般的护理专业技能之外，还需要拥有一些特定的素质更好地服务于患儿及家庭。

1. 思想道德素质　热爱儿科护理事业，有敬业奉献精神。热爱儿童，有强烈的责任感和同情心。有崇高的职业道德和良好的工作作风。尊重患儿的隐私权，严格遵守医疗保密原则。了解并遵循相关法律法规，保障患儿合法权益不受侵害。

2. 专业技能素质　拥有扎实的专业知识和儿科护理技能，能够熟练地进行各种护理操作。操作准确，技术娴熟，动作轻柔、敏捷，有敏锐的观察力和综合分析判断能力，能够准确判断儿童的生理、心理发展状态，识别潜在的健康问题。

3. 科学文化素质　具备一定的文化素养和自然科学、社会科学、人文科学等多学科知识。掌握一门外语及现代科学发展的新理论、新技术，具备开展护理教育及护理科研的能力。

4. 沟通协调素质　护士与人沟通、与人合作的能力是必备的核心能力之一。患儿语言发育尚不完善，表达能力差，家长情绪焦急，突发情况多，要求护士善于应用语言和非语言沟通技巧，对患儿及家属进行正面、积极鼓励，以取得配合，增进护患间信任。

5. 身体心理素质　处理儿童病情时可能会遇到情绪上的挑战，需要具备较强的心理承受能力。有较强的适应能力、忍耐力和自我控制能力，有强烈的进取心，有善于与小儿及其家长沟通和建立良好人际关系的能力。

第二节 小儿年龄分期及各期特点

小儿年龄分期是根据儿童生长发育的不同阶段来进行划分的，每个时期都有其独特的生理、心理和社会发展特征。下面是常见的小儿年龄分期及其特点。

1. 胎儿期 从受精卵形成至胎儿娩出前共40周（280天），称为胎儿期。胎儿的周龄即为胎龄，根据胎儿的形成过程，临床上将胎儿期划分为妊娠早期、妊娠中期、妊娠后期。特点：此期胎儿完全依靠母体生存。孕母的感染、用药、放射线接触、营养、情绪等均可影响胎儿生长发育，尤其是妊娠早期可导致先天畸形，应做好孕期保健和胎儿保健。

2. 新生儿期 自胎儿娩出脐带结扎开始至出生后28天。特点：小儿脱离母体后，生存环境发生了巨大变化，而生理调节和适应能力尚不完善，易发生窒息、感染、硬结等疾病，是发病率和死亡率最高的时期。应做好消毒隔离和清洁卫生，预防各种感染，注意保暖、合理喂养。

3. 婴儿期 从出生后至1周岁。特点：是生长发育速度最快的时期，为第一个生长高峰。其中前6个月的生长发育速度最快，随着体格发育的迅速增长，脑和神经系统也迅速发展，所需营养相对较多，而消化功能不完善，易发生消化和营养紊乱。从母体获得的抗体逐渐消失，自身免疫功能尚不成熟，易发生传染病和感染性疾病。应提倡母乳喂养，做好食物转换指导，定期体格检查，早期教育，按时免疫接种，按时添加辅食，进行常见病、多发病的预防宣传。

4. 幼儿期 从1周岁至3周岁。特点：幼儿期的营养需求仍然较高且消化系统不完善，科学合理喂养依然是保持正常生长发育的重要因素。体格生长发育速度较婴儿期减慢，智力和神经心理发育速度加快，活动范围增大，缺乏识别危险能力，最易发生危险和中毒。自身免疫力仍低，传染病发病率仍高，应注意预防意外、增强体质、预防传染病。

5. 学龄前期 从3周岁至6周岁。特点：生长速度相对放缓，呈稳步增长。智能发育更趋完善，理解能力逐渐增强，有较大的可塑性。应加强早期教育，培养道德规范和生活习惯，早期智力开发，眼和口腔保健，预防传染病和意外伤害是重点。

6. 学龄期　从6周岁至12周岁。特点：体格仍稳步增长，除生殖系统外，其他器官发育已接近成人。智能发育更加成熟，逻辑思维能力加强，学习兴趣广泛，应注意预防龋齿和近视，保证营养均衡，加强体育锻炼，保证充足睡眠，培养良好心理素质，预防情绪、行为及精神方面问题。

7. 青春期　是儿童发育到成人的过渡时期，是人体发育走向成熟的阶段。年龄范围因受种族、性别、个体因素及环境因素的影响，存在很大差异。特点：生长体格再次加速，为第二个生长高峰。生殖系统发育加速，出现第二特征，至本期末各系统发育已成熟。注意加强营养和体格锻炼，均衡营养，劳逸结合，体质锻炼的同时培养正确的人生观，加强思想道德观念教育，及时进行心理、生理和性知识教育。

第三节　儿科护理操作的特点

儿科护理是一门研究小儿生长发育、儿童保健、疾病防治和护理，以促进小儿身心健康的学科。护理操作技能是护理内容的一部分，具有其独特的特点，这些特点不仅体现在操作技术本身，还涉及操作前后的准备、执行和评估等多个环节。其主要任务是为小儿提供综合性及广泛性护理，以增强小儿体质，降低小儿发病率和死亡率，保障和促进小儿身心健康。张金哲院士指出"小儿并不是成人的缩影"，因此儿科的护理技能不同于成人，儿童尤其是婴儿的体格较小，皮肤薄嫩，血管细小，因此在静脉穿刺、皮下注射、气管插管等操作时需要极高的精准度和细致的手法。同时，操作过程中要充分考虑到患儿的心理状态，使用温和的语言、友好的态度和适当的玩具分散注意力，减少患儿的恐惧和不适。儿科护理操作技术的特点决定了护理人员不仅需要具备扎实的专业知识和技能，以保证操作效果的安全性、有效性、规范性，还需要拥有高度的责任心和良好的沟通能力，以确保每位患儿得到最优质的护理服务。

第四节　规范儿科护士操作的目的

在浩瀚的医学领域中，儿科护理以其独特的挑战性和高度的专业性，始终占据着不可或缺的重要地位。儿童作为国家的未来与希望，其身心健康直接关系到家庭的幸福与社会的和谐稳定。因此,掌握科学、全面、细致的儿科护理技能,对于每一位儿科护士而言,不仅是职业的要求,更是使命的召唤。

随着医疗技术的飞速发展和人们健康意识的不断提升,儿科护理面临着前所未有的机遇与挑战。一方面,新生儿重症监护、儿童急危重症救治、先天性疾病管理等领域的技术进步,对儿科护理的专业性、精细化提出了更高的要求;另一方面,家长对孩子健康的高度关注,也促使儿科护理服务向更加人性化、个性化、全方位的方向发展。因此有必要规范儿科护士操作,构建一个更加安全、高效、和谐的医疗环境,提高整体医疗护理服务水平。

儿科患者年龄小、表达能力有限且病情变化迅速,因此需要护士在操作过程中严格遵守规范,确保护理操作准确无误,从而降低患儿因操作不当而遭受伤害的风险。由于沟通对象的广泛化、特殊化,儿科操作护士除了必须具有较强的业务能力,还需要有沟通能力、敏锐的观察能力,以及解决问题和处理问题的能力,保证操作过程安全、有效,避免出现损伤。

规范的护理操作有助于减少护理差错和事故的发生,提高护理质量和效率。通过标准化操作,护士能够更准确地执行医嘱,实施护理,为患儿提供精准、有效的护理服务,促进患儿康复与健康。

临床操作护士必须将基础理论知识和基础技能相结合,掌握操作的技能,明确儿科护理技术实施的目的、意义、具体的操作流程,把握操作成功的要点,了解有可能因为操作所带来的损伤和并发症。本书以"紧跟儿科医学发展、适应现代医院要求、培养新型护理人才"为原则,采用"以人为本的整体观念,以护理程序为框架"的模式,依据"贴近儿科临床、专业需要导向、就业内涵标准"为实际训练内容,将儿科的每种护理操作技能与相应的医学护理理论相融合,有机地贯彻于儿科临床的基础、专科护理之中,更好地发挥整体护理在儿科的功效,提高儿科护士护理技能水平。

(杨 颖 宋文静)

第二章

基础护理技术操作规范

第一节　测　量　技　术

一、生命体征监测技术

生命体征是体温、脉搏、呼吸及血压的总称。生命体征受大脑皮质控制，是机体内在活动的一种客观反映，是衡量机体身心状况的可靠指标。体温也称体核温度，是指身体内部胸腔、腹腔和中枢神经的温度，其特点是相对稳定且较皮肤温度高。皮肤温度也称体表温度，可受环境温度和衣着情况的影响且低于体核温度。脉搏即动脉脉搏，指在每个心动周期中，由于心脏的收缩和舒张，动脉内的压力和容积也发生周期性变化，导致动脉管壁产生有节律的搏动。呼吸指机体在新陈代谢过程中，需要不断地从外界环境中摄取氧气，并把自身产生的二氧化碳排出体外，机体与环境之间所进行的气体交换过程，血压是血管内流动着的血液对单位面积血管壁的侧压力（压强）。

【操作目的及意义】

1. 观察生命体征的变化。

2. 了解病情变化，为诊断提供支持和依据。

【操作步骤】

1. 操作准备

（1）护士准备　护士着装整洁。评估小儿年龄、病情、意识、体位及合作程度；测量部位和皮肤状况；体温计有无破损，刻度是否在 35℃ 以下；血压计的精确性。

（2）物品准备 笔、白纸或者掌上电脑（PDA）、合适类型的体温计（水银体温计/电子体温计）、纱布、弯盘、秒表、听诊器、血压计、笔、记录纸（或者 PDA）、液状石蜡棉球（直肠测温时使用）、快速手消毒液。

（3）患儿准备 向小儿及家长解释生命体征测量的目的、操作方法及注意事项，取得配合。

（4）环境准备 安全、安静、清洁。必要时屏风遮挡，请无关人员回避等。

2. 操作方法

（1）核对患儿身份信息，使用 PDA 扫码。

（2）取舒适体位。

（3）测量体温 根据病情及小儿年龄选择测量体温的方法。①口腔测量：口表水银端斜放于舌下热窝处；嘱小儿闭口，勿用牙咬体温表。②腋下测量：解开衣袖，用纱布或小毛巾擦干一侧腋下；将体温表水银端放于腋窝深处，紧贴皮肤；曲臂过胸，夹紧体温表。③直肠测量：暴露肛门；润滑肛表；将体温表水银端轻轻插入肛门 3～4cm 固定（婴儿约 1.25cm，幼儿约 2.5cm）。

（4）擦净体温表。

（5）读取温度数值，体温表甩至 35℃以下，记录。

（6）测量脉搏、呼吸 用示指、中指、无名指的指腹按于小儿桡动脉处，计数脉搏频次，时间 30 秒；保持测量脉搏姿势不动，观察小儿胸部、腹部起伏，计数呼吸频次，时间 30 秒，记录。

（7）测量血压 协助小儿露出手臂并伸直，掌心向上；排尽袖带内空气，袖带缠于上臂下缘距肘窝 2cm，松紧以放进一指为宜；使用台式血压计测量时，使水银柱"0"点与肱动脉、心脏处于同一水平；将听诊器胸件放在肱动脉搏动最强处固定，充气至动脉搏动音消失，再加压使压力升高 2.66～3.99kPa（20～30mmHg），缓慢放气，测得血压数值并记录。

（8）整理血压计。

（9）正确处理用物。

（10）洗手，记录，签名。

3. 操作评价　体温、脉搏、呼吸、血压测量方法正确，测量数据准确。

【操作难点及重点】

（1）掌握口温、肛温、腋温测量的禁忌证。

（2）正确处理生命体征测量过程的特殊情况。

（3）准备合适的操作环境。

（4）正确掌握测量方法。

【注意事项】

（1）体温表放置位置要正确，固定良好。

（2）口腔温度计，3分钟取出；腋下温度计，10分钟取出（电子体温计依据说明）；直肠温度计，3分钟取出。

（3）耳温枪携带方便，测温准确，能够反映人体真实的体温变化，而且比水银体温计安全，所以在儿科的使用越来越广泛。儿童时期，不同年龄段其红外耳温的正常值也不同，具体如下：0~2岁：36.4~38.0℃；3~10岁：36.1~37.8℃；≥11岁：35.9~37.6℃。用耳温枪测量体温时，注意以下几点：①尽量在同一侧耳朵测量，以减小误差。②测量前，查看或询问小儿有无耳部疾患，耳道内有无分泌物阻塞。如有分泌物阻塞，应先去除后再测量，否则影响测量结果。③耳温计使用时一定要尽量深入到耳道，让测温器能够探测到耳膜，减小误差的发生。1岁以下小儿测量时，应将耳廓后拉，再插入测温器，使测量头能够探测到耳膜；较大小儿则将耳廓向后上方拉。④侧卧位时，可因一侧耳廓受压而使耳温偏高，应解除受压片刻再测量。

（4）精神异常、昏迷、口鼻腔手术或疾病、不合作者，年龄<5岁的患儿禁忌测量口温；直肠或肛门疾病及手术、病情反复患儿、新生儿不宜测量肛温；肢体活动障碍、体型过于消瘦者不宜测量腋温，测量生命体征前30分钟，避免进食、喝冷、热饮、冷、热敷、洗澡、运动、灌肠、坐浴等影响生命体征的相关因素。

（5）测量肛温时，热水坐浴、灌肠后30分钟测温，婴幼儿、躁动患儿测肛温时，护士要手扶体温表以免断裂。

（6）测量腋温时，沐浴后需休息片刻才可测量，体温表与皮肤紧密接触并注意保持腋下干燥。

（7）婴儿还可通过颈动脉或颞动脉测量脉搏，不可用拇指诊脉，因拇指小动脉搏动易与患儿脉搏混淆，指压应大小适中，异常脉搏、危重患儿需测 1 分钟，脉搏短绌患儿须由医生和护士同时测量：即一人测脉搏，一人听心率，同时测量 1 分钟（由测心率的执行者发出"开始""停止"口令），如患儿有紧张、剧烈运动、哭闹等情况，需待其稳定后测量。

（8）呼吸速率会受到意识的影响，如患儿有紧张、剧烈运动、哭闹等，需待其稳定后测量，呼吸不规律患儿及婴儿应当测量 1 分钟。

（9）按照要求选择合适袖带，袖带松紧以能插入 1 指为宜，宽窄要适度，过紧、过宽——偏低，过松、过窄——偏高，长期观察血压的患儿，做到"四定"：定时间、定部位、定体位、定血压计。

（10）血压测量后驱尽袖带内空气卷平后放入血压计盒内，右倾 45°关闭水银槽开关，关闭血压计盒盖。

【操作并发症及处理】

1. 测量数据不准确

（1）临床表现测得数据和实际有误。

（2）处理　①更换监测人员给予复测。②更换设备进行对比复测。

2. 汞中毒（体温计裂痕，汞外渗）

（1）临床表现　恶心、呕吐、腹痛、哭闹不止。

（2）处理　①立即清除口腔内玻璃碎片。②随后口服蛋清或牛奶使蛋白和汞结合，延缓汞的吸收。③若病情允许，服富含纤维食物以促进汞的排泄。④严重者给予洗胃、抢救。

二、体重测量技术

体重是身体器官、系统、体液的重量总和。因体脂与体液变化较大，体重在体格生长指标中最易波动。体重在一定程度上能够反映儿童的骨骼、肌肉、皮下脂肪和内脏重量增长的综合情况，是最易获得的反映儿童生长与营养状况的指标，也是儿科临床中计算药量、静脉输液量的依据。

【操作目的及意义】

1. 测量患儿体重，作为用药及治疗的依据。

2. 评价患儿生长发育尤其是营养状况的敏感指标。

【操作步骤】

1. 操作准备

（1）护士准备　护士着装整洁，评估患儿病情、年龄（月龄）、意识、合作程度及平时喂养情况，检查称重仪器的功能完好。

（2）物品准备　笔、白纸（或者 PDA）、体重计（根据小儿的年龄，准备不同精确度的婴儿秤、杠杆秤、电子秤等）、体格发育评价表、垫巾、快速手消毒液。

（3）患儿准备　向小儿及家长解释体重测量的目的、操作方法及注意事项，取得配合。

（4）环境准备　安全、安静、清洁。必要时屏风遮挡，请无关人员回避等。

2. 操作方法

（1）核对患儿身份信息，使用 PDA 扫码。

（2）选择合适的体重秤　①将体重秤校正归零。②脱去婴儿衣物及纸尿裤。③将婴儿轻轻放于体重秤上，并在旁扶持，观察重量准确读数、记录。④将婴儿抱起，穿好衣服，穿好纸尿裤。

（3）年龄 >3 岁患儿的测量法　①将体重秤校正归零。②协助患儿脱下外套及鞋子，站立于站板中央，两手自然下垂，不可触及其他物体或摇动身体。③当体重秤指针稳定时，准确读数，记录。④协助患儿穿好外套及鞋子，取舒适体位，整理用物，记录。

3. 操作评价　患儿体重测量准确。

【操作难点及重点】

1. 注意监测体重的次数。

2. 把握体重秤的安全性和准确性。

【注意事项】

1. 一般住院患儿监测体重 1 次/周，或根据病情需要称体重。

2. 磅秤需要先调零，每次测量应在同一磅秤、同一时间进行，必要时先请患儿排空膀胱。若每日称体重，最好在清晨排空膀胱后或进食后 2 小时称量为佳。每次穿相同的衣裤，不适合脱掉衣服的场合，称完后应扣除衣服及纸尿裤的重量。体重 <15kg 的患儿使用婴儿电子秤，为避免读数不

准，要避免患儿在体重秤上晃动，安抚患儿至安静状态下再读数。

3. 由于年龄 < 3 岁的患儿，合作性和自控能力差，当患儿躁动时易发生坠跌。在测量体重时，护士应在旁边扶持，保持患儿安静，但不能碰触到患儿的肢体。

4. 所测数值与前次差异较大时，应重新测量核对，若患儿体重降低迅速，应立即报告医生。

【操作并发症及处理】

1. 发生跌落

（1）临床表现　患儿发生跌落。

（2）处理　①护士应在旁边扶持，保持患儿安静。②安抚家长及患儿。③立即给予测量生命体征。④报告医生给予对症处理。⑤按照护理不良事件上报流程上报，并填写《护理不良事件报告表》。

2. 测量数据不准确

（1）临床表现　测得数据和实际有误差。

（2）处理　①磅秤需要先调零，每次测量应在同一磅秤、同一时间进行。②先请患儿排空膀胱，若每日称体重，最好在清晨排空膀胱后或进食后 2 小时称量为佳。③称完后应扣除衣服及纸尿裤的重量，体重 < 15kg 的患儿使用婴儿电子秤。④掌握体重秤使用的准确性。

三、身长（高）、坐高测量技术

身长（高）指头、躯干（脊柱）与下肢长度的总和。3 岁以下儿童立位测量不易准确，应仰卧位测量，称身长；3 岁以上立位测量，称身高。卧位与立位测量值相差 0.7 ~ 1cm。坐高指由头顶至坐骨结节的长度，3 岁以下取仰卧位测量，称顶臀长。

【操作目的及意义】

测量身长，评估患儿体格发育状况。

【操作步骤】

1. 操作准备

（1）护士准备　护士着装整洁。评估患儿的年龄（月龄）、病情、意识、呼吸状况、合作程度及平时喂养情况。

（2）物品准备　身高计或量床、软尺、笔、白纸（或者 PDA）、体格发育评价表、测量板、立位测量器、免洗消毒液，必要时备屏风。

（3）患儿准备　向儿童及家长解释身长（高）及坐高（顶臀长）测量的目的、操作方法及注意事项，取得配合。

（4）环境准备　安全、安静、清洁。必要时屏风遮挡，请无关人员回避等。

2. 操作方法

（1）3 岁以下婴幼儿身长及顶臀长测量技术　①洗手，戴口罩。②携用物至患儿床旁（或者测量室），核对患儿身份信息，使用 PDA 扫码。③将清洁布平铺在测量床上。④取卧位，脱除鞋帽和袜子。⑤将儿童仰卧于铺有清洁布的测量床底板中线上，两耳在同一水平上，两侧耳廓上缘和眼眶下缘的连线构成与底板垂直的想象平面。⑥助手帮忙固定头部使其头顶紧密接触顶板，双臂自然放置于身体两侧。⑦轻轻按压下肢。⑧右手滑动量床的滑测板（足板），使其紧密接触小儿足底，脚尖朝向正上方与底板垂直，量床两侧读数一致（若用无围板的量床或携带式量板，应注意足板底边与量尺紧密接触，使足板面与后者垂直）。⑨读取身长，精确读数至 0.1cm。⑩在完成身长测量后，测量者左手夹持小儿膝盖，使大腿与身体垂直；小腿与大腿垂直。右手滑动量床的足板，紧密接触小儿臀部，足板与测量床垂直。⑪读取顶臀长，精确至 0.1cm。⑫安置儿童于舒适体位。⑬正确处理用物。⑭洗手，记录，签名。

（2）3 岁以上小儿身高及坐高测量技术　①洗手，戴口罩。②携用物至患儿床旁（或者测量室），核对患儿身份信息，使用 PDA 扫码。③脱除鞋帽和袜子。④取合适的姿势。⑤儿童取立正姿势，站立于身高计上，背靠身高计的测量杆或墙壁。⑥要求儿童两眼正视前方，挺胸抬头，腹微收。两臂自然下垂，手指并拢，两足跟并拢，足尖分开约 60°，足跟、臀部、两肩胛、枕骨粗隆均同时紧贴测量杆或墙壁。⑦轻轻移动顶板与患儿头顶接触，使推板与测量板呈 90°。⑧读取身高数值，精确至 0.1cm。⑨在完成身高测量后，将儿童坐于坐高计的坐盘或有一定高度的矮凳上，先使身体前倾，骶部紧靠测量杆或墙壁，然后坐直。两大腿伸面与身躯呈 90° 而与地面平行，大腿与凳面完全接触。并互相靠拢，膝关节屈曲呈 90°，足尖向前，两脚平放在地面上。头及肩部位置同测身高的要求。⑩轻轻移动顶板与儿童头顶接触，使推板与测量板呈 90°。⑪读取坐高数值，精确至 0.1cm。⑫安置儿童于舒适体位。⑬正确处理用物。⑭洗手，记录，签名。

3. 操作评价　身长（高）测量与患儿的发育相符。

【操作难点及重点】

1. 准备适宜安全的操作环境。

2. 测量时注意患儿姿势。

3. 记录数据要准确。

【注意事项】

1. 温、湿度适宜，测量时需要注意保暖，防止受凉，必要时用屏风遮挡。

2. 3 岁以下患儿采取卧位测量，测量时注意安抚，以免躁动影响数值，鉴于患儿易动，推动测量板时动作应轻快并准确读数。

3. 记录以 cm 为单位，记录到小数点后一位，测量前建议了解前次测量的数据结果，以作比较。

4. 正常新生儿出生时平均身长为 50cm。出生后第 1 年生长最快，约为 25cm。第 2 年增长减慢，约 10cm。2 周岁后身长稳定增长，平均每年增长 5~8cm，2~12 岁身高计算公式为：身长（cm）＝年龄×7＋70（cm）。

5. 为 3 岁以下婴幼儿测量时，注意操作者眼睛要与滑测板在一个水平面上。

6. 测量顶臀长时注意小腿、大腿、身体三者垂直。

7. 测量坐高时，可用木板放在脚下调整凳子的高低，坐凳高度要合适，过高、过低均会影响读数。

【操作并发症及处理】

测量数据不准确是主要的操作并发症。

（1）临床表现　测得数据和实际存在误差。

（2）处理　给予重新测量。

四、头围的测量技术

头围即自眉弓上缘最突出处经枕后结节绕头一周的长度，是反映脑发育和颅骨生长的一个重要指标。

【操作目的及意义】

测量患儿头颅周径，作为评估儿童颅骨和大脑发育的情况，协助疾病诊断参考。

【操作步骤】

1. 操作准备

（1）护士准备　护士着装整洁，评估患儿的年龄（月龄）、意识、合作程度。

（2）物品准备　软尺、笔、白纸（或者 PDA）、体格发育评价表、快速手消毒液。

（3）患儿准备　向小儿及家长解释头围测量的目的、操作方法及注意事项，取得配合。

（4）环境准备　安全、安静、清洁。必要时屏风遮挡，请无关人员回避等。

2. 操作方法

（1）核对患儿身份信息，使用 PDA 扫码。

（2）小儿取立位、坐位或仰卧位，测量者立或坐于儿童右侧或前方。

（3）测量者左手拇指固定软尺零点于儿童头部右侧眉弓上缘处。

（4）软尺紧贴头部皮肤（头发），经右侧耳上、枕骨粗隆及左侧眉弓上缘回至零点。

（5）读与零点交叉的刻度，获得最大头径。

（6）读数精确至 0.1cm。

（7）妥善安置患儿，摆放舒适体位。

（8）正确处理用物。

（9）洗手，记录，签名。

3. 操作评价　头围测量准确。

【操作难点及重点】

1. 准备合适的操作环境。

2. 正确掌握测量方法。

【注意事项】

1. 为患儿提供一个舒适的环境，采光良好，温、湿度适宜，注意保暖。

2. 经眉弓上方突出部、枕后结节绕头一周的长度为头围，脑积水、急性脑水肿患儿应遵医嘱每日测量头围。

3. 测量时软尺应紧贴皮肤，左右对称，长发者应先将头发在软尺经过处向上下分开。

4. 以厘米为单位记录到小数点后一位，量用的软尺不能过于柔软，手法不能过松或过紧，否则测出的数据会误差很大。

【操作并发症及处理】

测量数据不准确是主要的操作并发症。

（1）临床表现　测得数据与实际存在误差。

（2）处理　进行头围测量时要按照正确的方法来进行测量，所测数值与前次差异较大时，应重新测量核对。

五、腹围的测量技术

腹围测量法是了解患儿营养状况或辅助某些疾病的治疗而采取的测量患儿腹部周径的一种方法。此方法可衡量患儿腹部周径。适用于各种原因引起的腹水、腹部肿瘤患儿、肥胖者及营养不良患儿。

【操作目的及意义】

1. 衡量患儿腹部周径。作为腹部肿瘤、腹水等疾病治疗的依据。

2. 作为营养不良患儿行营养治疗的依据。

3. 为肥胖患儿提供减肥的参考数值。

【操作步骤】

1. 操作准备

（1）护士准备　护士着装整洁，评估患儿的年龄（月龄）、意识、合作程度及平时喂养情况。

（2）物品准备　软尺、笔、白纸（或者 PDA）、快速手消毒液。

（3）患儿准备　向小儿及家长解释腹围测量的目的、操作方法及注意事项，取得配合。

（4）环境准备　采光良好，温、湿度适宜，屏风遮挡。

2. 操作方法

（1）洗手，戴口罩。

（2）携用物至患儿床旁，核对患儿身份信息，使用 PDA 扫码。

（3）协助患儿平躺，拉起衣服至剑突，露出腹部，将被子盖在下腹部。

（4）用卷尺从患儿腰背部绕至脐上，测量腹部最高点。

（5）准确读数至 0.1cm。

（6）协助患儿穿衣服、盖被子。

（7）整理床单位，处理用物，记录。

（8）协助患儿取舒适体位。

（9）洗手，记录，签名。

3. 操作评价　腹围测量符合实际情况。

【操作难点及重点】

1. 注意对患儿进行保护。

2. 测量方法正确。

【注意事项】

1. 为患儿提供舒适的环境，采光良好，温、湿度适宜，注意保暖。

2. 腹围不作为常规体格检查，测量时取卧位，小婴儿腹围测量为剑突与脐中点绕腹部一周的长度，儿童则平脐绕腹一周。若有腹水应每天测量腹围，以脐为中心，在腹部固定位置测量，记录以"cm"为单位，记录到小数点后一位。

【操作并发症及处理】

测量数据不准确是主要的操作并发症。

（1）临床表现　测得数据和实际存在误差。

（2）处理　①标记腹围的测量部位。②每次在同一时间、同一体位、同一部位测量。③准确记录。

（蔡卫新　　郏浩亮）

第二节　基础护理技术

一、口腔护理技术

口腔护理技术是对口腔黏膜、牙齿和舌进行清洁的护理措施。此护理措施可保持患儿口腔及牙齿的清洁、湿润，防止口腔发生感染。

【操作目的及意义】

1. 保持口腔及牙齿的清洁、湿润，预防口腔感染及其他并发症。

2. 预防口臭，促进食欲，提高患儿舒适度。

3. 评估舌苔、牙龈及口腔黏膜有无异常及特殊气味，提供病情变化的动态信息。

4. 促进口腔内伤口愈合。

【操作步骤】

1. 操作准备

（1）护士准备　着装整洁，评估患儿口腔状况。

（2）物品准备　治疗盘1个、口腔护理包1个（内有弯盘1个、治疗碗1个、持物钳2把、压舌板1个、小棉球18～20个）、液状石蜡1瓶、毛巾1块、手电筒1个、吸水管1根、水杯1个、开口器1个（必要时备）。

（3）患儿准备　患儿及家属已了解口腔护理的目的及方法，并积极配合。

（4）环境准备　安全、安静、清洁。必要时屏风遮挡，请无关人员回避等。

2. 操作方法

（1）洗手，戴口罩。

（2）携用物至患儿床旁，核对患儿信息。

（3）协助患儿取仰卧位头偏向一侧或侧卧位，病情允许也可取半坐卧位。铺治疗巾于患儿颌下。

（4）打开口腔护理包，将棉球置于弯盘中，用口腔护理液润湿并清点棉球数量。将弯盘置于患儿口角旁。

（5）用持物钳夹取已浸湿的棉球，湿润口唇及口角。

（6）口腔评估　嘱患儿张口。昏迷或牙关紧闭者，可用开口器协助开口。持手电筒及压舌板检查口腔，观察有无出血、溃疡及真菌感染等现象；了解牙齿个数、生长位置及有无活动牙齿。

（7）擦洗方式　用持物钳夹取已浸湿的棉球，拧干。①嘱患儿轻轻咬合上下牙齿，用压舌板撑开对侧颊部，纵向擦洗对侧牙齿左外侧面，由臼齿洗向门齿。更换棉球，同法擦洗近侧牙齿外侧面。②嘱患者张口，擦洗对侧上内侧面、对侧上咬合面、对侧下内侧面、对侧下咬合面、弧形擦洗对侧颊部。同法擦洗近侧牙齿，每擦拭一个部位更换一个棉球。③擦洗舌面、舌下及硬腭部，每擦拭一个部位更换一个棉球。

（8）擦洗完毕，再次清点棉球数量。

（9）协助患儿漱口，擦净面部及口角。用手电筒再次检查口腔。

（10）根据口唇情况涂石蜡油或润唇膏，口腔黏膜若有溃疡，遵医嘱涂药。

（11）撤去弯盘、治疗巾。

（12）整理床单位，协助患儿取舒适卧位。

（13）再次核对。

（14）整理用物；记录、签字；洗手，摘口罩。

3. 操作评价　患儿口腔清洁、无异味，无感染发生，口唇湿润。

【操作重点及难点】

1. 操作前后清点棉球数目，避免遗留在口腔内。

2. 棉球干湿度适宜，防止棉球过湿引起误吸。

3. 整个操作过程应动作轻柔。

【注意事项】

1. 洗擦舌面、软腭勿过深，以防恶心。

2. 操作过程中避免持物钳尖端碰到牙齿及牙龈，造成损伤。若患儿有活动牙齿，擦洗过程中要注意动作轻柔，以防活动牙齿脱落。

3. 需要使用开口器时，开口器应套以橡皮套，从磨牙处置入口内，牙关紧闭者不可强行用开口器，以免误伤黏膜及牙齿。

4. 使用的棉球或棉签不可过湿，以不能挤出液体为宜，防止因水分过多造成误吸。昏迷患儿禁止漱口。

5. 操作前清点棉球的数量，每次擦洗时只能取一个棉球，以免遗留在口腔内。操作结束后，再次核对棉球或棉签的数量，认真检查口腔内有无遗留物。

6. 根据病情需要选择合适的漱口液，不同漱口液及用途见表 2 - 2 - 1。

表 2 - 2 - 1　不同漱口液及用途

药物名称	药物用途
0.9% 氯化钠溶液	清洁口腔，预防感染
复方硼砂溶液、1∶5000 呋喃西林、0.02% 氯己定溶液	清洁口腔，广谱抗菌
2% ~3% 硼酸溶液	有抑制细菌的作用
1% ~3% 过氧化氢溶液	有防腐、防臭的作用
1% ~4% 碳酸氢钠溶液	碱性溶液，适用于真菌感染
0.1% 醋酸溶液	用于口腔内铜绿假单胞菌感染
0.08% 甲硝唑溶液	用于厌氧菌感染

【操作并发症及处理】

1. 窒息

（1）临床表现 患儿突然剧烈呛咳、气急、呼吸困难、呼吸暂停、颜面发绀等。

（2）处理 ①立即停止口腔护理。②行侧卧位或头偏向一侧，并立即清除吸入异物。或将患儿倒转180°，用手拍击背部，利用重力作用使异物滑落。也可用吸引器吸出阻塞的痰液或液体物质。如异物已进入气管，迅速通知医生立即行急性气管镜下异物取出术，必要时行气管切开。③观察患儿生命体征、血氧饱和度、皮肤颜色等。

2. 吸入性肺炎

（1）临床表现 发热、咳嗽、气促、胸痛等。叩诊呈浊音，听诊肺部有湿啰音，胸部 X 线可见斑片状阴影。

（2）处理 根据病情遵医嘱输注抗生素，并结合相应的临床表现采取对症处理，如患儿发热，可遵医嘱给予物理或药物降温。若伴有气急、发绀，遵医嘱予氧气吸入；若咳嗽、咳痰遵医嘱应用镇咳祛痰剂。

3. 口腔黏膜损伤

（1）临床表现 口腔黏膜充血、出血、水肿、炎症、溃疡形成。严重者出血、脱皮、坏死组织脱落。

（2）处理 遵医嘱应用复方硼砂漱口液、呋喃西林液等含漱。口腔溃疡疼痛时，溃疡面用西瓜霜喷敷或锡类散吹敷。必要时用2%利多卡因喷雾止痛或将氯己定漱口液用注射器直接喷于溃疡面。

4. 出血

（1）临床表现 口腔或牙龈出血不止。

（2）处理 可遵医嘱采用局部止血，如明胶海绵、牙周袋内碘酚烧灼或加明胶海绵填塞。必要时进行全身止血治疗，如肌内注射卡巴克洛、酚磺乙胺。同时针对原发疾病进行治疗。

5. 恶心

（1）临床表现 上腹不适，紧迫欲吐并伴有迷走神经兴奋的症状，如皮肤苍白、流涎、出汗、血压降低及心动过缓等。

（2）处理 立即停止操作，观察患儿生命体征，遵医嘱予以对症处理。

二、脐部护理技术

脐部护理技术是保持脐部清洁、干燥的护理措施，可观察患儿脐部有无出血、感染等异常情况。

【操作目的及意义】

1. 保证脐部清洁，预防脐炎的发生。

2. 促进脐部干燥，脐带残端尽早脱落。

3. 观察脐部及脐周有无出血及异常情况。

【操作步骤】

1. 操作准备

（1）护士准备　护士着装整洁，评估患儿病情，脐带有无红肿、渗血、脓性分泌物、异味等。

（2）物品准备　治疗盘、弯盘、无菌棉签、复合碘消毒液、尿裤，必要时备3%过氧化氢溶液、碘伏。

（3）患儿准备　患儿及家属已了解脐部护理的操作目的及注意事项，并积极配合。

（4）环境准备　安全、安静、清洁。必要时屏风遮挡，请无关人员回避等。

2. 操作方法

（1）洗手，戴口罩。

（2）携用物至患儿床旁，核对患儿信息。

（3）协助患儿取仰卧位，更换尿裤，充分暴露脐部。

（4）观察患儿脐部有无异常情况　①无异常：不常规消毒和不包扎脐带断端，保持干燥即可。②若有渗血：用无菌棉签蘸取复合碘消毒液，由脐部中央向外环形擦拭，除去血渍。③若有脓性分泌物：用无菌棉签蘸取3%过氧化氢溶液，由脐带根部从内向外环形擦拭，除去脓性分泌物，再用0.2%~0.5%的碘伏擦拭待干。

（5）整理用物及患儿床单位，协助患儿更换衣物，取舒适体位。

（6）再次核对患儿信息。

（7）记录，签字；洗手，摘口罩。

3. 操作评价

（1）患儿脐带无异常气味。

（2）即将脱落的脐带顺利脱落，残端无渗血、无脓性分泌物。

（3）脐周无红肿。

【操作重点及难点】

1. 操作中动作轻柔，切勿擦伤皮肤。

2. 严格执行无菌操作，擦拭脐带注意由内向外，不可重复擦拭，造成污染。

【注意事项】

1. 为患儿进行脐部护理时，注意保暖，脐带未脱落前，勿强行剥落，结扎线如有脱落应重新结扎。

2. 脐带应每日护理两次，早晚各 1 次，直至脱落，脐部不宜包裹，保持干燥，使其易于脱落。若有潮湿、红肿情况，可增加护理次数。严格落实无菌操作，棉签禁止重复使用。使用尿布时，避免遮住脐部，以防止大、小便污染。

3. 严密观察脐带有无特殊气味及脓性分泌物，如有异常及时报告医生并协助处理。

【操作并发症及处理】

1. 脐部感染

（1）临床表现　①脐部有少量的黏液或脓性分泌物，脐部伤口未愈合。②脐部周围红肿，严重的会形成脓肿、蜂窝织炎甚至败血症。③体温升高、纳差、哭闹不安、腹泻等。

（2）处理方法　①遵医嘱予脐部及脐周局部外敷用药，必要时输注抗生素。②保证局部清洁、干燥。③勤更换尿布，防止尿液污染。

2. 渗血

（1）临床表现　血液自脐带残端流出。

（2）处理　给予局部无菌棉纱布或棉球加压止血，必要时遵医嘱应用止血药物。

三、会阴护理技术

会阴护理技术是协助患儿清洁会阴部的护理措施。此方法可提升患儿舒适度，观察会阴周围皮肤的完整性，预防会阴部位感染。

【操作目的及意义】

1. 清洁会阴部，提升舒适度。

2. 观察会阴周围皮肤的完整性。

3. 预防会阴部感染。

【操作步骤】

1. 操作准备

（1）护士准备　护士着装整洁，评估患儿病情，并了解患儿有无失禁或留置导尿管，会阴部清洁程度，皮肤黏膜情况，有无伤口、流血及流液情况。

（2）物品准备　小毛巾、无菌棉签、药碗、弯盘、镊子、手套、38～40℃温水及脸盆、水温计、一次性中单。

（3）患儿准备　患儿及家属已了解会阴护理的目的、方法、注意事项并积极配合。病情允许者排空膀胱。

（4）环境准备　安全、安静、清洁。必要时屏风遮挡，请无关人员回避等。

2. 操作方法

（1）洗手，戴口罩。

（2）携用物至患儿床旁，核对患儿信息。

（3）拉好隔帘或使用屏风，将温水倒入盆中备用。

（4）铺一次性中单于患儿臀下。

（5）协助患儿脱去裤子，取屈膝仰卧位，双腿分开。

（6）擦洗会阴部　①女患儿：左手轻合阴唇部分，右手擦洗阴唇外的黏膜和皮肤。再将阴唇分开，用棉签蘸水轻轻自上而下擦洗阴唇、阴蒂和阴道口周围的部分，每擦洗一处均需更换棉签。②男患儿：将包皮向上推，用棉签蘸温水，轻轻将污物洗净，再将包皮推回。

（7）移去盆，用干毛巾擦净会阴部及臀部。

（8）协助患儿穿好裤子，取舒适卧位；整理床单位。

（9）核对患儿信息。

（10）记录，签字；洗手，摘口罩。

3. 操作评价

（1）患儿会阴部清洁、干燥、无尿渍。

（2）患儿会阴部周围皮肤无尿液浸渍。

（3）患儿会阴部浸渍的皮肤有所好转。

【操作重点及难点】

1. 操作中减少暴露，注意保暖，注意保护患儿隐私。

2. 动作轻柔，用力均匀。

3. 严格执行无菌操作，避免交叉感染。

【注意事项】

1. 注意保护隐私，操作时拉上窗帘或使用屏风遮挡。操作时动作熟练，减少患儿暴露的时间。

2. 在擦洗过程中注意动作轻柔，用力均匀，避免损伤皮肤及黏膜，同时特别注意清洗会阴部腹股沟及大、小阴唇部位的褶皱。

3. 进行会阴擦洗时，每擦洗一处均需更换棉签。

【操作并发症及处理】

尿路感染是主要的操作并发症。

（1）临床表现　尿频、尿急、尿痛，当感染累及上尿道时可有寒战、发热，尿道口可有脓性分泌物。

（2）处理　①鼓励患儿多饮水、多排尿。②监测尿常规，必要时遵医嘱采用抗生素局部或全身用药。

四、肛周护理技术

肛周护理技术是通过有效的护理，使肛周皮肤保持清洁、干燥，预防肛周皮肤发红、皮疹、溃疡、感染等的护理措施。

【操作目的及意义】

1. 保持肛周皮肤清洁、干燥。

2. 改善肛门黏膜及周围皮肤情况。

3. 促进感染愈合，预防肛周脓肿、肛裂。

【操作步骤】

1. 操作准备

（1）护士准备　护士着装整洁，评估患儿肛门黏膜及肛周皮肤情况。

（2）物品准备　脸盆1个、水壶1个、温度计1个、毛巾1块、一次性手套，根据需要备复方新霉素软膏、鞣酸软膏等物品。

（3）患儿准备　患儿及家属已了解肛周护理的目的和方法，并积极配合。

（4）环境准备　安全、安静、清洁。必要时屏风遮挡，请无关人员回避等。

2. 操作方法

（1）洗手，戴口罩。

（2）携用物至患儿床旁，核对患儿信息。

（3）协助患儿将裤子脱至膝盖下，取合适的体位，一般取侧卧位，以暴露肛门。

（4）清洁肛门黏膜及肛周皮肤，坐浴前如局部皮肤或黏膜有污染应先用清水洗净，有伤口者可用换药盘给予换药。

（5）配制坐浴液体，水温应控制在 38～40℃。

（6）坐浴后用清洁、柔软的纸巾或毛巾擦干臀部，或用吹风机选择适宜温度挡吹干。

（7）协助患儿穿好衣物，取舒适体位，整理床单位。

（8）记录肛门及肛门周围皮肤的完整性，有无破损、脓肿及大小、疼痛。

（9）记录、签字；洗手、摘口罩。

3. 操作评价

（1）患儿肛门皮肤清洁、干净，无污染。

（2）患儿肛门皮肤及黏膜较前好转。

【操作重点及难点】

1. 操作中注意保暖，并保护患儿隐私。

2. 水温以 38～40℃ 为宜。

【注意事项】

1. 关闭门窗，调节室温至 26～28℃，屏风遮挡或拉窗帘。

2. 严格控制坐浴液的温度。

3. 如果患儿肛周有脓肿、包块等，清洁肛周皮肤时动作要轻柔，防止脓肿、包块破裂。

【操作并发症及处理】

烫伤是主要的操作并发症。

（1）临床表现　局部皮肤发红，出现大小不等的水疱。

（2）处理　①发生烫伤时立即把烫伤部位浸于洁净的冷水中30分钟，

水温最低不能低于 - 6℃，并立即报告医生并协助处理。②迅速建立静脉通道，遵医嘱根据烫伤面积补充液体。③根据烫伤程度遵医嘱给予创面相应处理。

五、臀部护理技术

臀部护理技术是指通过温水清洁臀部、更换尿裤等，保持臀部皮肤清洁、完整，预防尿布性皮炎发生的护理措施。

【操作目的及意义】

保持患儿臀部皮肤清洁、干燥和舒适，预防尿布性皮炎的发生。

【操作步骤】

1. 操作准备

（1）护士准备　护士着装整洁，评估患儿臀部皮肤情况，用水温计测试水温，水温以 38 ~ 40℃为宜。

（2）物品准备　水温计，一次性湿巾、尿裤，温水，小毛巾，棉签，护臀膏。

（3）患儿准备　患儿及家属已了解臀部护理的目的、方法并能积极配合。

（4）环境准备　安全、安静、清洁。必要时屏风遮挡，请无关人员回避等。

2. 操作方法

（1）洗手，戴口罩。

（2）携用物至患儿床旁，核对患儿信息。

（3）脱下尿裤，轻提患儿双足，用一次性湿巾擦净会阴部及臀部。

（4）必要时将患儿抱起，以温水清洗臀部，清洗时一手托住患儿大腿根部及臀部，并以同侧前臂及肘部护住患儿腰背部，另一手清洗臀部，用小毛巾将臀部水分吸净。

（5）用棉签蘸取护臀膏涂抹于肛周。

（6）更换尿裤，协助患儿穿好衣物，取舒适卧位，整理床单位。

（7）记录、签字；洗手、摘口罩。

3. 操作评价

（1）患儿臀部清洁、干燥。

（2）患儿尿布性皮炎较前好转。

【操作重点及难点】

清洗臀部时要自上而下，避免粪便污染患儿阴道及尿道口。

【注意事项】

1. 尿裤包扎应松紧合适，防止因过紧而影响患儿活动或过松造成大小便外溢。

2. 清洗臀部时要自上而下，避免粪便污染患儿阴道及尿道口。

【操作并发症及处理】

尿布性皮炎是主要的操作并发症。

（1）临床表现　①轻度：皮肤完整，有皮疹。②中度：有皮疹，部分皮肤破损。③重度：大面积皮肤破损，有非压力性损伤引起的溃疡。④伴有真菌感染：鲜明红色卫星状损伤、脓疱，可能扩展到腹股沟或皮肤褶皱处。

（2）处理　①轻度：每次便后用温水清洗患儿臀部皮肤，或使用柔软的布或不含酒精和洗涤剂的湿巾轻轻擦拭，清洁后使用护臀膏（含鞣酸、凡士林，或芦荟和维生素）厚涂。使用透气性好、吸水性强的一次性尿裤，每1~2小时更换或按需更换；同时增加尿布区域暴露。②中至重度：用未经湿化的氧气，流量为5~10L/分钟，氧气管距臀部3~5cm，每次10~15分钟，每天3~6次（以上方法适用于足月儿，早产儿可以使用加温加湿的氧气）；也可使用造口粉均匀涂抹于局部皮肤，使造口粉与破损皮肤处粘合，去除多余的粉，外喷皮肤保护膜进行物理隔离。对于皮肤破损处，用去除针头的注射器，抽取生理盐水冲洗并清洁破损皮肤，再外用造口粉和皮肤保护膜（方法同上）。要及时行尿布皮炎的原因分析，包括原发病的综合处理（腹泻、短肠综合征等）。③伴有真菌感染时遵医嘱涂抹抗真菌软膏，再用造口粉等提供皮肤隔离防护措施。

六、足部护理技术

足部护理技术是指将患儿双脚放于热水盆内浸泡以达到足部清洁、舒适的护理措施。此方法可改善患儿睡眠，清洁足部皮肤，促进局部血液循环和新陈代谢，防止感染、不适、循环障碍及臭味的产生，适用于卧床、生活不能自理及足部有疾患的患儿。

【操作目的及意义】

1. 保持患儿足部清洁，增加舒适感。

2. 促进血液循环。

3. 改善足部皮肤情况。

【操作步骤】

1. 操作准备

（1）护士准备　护士着装整洁，评估患儿足部皮肤情况，必要时穿防水围裙，用水温计测试水温，水温调至 38～40℃（用手臂内侧试水温，以热而不烫为宜）。

（2）物品准备　弯盘、儿童指甲剪、纱布、足盆（内备温水）、皂液、水温计、毛巾、一次性中单、润肤露等。

（3）患儿准备　患儿及家属已了解足部护理的目的、注意事项并积极配合。

（4）环境准备　安全、安静、清洁。必要时屏风遮挡，请无关人员回避等。

2. 操作方法

（1）洗手，戴口罩。

（2）携用物至患儿床旁，核对患儿信息。

（3）用水温计或手臂内侧测试水温。

（4）脱去患儿鞋袜，患儿取合适体位，双腿屈膝，铺一次性中单于患儿脚下，将足盆和皂液放于中单上。

（5）护士一只手扶住足盆，另一只手将患儿双脚分别放于盆内热水中浸泡 3～5 分钟洗净。

（6）洗毕，移去足盆及中单，将患儿双脚用毛巾擦干并重点擦拭足趾间，必要时为患儿涂擦润肤露。

（7）持弯盘于患儿床尾，为患儿清洁、修剪、锉平趾甲。

（8）再次核对患儿信息，整理床单位，保持床单位干燥、整洁，协助患儿取舒适体位。

（9）签字、记录；洗手、摘口罩。

3. 操作评价

（1）患儿足部皮肤清洁，趾甲长度适宜。

（2）水温适宜，未发生皮肤损伤。

【操作重点及难点】

1. 足部护理的时间控制在 5～10 分钟。

2. 水温适宜，控制在 38～40℃，避免烫伤患儿皮肤。

【注意事项】

1. 饭后半小时不宜进行足部护理，以免影响胃部血液的供给，导致消化不良。

2. 双足浸泡时间最好控制在 5～10 分钟，水温控制在 38～40℃，时间过长或水温过高会导致足部血管扩张，血液循环加快，易出现头晕、心慌、出汗等症状。

3. 护理过程中注意观察患儿皮肤有无异常及全身病情变化，如出现寒战、面色苍白、脉速等征象，立即停止护理，给予适当处理。

4. 修剪趾甲过程中动作要轻柔，使用儿童安全型指甲刀，不能修剪过短超过趾尖，避免损伤甲床及周围皮肤。指甲刀专人专用，防止交叉感染；使用前后应用 75% 乙醇消毒。

【操作并发症及处理】

烫伤是主要的操作并发症。

（1）临床表现　①一度烫伤：损伤限于表皮浅层，患处皮肤发红，疼痛不剧烈。②二度烫伤：包括浅二度和深二度。浅二度：损伤为表皮和真皮上 1/3，患处红肿起水疱，可有剧烈疼痛和灼热感。深二度：损伤为表皮和真皮深部，患处发红，水疱底部呈红白相间，充满清澈、黏稠的液体，压迫时变白。③三度烫伤：全部皮肤损伤。患处呈皮革状黑色焦痂或苍白，可有流液现象。由于大部分神经末梢损坏，患者经常无疼痛感。④四度烫伤：有皮下组织、肌肉甚至骨骼损伤。

（2）处理　①立即用冷水冲洗患处，然后冷敷，并及时报告医生进行对症处理。②用碘伏消毒创面后，生理盐水二次消毒创面，用无菌针头挑破水疱，吸干创面水分，保留完整的水疱皮，用银离子抗菌功能性敷料覆盖，直至创面形成一层痂皮为止，保持创面干燥、通风。③根据上报流程，填写《护理不良事件报告单》。

七、协助婴幼儿更衣技术

协助婴幼儿更衣技术是在护士的帮助下，将患儿的衣物更换为干净、舒适衣物的护理措施。此方法可增加患儿的清洁与舒适，适用于一侧肢体损伤或戴有静脉留置针，家属不能单独完成更换衣物的患儿。

【操作目的及意义】

保持患儿的清洁与舒适。

【操作步骤】

1. 操作准备

（1）护士准备　护士着装整洁，评估患儿的病情及皮肤情况。

（2）物品准备　清洁的衣物，屏风。

（3）患儿准备　患儿及家属已了解操作的目的、方法及注意事项，并积极配合。

（4）环境准备　安全、安静、清洁。必要时屏风遮挡，请无关人员回避等。

2. 操作方法

（1）洗手，戴口罩。

（2）携用物至患儿床旁，核对患儿信息。

（3）关闭门窗，遮挡屏风。

（4）协助患儿取舒适卧位，妥善保护伤口或固定引流管。

（5）脱上衣　解开纽扣或系带。无肢体活动障碍时，先脱近侧，后脱远侧。一侧肢体活动障碍或置有静脉通路［如留置针、外周中心静脉导管（PICC）等］时，先脱健侧，后脱患侧。

（6）穿上衣　无肢体活动障碍时，先穿远侧，后穿近侧。一侧肢体活动障碍或置有静脉通路（如留置针、PICC等）时，先穿患侧，后穿健侧。系好纽扣或系带。

（7）脱裤子　解开纽扣或系带，抬高患儿臀部，将裤子轻柔脱下。

（8）穿裤子　顺序同穿上衣，即先穿远侧，再穿近侧，或先穿患侧，再穿健侧。将双裤腿一起轻拉至患儿臀部，抬高臀部，拉上裤子并系好纽扣或系带。

（9）协助患儿取舒适卧位，妥善安置导管。整理床单位。

（10）再次核对患儿信息。

（11）洗手，摘口罩。

3. 操作评价

（1）操作中动作轻柔、熟练。

（2）患儿衣物整洁。

【操作重点及难点】

1. 注意患儿保暖。

2. 注意穿、脱衣物的顺序。

【注意事项】

1. 注意保护患儿隐私。

2. 注意给予患儿保暖，防止受凉。

3. 注意保护伤口避免受压；管路避免牵拉，保持通畅。

4. 根据患儿体型，选择合适尺寸的衣服。

5. 为防止加重患儿患侧肢体损伤及疼痛，脱衣服时先脱健侧，后脱患侧；穿衣服时应先穿患侧，后穿健侧。

【操作并发症及处理】

肢体损伤是主要的操作并发症。

（1）临床表现　患儿疼痛加重或肢体活动异常。

（2）处理　①立即停止更换衣物。②报告医生，遵医嘱处理。③按流程上报并填写《护理不良事件报告单》。

八、备皮技术

备皮技术是将手术相应部位剃除毛发并进行体表皮肤消毒的护理措施。此方法可清除体毛，消毒皮肤，减少皮肤细菌数量，降低手术后切口感染率，适用于术前手术区域准备的患儿。

【操作目的及意义】

1. 去除手术部位的毛发和污垢。

2. 为手术时皮肤消毒做准备。

3. 预防术后切口感染。

【操作步骤】

1. 操作准备

（1）护士准备　护士着装整洁；评估患儿的年龄、性别、病情、意识状态、手术部位及合作程度、手术方式及麻醉方式等；评估患儿手术区域的皮肤情况；向患儿及家属解释备皮的目的。

（2）物品准备　治疗盘、治疗碗、无菌棉球、一次性备皮刀、5%氯己定乙醇溶液、液体石蜡油、棉签、一次性中单、一次性无菌手套、纱布、肥皂、脸盆、毛巾、温水。

（3）患儿准备　患儿及家属了解护理操作目的、注意事项并能积极配合；协助患儿取合适体位。

2. 操作方法

（1）洗手，戴口罩。

（2）铺一次性中单，协助患儿取舒适体位，遮挡屏风。暴露患儿备皮区域。

（3）戴无菌手套。

（4）①检查备皮刀，用肥皂水湿润皮肤。②用纱布绷紧皮肤，手持一次性备皮刀刮除皮肤毛发。③用纱布浸温水洗去备皮部位毛发及肥皂水。④用棉签蘸取液体石蜡油擦去肚脐污垢。⑤用5%氯己定乙醇溶液顺时针擦拭备皮区域皮肤。检查备皮区域毛发是否剃净，皮肤有无损伤。

（5）整理用物，脱去手套。

（6）协助患儿穿好衣物，取舒适卧位，整理床单位。

（7）再次核对患儿信息，记录备皮的时间、范围及备皮区域。

（8）签字、记录；洗手、摘口罩。

3. 操作评价

（1）患儿皮肤符合备皮要求。

（2）操作过程轻柔、熟练，皮肤无损伤。

【操作重点及难点】

1. 备皮范围要准确。

2. 备皮范围处皮肤无刮痕，无破损。

3. 婴幼儿无须剃除毛发，但皮肤要充分消毒。

【注意事项】

1. 操作时动作轻柔，皮肤松软、有褶皱的地方应将皮肤绷紧，避免损伤；剃毛时应顺着毛发生长的方向刮除，以免损伤毛囊。

2. 用5%氯己定乙醇溶液充分消毒不少于2分钟。用石蜡油棉签清除肚脐内残存污垢。

3. 仔细查对患儿手术部位，备皮半径应大于手术区域 20cm。

4. 备皮后注意保暖，防止患儿受凉感冒、手术延误。

【操作并发症及处理】

皮肤损伤是主要的操作并发症。

（1）临床表现　皮肤有刮痕、破损，严重者可有渗血并继发感染。

（2）处理　①如有出血，先用无菌敷料压迫止血，再用复合碘消毒液消毒后进行包扎。②如无出血则用复合碘消毒液消毒。

九、尸体料理技术

尸体料理技术是对临终患儿实施临终关怀的护理措施。此方法是对死亡患儿的人格尊重，也是对死亡患儿家属心灵上的安慰，体现了人道主义精神和崇高的护理职业道德。

【操作的目的及意义】

1. 有利于尸体的保存。

2. 使尸体清洁、无渗液，维持良好的尸体外观，易于辨认。

3. 尊重逝者，安抚家属，减轻哀痛。

【操作步骤】

1. 操作准备

（1）护士准备　护士着装整齐，修剪指甲，核对死亡患儿的基本信息。

（2）物品准备　治疗盘、弯血管钳、剪刀、棉球、松节油、梳子、纱布，死亡患儿的衣裤、鞋、袜，尸袋或尸单，屏风、生活垃圾桶、医疗垃圾桶、尸体识别卡等。有伤口者备敷料，必要时备隔离衣。

（3）环境准备　安全、安静、清洁。必要时屏风遮挡，请无关人员回避等。

2. 操作方法

（1）洗手，戴口罩、手套。

（2）携用物至床旁，填写尸体识别卡，屏风遮挡。

（3）劝慰家属，征求家属意见，请家属暂离病房或共同进行尸体护理。

（4）撤去一切治疗用品，有伤口者给予更换敷料，有引流管者给予拔出后进行缝合包扎，取仰卧体位，头下垫枕，双臂放于身体两侧。

（5）清洁面部，有义齿者代为装上，闭合口、眼。若眼睑不能闭合，可用毛巾湿敷或于上眼睑下垫少许棉花，使上眼睑下垂闭合。嘴不能闭紧者，轻揉下颌或用四头带固定。

（6）用弯血管钳夹棉球填塞口、鼻、耳、肛门、阴道，以防体液外溢。

（7）脱去衣裤，依次擦洗上肢、胸、腹、背、下肢。用松节油或酒精擦净胶布痕迹。

（8）穿好衣裤，将第一张尸体识别卡系于手腕部，梳头，取下被套和枕巾。

（9）将尸单斜铺在床或平车上，尸体移至尸单上。将尸体四肢拉直，脚尖向上，先将尸单上下两端遮盖头部和脚，再把左右两边整齐包好，用绷带固定胸部、腰部及踝部，将第二张实体识别卡系在腰部。

（10）移尸体于平车上，盖上大单，送往太平间，置于停尸屉内或殡仪馆的车上尸箱内，将第三张尸体识别卡放停尸屉外面。

（11）床单位终末消毒，整理床单位。

（12）记录、签字；洗手、摘口罩。

3. 操作评价

（1）包裹后的尸体清洁、外观良好，便于辨认。

（2）护士操作准确、规范，棉球无外露，无渗血、渗液。

【操作重点及难点】

1. 注意保护尸体并保护患儿的隐私。

2. 做好尸体的标识。

【注意事项】

1. 必须先由医生开出死亡通知并得到家属许可后，护士方可进行尸体护理。

2. 在向家属解释过程中，护士应具有同情心和爱心，沟通的语言要体现对死者家属的关心和体贴。

3. 患儿死亡后应及时进行尸体护理，以防尸体僵硬。

4. 护士应以高尚的职业道德和情感，尊重死者，严肃、认真地做好尸体护理工作。

5. 传染病患者的尸体，应使用1%氯胺消毒液擦洗，并用消毒液浸泡的棉球填塞各孔道，尸体用尸单包裹后装入不透水的袋中，并做出传染标识。

6. 在整个尸体料理的过程中需要填写三张尸体识别卡并严格与太平间工作人员交接。

【操作并发症及处理】

体液外溢是主要的操作并发症。

（1）临床表现　口、鼻、耳、肛门、阴道棉球填塞局部发生渗液过多，血液、体液外溢现象。

（2）处理　①检查所有填塞部位是否出现异常。②局部出现血液、体液渗出，去除浸湿棉球，做好局部清洁，再次使用干燥棉球重新予以局部填塞，保障棉球无外露，无渗血、渗液。

（迟　巍　王晶晶）

第三节　给药技术

一、口服给药技术

口服给药技术是指药物经口服至胃内，通过胃肠道吸收入血液循环，从而达到全身或局部治疗目的的给药方法。在临床上适用范围广，是最常用、安全、经济、方便的给药方法。

【操作目的及意义】

1. 协助患者遵照医嘱安全、正确地服用药物。

2. 治疗疾病，减轻症状，维持正常生理功能。

3. 协助诊断、预防疾病。

【操作步骤】

1. 操作准备

（1）护士准备　护士着装整洁，洗手，戴口罩；评估患儿年龄、用药史和过敏史、意识状态、吞咽能力，有无口腔和胃肠道疾病以及肝肾功能情况，对服药的认识程度、心理反应和配合程度；评估有无因检查需要的禁食；向患儿及家属解释用药目的、药物作用、不良反应、口服药物的注意事项等，取得其同意。

（2）物品准备　药物、口服药单、药车、药杯、量杯、滴管、研钵、搅拌棒、水壶及温开水、水杯、吸管、擦手纸。

（3）患儿准备　了解服药目的、方法、注意事项和配合要点，取舒适体位。

（4）环境准备　环境清洁、安静，光线充足。

2. 操作方法

（1）双人核对医嘱、口服药单、药物。

（2）洗手，戴口罩；携用物至患儿床旁，核对患儿及药物信息：名称、规格、剂量、用法。

（3）协助患儿取舒适体位，并根据年龄、病情和药物剂型提供合适的给药方法。

（4）再次核对患儿信息。

（5）协助给药，确认服药到口，并观察服药反应。

（6）核对医嘱与患儿信息。

（7）协助患儿取舒适体位，整理床单位。

（8）处理用物。

（9）洗手，记录。

3. 操作评价

（1）严格执行查对制度。

（2）根据不同的药物剂型，采取不同的取药方法。

【操作重点及难点】

1. 不同种类口服药的给药时机和给药注意事项。

2. 药物相关健康宣教。

【注意事项】

1. 准备药物

（1）固体药（片、丸、胶囊）用药匙取药，同一患儿的多种药片放入同一药杯内。必要时，用研钵对片剂进行研磨。

（2）水剂；将药水摇匀，左手持量杯，拇指置于所需刻度，举量杯使所需刻度和视线平，右手将药瓶有标签的一面放于掌心，避免污染标签，倒药液至所需刻度。倒毕，标注开瓶时间，放回原处。更换药液品种时，应洗净量杯。药液不足1ml需用滴管/注射器吸取剂量。油剂溶液或按滴计算的药液，可先在药杯中加少量冷开水，以免药液附着杯壁，影响服下的剂量。同时用几种药液，应分别放置。

2. 缓释片、肠溶片、胶囊吞服时，不可嚼碎；舌下含服应放在舌下或两颊黏膜与牙齿之间待其溶化；对牙齿有腐蚀作用的药物（酸类或铁剂）应用吸管，服后漱口；鼻饲患儿须将药片研碎，用水溶解后从胃管内注入；小婴儿可用滴管或注射器给药，给药速度宜慢，避免呛咳；哭闹时不可给药，以免呛入气管及呕吐；幼儿可用药杯或汤匙，从患儿嘴角顺口颊方向慢慢倒入，切勿捏住双侧鼻孔强行喂药，以免药液进入气道。

3. 驱虫药宜在空腹或半空腹服用；胃动力药宜在饭前服用；助消化药及对胃有刺激性的药物宜在饭后服用；强心苷类药物服用前须测脉率、心率，脉率低于 100 次/分（遵医嘱）或节律不齐，不可服用，并通知医生；同时服用多种药物时，止咳糖浆最后服用，服后不宜饮水；服磺胺类药物、解热药物后多饮水；铁剂服用时忌饮茶，以免形成铁盐，妨碍铁剂吸收。磺胺类和发汗类药物服后多饮水，以防因尿少磺胺结晶析出，堵塞肾小管；发汗类药物服后多饮水可增强药物疗效，以助降温。使用洋地黄药物时，应密切观察疗效、不良反应及毒性反应。给药前数心率或脉搏，年长儿 <60 次/min，幼儿 <80 次/min，婴儿 <100 次/min 或患儿出现恶心、呕吐、心律失常等症状，应及时与医生联系停药。

4. 患儿因故不能服药时，应将药收回，并做好交班。

5. 应严格执行查对制度，重视药物健康宣教，评估患儿及家属对药物知识掌握情况。

6. 服药后应观察患儿的用药反应，若有呛咳，应轻拍背部；应观察治疗效果和不良反应，有异常情况时应及时与医生联系，进行相应处理。

【操作并发症及处理】

1. 恶心、呕吐

（1）临床表现　干呕或呕吐。

（2）处理　①充分研磨药物后喂药。②服药前先湿润口咽。③若用小药匙喂药，则从婴儿的口角处顺口颊方向慢慢倒入药液，待药液咽下后，才将药匙拿开。④在不影响药物作用的前提下，可将药物混合于果汁/糖水服下，或将药物放于舌根处，此处味蕾数少可减少异味的感觉。⑤婴幼儿喂药应在喂奶前或两次喂奶之间进行。⑥呕吐时立即停止喂药，头偏向一侧，防止窒息。

2. 呛咳

（1）临床表现　剧烈咳嗽。

（2）处理 ①意识不清患儿采取胃管给药。②对于因兴奋、躁动等不能配合的患儿，尽量在其较安静的情况下进行口服给药。③不要让婴儿完全平卧或在其哽噎时给药，喂药时最好抱起或抬高其头部，以防呛咳。④呛咳时立即停止喂药，将患儿抱起，轻拍背部帮助其咳嗽，尝试将药物咳出。

3. 过敏反应

（1）临床表现 局部或全身有皮疹或荨麻疹、呼吸困难或喉头水肿、头痛、低血压、腹泻等。

（2）处理 ①用药前询问了解患儿用药史、过敏史。②出现过敏反应立即停止给药并保存药物，立即通知医生，遵医嘱给药。③若有严重过敏反应并有全身症状，应立即平卧，给予吸氧，监测生命体征，准备急救用品并做好记录。

（吕茵茵）

二、皮内注射技术

皮内注射技术是指将少量药液注入表皮和真皮之间的方法。常用注射部位为前臂中段内侧、三角肌下缘。

【操作目的及意义】

1. 用于药物过敏试验和结核菌素试验。

2. 用于预防接种。

3. 用于局部麻醉的起始步骤。

【操作步骤】

1. 操作准备

（1）护士准备 护士着装整洁，洗手，戴口罩；评估患儿年龄、病情、治疗情况、用药史和过敏史、意识状态、心理状态、配合程度、对药物的认识程度、注射部位的皮肤情况；向患儿及家属解释用药目的、药物作用和注意事项等，取得其同意。

（2）物品准备 医嘱执行单、治疗车、治疗盘、75%乙醇或新洁尔灭、无菌棉签、合适型号的注射器、药液、砂轮等。

（3）患儿准备 了解皮内注射的目的、方法、注意事项和配合要点，取舒适体位。

（4）环境准备 环境清洁、安静，光线充足；必要时屏风遮挡患者。

2. 操作方法

(1) 双人核对医嘱，检查并抽吸药物，做好标识，放入治疗盘。

(2) 携用物至患儿床旁，核对患儿及药物名称、规格、剂量、用法等。

(3) 协助患儿取舒适体位并确定注射部位。

(4) 以注射点为中心，用 75% 乙醇或新洁尔灭由内向外消毒皮肤，直径 >5cm，待干。

(5) 取出注射器，再次核对，排气。

(6) 一手绷紧局部皮肤，一手持注射器，针头斜面向上与皮肤呈 5°~10° 角度刺入皮内。

(7) 一手固定针栓一手推注 0.1ml 药液，使局部形成一皮丘。

(8) 注射完毕迅速拔针，不按压，计时间。

(9) 核对医嘱与患儿信息。

(10) 协助患儿取舒适体位，整理床单位。

(11) 处理用物。

(12) 洗手，记录，密切观察患儿用药后反应。

3. 操作评价

(1) 遵守无菌原则。

(2) 严格执行查对制度。

(3) 注射器及针头大小合适。

(4) 注射部位，进针角度正确。

(5) 药量准确。

(6) 遵守职业防护要求和医疗废弃物处理规定。

【操作重点及难点】

1. 无菌原则、查对时机和内容。

2. 注射部位的选择。

3. 进针角度和手法。

4. 皮试结果判定方法。

【注意事项】

1. 操作前询问患者病史及过敏史、家族史，有药物过敏史者不可作试验。曾使用过青霉素但停药已超过 3 天，或在使用过程中改用不同生产批号的制剂时，需重新做药物过敏试验。曾用过破伤风抗毒素（TAT）但超过 7 天者，如再次使用时应重新做过敏试验。备好相应抢救药物与设备，及时处理过敏反应。

2. 严禁抽吸回血。

3. 严格执行查对制度和无菌操作制度。

4. 药液要现用现配，每次抽吸后应充分混匀，剂量要准确。

5. 消毒皮肤时，避免反复用力涂擦局部皮肤，勿用碘酒消毒皮肤，嘱患者勿揉擦、勿覆盖注射部位，以免影响反应的观察。

6. 注意进针角度和深度，以针头斜面全部进入皮肤内即可。

7. 如对试验结果有怀疑，应做对照试验，即在另一前臂相同部位，注入生理盐水 0.1ml，20 分钟后对照观察反应。

8. 皮试结果阳性时，应告知医生、患儿及家属，电脑保存阳性结果，在床旁挂皮试结果阳性标识，记录在病历上，不能再用该种药物。

9. 根据婴幼儿体质特点，判断阴性的标准为：皮丘周围有直径 <1cm 的红晕，触之不硬，红晕压之褪色，无伪足，无局部发痒症状。

【操作并发症及处理】

1. 虚脱

（1）临床表现　面色苍白、出汗、乏力、呼吸急促等。

（2）处理　①停止注射，立即判断，区别是药物过敏还是虚脱。②如果是药物过敏，按过敏处理。③如发生虚脱，将患者取平卧位，保暖，休息。如与饥饿有关，清醒后给予口服糖水；如未缓解，则给予吸氧，必要时遵医嘱静脉注射 50% 葡萄糖注射液等措施。

2. 过敏性休克（最严重的并发症）

（1）临床表现　胸闷、气促、哮喘与呼吸困难；面色苍白、出冷汗、口唇发绀、脉搏细弱、血压下降；意识丧失、抽搐、大小便失禁；荨麻疹、恶心、呕吐、腹痛及腹泻等。

（2）处理　①立即停药，协助患者平卧，报告医生，就地抢救。②立即皮下注射 0.1% 盐酸肾上腺素 1ml。症状如不缓解，每隔半小时皮下或静脉注射该药 0.5ml，直至脱离危险期。③给予氧气吸入，呼吸受抑制时，立刻进行口对口人工呼吸或简易呼吸器辅助呼吸，并肌内注射尼可刹米、洛贝林等呼吸兴奋剂。必要时插入气管插管，喉头水肿引起窒息时，应尽快施行气管切开。④遵医嘱进行药物治疗（糖皮质激素类、抗组织胺类药物）。⑤低血压患者，根据医嘱应用升压药，补充血容量。⑥若发生呼吸心跳骤停，立即进行复苏抢救。⑦严密观察病情，记录患者生命体征、神志和尿量等病情变化。⑧注意保暖。

3. 注射失败

（1）临床表现　皮丘过大、过小或无皮丘；药液外漏，断针，注射针眼出血，或皮肤上产生两个针眼。

（2）处理　①安抚患者及其家属，取得其理解和配合。②重新选择部位进行注射。③有出血，可用棉签轻轻擦拭血迹，以免影响结果。

4. 局部组织反应

（1）临床表现　注射部位红肿、疼痛、瘙痒、水疱、溃烂、破损及色素沉着。

（2）处理　①局部皮肤瘙痒者，交待患者勿抓、挠。②局部皮肤出现水疱者，先用碘伏消毒皮肤，再用无菌注射器将水疱内液体抽出。③注射部位发生溃烂、破损，则按外科换药处理。④疼痛者，嘱患儿全身放松、深呼吸，帮助患儿分散注意力。⑤其他局部组织反应者，进行对症处理，预防感染。

（吕茵茵）

三、皮下注射技术

皮下注射技术是指将少量药液注入皮下组织的方法。常用注射部位为上臂三角肌下缘、两侧腹壁、大腿前侧和外侧。

【操作目的及意义】

1. 用于需迅速达到药效而不能或不宜经口服或静脉给药的患者。

2. 用于预防接种。

3. 用于剂量为 0.5～2ml 无刺激性溶液和混悬剂的药物给药。

【操作步骤】

1. 操作准备

（1）护士准备　护士着装整洁，洗手，戴口罩；评估患儿年龄、病情、治疗情况、用药史和过敏史、意识状态、心理状态、配合程度、对药物的认识程度、注射部位及皮下组织情况；向患儿及家属解释用药目的、药物作用和注意事项等，取得其同意。

（2）物品准备　医嘱执行单、治疗车、治疗盘、皮肤消毒液、无菌棉签、合适型号的注射器、药液、砂轮等。

（3）患儿准备　了解皮下注射的目的、方法、注意事项和配合要点，取舒适体位。

（4）环境准备　环境清洁、安静，光线充足；必要时屏风遮挡患者。

2. 操作方法

（1）双人核对医嘱、检查药物并抽吸药物，做好标识，放入治疗盘。

（2）携用物至患儿床旁，核对患儿及药物名称、规格、剂量、用法等。

（3）协助患儿取舒适体位，并确定注射部位。

（4）以注射点为中心，由内向外消毒皮肤，直径＞5cm，待干。

（5）取出注射器，再次核对，排气。

（6）一手绷紧局部皮肤，一手持注射器，针头斜面向上与皮肤呈30°～40°，并将针梗的1/2～2/3刺入皮下。

（7）回抽无回血，缓慢注射药物。

（8）核对医嘱与患儿信息。

（9）协助患儿取舒适体位，整理床单位。

（10）处理用物。

（11）洗手，记录，密切观察患儿用药后反应。

3. 操作评价

（1）遵守无菌原则。

（2）严格执行查对制度。

（3）注射器及针头大小合适。

（4）注射部位、进针角度正确。

（5）药量准确。

（6）遵守职业防护要求和医疗废弃物处理规定。

【操作重点及难点】

1. 无菌原则、查对时机和内容。

2. 注射部位的选择。

3. 进针角度和手法。

【注意事项】

1. 皮肤有瘢痕、炎症、硬结处不宜使用皮下注射；对皮肤有刺激的药物一般不作皮下注射。

2. 对过于消瘦患儿，可捏起局部组织，适当减小穿刺角度；针头刺入角度不宜超过45°，以免刺入肌层。

3. 注射少于1ml药液时，必须用1ml注射器抽吸药液，以保证注入药液的剂量准确无误。

4. 对长期注射者，应让患儿了解，建立轮流交替注射部位的计划，经常更换注射部位，以促进药物的充分吸收，防止皮下组织萎缩。

5. 严格执行查对制度和无菌操作制度。

【操作并发症及处理】

1. 出血

（1）临床表现　拔针后少量血液自针眼流出；迟发性出血者可见注射部位皮下血肿、肿胀、疼痛及淤血。

（2）处理　①少量出血者重新按压注射部位。②小血肿早期冷敷，48小时后热敷。③较大血肿穿刺抽出血液，加压包扎或手术切开。

2. 硬结形成

（1）临床表现　轻者局部稍隆起，皮下可扪及硬结；重者皮下可扪及硬性肿块，纤维组织变性、增生、脂肪萎缩，严重者坏死。

（2）处理　①避免在瘢痕、炎症、皮肤破损处注射。②已形成硬结者可50%硫酸镁溶液局部湿热敷。

3. 低血糖反应

（1）临床表现　突然出现饥饿感、头晕、心悸、出冷汗、软弱无力、心率加快，重者虚脱、昏迷。

（2）处理　①立即监测血糖，口服糖水。②症状不改善者，报告医生，遵医嘱静脉注射葡萄糖。

4. 针头弯曲或针体折断

（1）临床表现　患儿烦躁不安、哭闹不止；折断的针体停留在注射部位。

（2）处理　①避免在硬结或瘢痕处进针。②对不能配合的患儿，注射时牢固固定，以免患儿躁动发生意外。③注射时勿将针梗全部插入皮肤内，以防发生断针时增加处理难度。④折断后保持冷静，确保儿童和患者保持静止，使用止血钳迅速夹住断端，迅速拔出；如果断端全部进入肌肉，则需请外科医生处理。

（吕茵茵）

四、肌内注射技术

肌内注射技术是指将少量药液注入肌肉组织内的方法。常用注射部位为臀部肌肉、股外侧肌、上臂三角肌。

【操作目的及意义】

1. 用于不宜或不能口服或静脉注射，且要求比皮下注射更快发生疗效的药物给药。

2. 用于注射刺激性较强或药量较大的药物给药。

3. 用于疫苗接种。

【操作步骤】

1. 操作准备

（1）护士准备　护士着装整洁，洗手，戴口罩；评估患儿年龄、病情、治疗情况、用药史和过敏史、意识状态、心理状态、配合程度、对药物的认识程度、注射部位皮肤和肌肉组织情况；向患儿及家属解释用药目的、药物作用和注意事项等，取得其同意。

（2）物品准备　医嘱执行单、治疗车、治疗盘、皮肤消毒液、无菌棉签、合适型号的注射器、药液、砂轮等。

（3）患儿准备　了解肌内注射的目的、方法、注意事项和配合要点，取舒适体位。

（4）环境准备　环境清洁、安静，光线充足；必要时屏风遮挡患者。

2. 操作方法

（1）双人核对医嘱，检查并抽吸药物，做好标识，放入治疗盘。

（2）携用物至患儿床旁，核对患儿及药物信息：名称、规格、剂量、用法。

（3）协助患儿取舒适体位，并确定注射部位。

（4）以注射点为中心，由内向外消毒皮肤，直径 >5cm，待干。

（5）取出注射器，再次核对，排气。

（6）一手绷紧局部皮肤，一手持注射器快速垂直进针，根据患儿的营养状况把握进针的深度，一般为针梗的 1/2～2/3。

（7）松开绷紧皮肤的手，回抽针栓检查有无回血，未见回血方可缓慢进行注射。

（8）注射完毕迅速拔针，并以无菌棉签轻压进针处，按压片刻。

（9）核对医嘱与患儿信息。

（10）协助患儿取舒适体位，整理床单位。

（11）处理用物。

（12）洗手，记录。

3. 操作评价

（1）遵守无菌原则。

（2）严格执行查对制度。

（3）注射器及针头大小合适。

（4）注射部位、进针角度正确。

（5）药量准确。

（6）遵守职业防护要求和医疗废弃物处理规定。

【操作重点及难点】

1. 无菌原则、查对时机和内容。

2. 注射部位的选择。

3. 进针角度和手法。

【注意事项】

1. 臀大肌注射的定位方法

（1）连线法　取髂前上棘与尾骨连线的外上 1/3 处为注射区。

（2）十字法　从臀裂顶点向左或向右侧划一水平线，然后从髂嵴最高点作一垂线，将一侧臀部分四个象限，其外上象限（避开内角）为注射区。

2. 臀中肌和臀小肌注射的定位方法

（1）以示指尖和中指尖分别置于髂前上棘和髂嵴下缘处，在髂嵴、示指、中指之间构成一个三角形区域，其示指与中指构成的内角为注射区。

（2）髂前上棘外侧三横指处（以患儿的手指宽度为准）为注射区。

3. 股外侧肌注射定位法　大腿中段外侧，此处大血管、神经干很少通过且注射范围较广，可供多次注射，尤其适用于 2 岁以下幼儿。

4. 上臂三角肌注射定位法　上臂外侧，肩峰下 2～3 横指处，此处肌肉较薄，只可作小剂量注射。

5. 2 岁以下婴幼儿不宜选臀大肌注射，最好选择臀中肌和臀小肌注射。

6. 切勿将针梗全部刺入，以防针梗从根部折断。

7. 两种药物同时注射时，应注意配伍禁忌。

8. 观察注射后的疗效和不良反应。

9. 长期注射者，应有计划地更换注射部位。

10. 严格执行查对制度和无菌原则，注射后需密切观察患儿用药后反应、注射部位有无有红肿或疹块及生命体征改变等异常反应。

【操作并发症及处理】

1. 疼痛

（1）临床表现　局部疼痛、下肢及坐骨神经疼痛。

（2）处理　①分散患儿注意力。②避开瘢痕、硬结或压痛注射处。③配制药液浓度不宜过大，每次推注的药液不宜过快、过多。④注射时宜进针快，拔针快，推药速度缓慢而且均匀。⑤先注射无刺激性或刺激性弱的药物，再注射刺激性强的药物。⑥轮换注射部位。⑦必要时给予热敷，遵医嘱给予药物对症处理。

2. 硬结形成

（1）临床表现　局部硬结、淤血或红肿。

（2）处理　①经常更换注射部位。②严格无菌操作。③进针至针梗的1/2~2/3。④选择合适型号的针头。⑤出现局部硬结，可热敷或理疗。

3. 神经性损伤

（1）临床表现　麻木、放射痛；活动受限；足下垂、跛行或下肢瘫痪。

（2）处理　①应尽量选用刺激性小、等渗、接近中性的药物注射。②注射时避开神经及血管同时注意进针的深度和方向。③在注射药物过程中若发现神经支配区麻木或放射痛，应考虑注入神经内的可能性，须立即改变进针方向或停止注射，可局部热敷、理疗、使用神经营养药物等。

4. 局部或全身感染

（1）临床表现　红肿、热、痛；发热、畏寒等。

（2）处理　①严格无菌操作。②安抚患儿、遵医嘱处理。

5. 注射部位渗液

（1）临床表现　少量渗液。

（2）处理　①每次注射剂量新生儿不超过1ml；儿童不超过3ml。②减慢推药速度。③注射后延长按压时间。④安抚患儿。

6. 针头堵塞

（1）临床表现 推送阻力大。

（2）处理 ①根据药液性质选择粗细合适的针头，注射油性药剂时应选择粗长针头。②注射前将药液充分摇匀，检查针头通畅后方可进针。③注射时保持一定的速度，避免停顿导致药液沉淀在针头内。④堵塞后立即拔出针头，查找原因，安抚患儿及其家长，更换针头，另选部位进行注射。

7. 针头弯曲或针体折断

（1）临床表现 患儿烦躁不安、哭闹不止；折断的针体停留在注射部位。

（2）处理 ①避免在硬结或瘢痕处进针。②对不能配合的患儿，注射时牢固固定，以免患儿躁动发生意外。③注射时勿将针梗全部插入皮肤内，以防发生断针时增加处理难度。④折断后保持冷静，确保患儿保持静止，使用止血钳夹住断端，迅速拔出；如果断端全部进入肌肉，则需请外科医生处理。

（吕茵茵）

五、皮肤表面涂擦给药技术

皮肤表面涂擦给药技术是在皮肤或黏膜上涂擦药物的一种方法。此方法可使药物经皮肤或黏膜吸收，以达到治疗的效果。适用于具有皮肤疾患的患儿。常用剂型可分为：溶液剂、洗剂、酊剂、油剂、乳剂及软膏等。

【操作目的及意义】

1. 祛风除湿。

2. 解毒消肿。

3. 止痒镇痛。

4. 抗炎抗感染治疗。

5. 减少渗出，促进黏膜愈合。

【操作步骤】

1. 操作准备

（1）护士准备 护士着装整洁，洗手，戴口罩。评估患儿的主要症状、临床表现、既往史及药物过敏史、体质及涂药部位皮肤情况、对疼痛的耐受等情况。

（2）物品准备 指定的药物、清洁手套、通气胶带、一次性中单、无菌棉签、无菌纱布、弯盘、治疗单及免洗手消毒液。

（3）患儿准备　患儿及其家长已了解操作目的及注意事项，并积极配合。

（4）环境准备　清洁、舒适，光线明亮，减少人员走动，必要时用屏风或围帘遮挡患儿。

2. 操作方法

（1）洗手，戴口罩，遵医嘱准备药物并检查。

（2）携用物至患儿床旁，核对患儿信息，协助患儿取舒适体位。

（3）根据涂药部位，取合适体位，暴露涂药部位，注意保暖。必要时屏风遮挡。

（4）擦药物前先协助患儿洗澡或予以擦浴，戴手套，取药膏，轻轻地将药膏均匀涂抹于患处。

（5）将药膏薄而均匀地涂擦于病灶上，并予以局部回旋式轻度地涂抹，以促进药物的吸收。

（6）需要时，盖上合适敷料并固定。

（7）协助患儿穿上衣裤，取舒适体位，撤掉屏风。整理床单位，清理用物。

（8）洗手，记录给药时间及签名。

3. 操作评价

（1）涂抹方法正确。

（2）患儿及其家属能够知晓护士告知的事项，对护理服务满意。

【操作重点及难点】

1. 能够充分发挥药效。

2. 提高患儿的舒适度。

【注意事项】

1. 防止摩擦或因衣服污染药膏而降低药效，混悬剂先摇匀后再涂药。涂药不易过厚、过多，以防止毛孔闭塞。刺激性较强的药物，不可涂于面部。婴幼儿应注意保暖，涂药次数视病情、药物而定，水剂、酊剂用后须将瓶盖盖紧。涂药后观察局部皮肤，如有丘疹、奇痒或局部肿胀等过敏现象，停止用药。

2. 保持床单、衣服的清洁及干燥，沐浴后涂药可使皮肤保持充足的水分，使表皮毛细血管扩张，能够增加药物的吸收和患儿的舒适度。

3. 适用于各种皮肤病及疮疡，水、火烫伤，蚊虫叮咬，肿痛等。婴幼儿颜面部皮肤娇嫩，易发生色素沉着和刺激皮肤，禁止使用。对本药味过敏的患儿禁用。

【操作并发症及处理】

1. 过敏/中毒

（1）临床表现　轻者用药部位出现瘙痒、发红等表现，重者出现全身皮疹甚至休克。

（2）处理　用药过程中密切观察用药后皮损变化情况，出现不适表现及时通知医生，配合医生进行相应处理。

2. 感染

（1）临床表现　体温升高、皮肤发红。

（2）处理　①用生理盐水彻底清除表面分泌物。②消毒周围皮肤。③严格遵守无菌原则。④皮肤有红肿及损伤，及时报告医生。⑤遵医嘱正确使用抗生素。

（姜莉莉）

六、眼部给药技术

眼部给药技术就是从眼部进行给药的一种方法。此方法可使药物在眼部或经眼部进入体循环发挥治疗的作用。适用于眼部感染的患儿。

【操作目的及意义】

达到杀菌、收敛、消炎、麻醉、散瞳、扩瞳等治疗目的。

【操作步骤】

1. 操作准备

（1）护士准备　护士着装整洁，洗手，戴口罩。评估患儿全身状况，有无药物过敏史等；眼部有无特殊情况，如：有无伤口、出血、红肿，角膜有无问题等。

（2）物品准备　治疗盘、眼药水、眼药膏、无菌棉签、生理盐水、治疗单、免洗手消毒液及污物碗。

（3）患儿准备　患儿及其家属已了解眼部给药的目的、方法及注意事项，并积极配合。

（4）环境准备　安全、安静、清洁。

2. 操作方法

（1）洗手，戴口罩，遵医嘱准备药物并检查。

（2）携用物至患儿床旁，核对患儿信息，协助患儿取舒适体位，仰卧位或坐位均可，头稍向后倾。

（3）进行手卫生，患儿眼部如有分泌物，用生理盐水及无菌棉签擦净。

（4）再次核对患儿信息及治疗单。

（5）操作者左手示指、拇指轻轻分开患儿上下眼皮，嘱患儿眼睛向上看。

（6）滴眼药水法　右手持滴管或滴瓶，以小指轻轻置于患儿额头上，滴灌时距离眼睑 1～2cm，将药液滴 1～2 滴于下穹窿结膜囊（即眼球和眼皮中间的空腔）内。轻轻提起上眼睑，使药液均匀扩散于眼球表面，然后让患儿轻闭眼 5～10 分钟，可同时压住内眦处并用无菌棉球由眼内眦向外轻拭，以免眼药水流入鼻咽部。

（7）涂眼药膏法　挤出眼药膏少许，自双眼外侧涂入结膜囊内，合起上下眼睑用手轻揉数秒钟。

（8）再次核对，向患儿及家长交待相关注意事项，协助患儿取舒适体位，整理床单位，清理用物。

（9）洗手，记录给药时间及签名。

3. 操作评价

（1）严格执行无菌操作，操作后患儿眼部无感染。

（2）动作准确、轻柔，药物无浪费，充分吸收。

（3）患儿无眼部充血、水肿、眼痒等过敏反应。

【操作重点及难点】

1. 动作轻柔、准确，泪囊部压迫得当。

2. 注意用药的间隔顺序及滴眼顺序。

3. 掌握用药的量，避免过多。

4. 操作前后手卫生，避免交叉感染。

【注意事项】

1. 动作要轻柔、准确，泪囊部压迫要得当，勿使药液流入鼻腔而引起不良反应，若有溃疡、外伤、手术等，则不宜压迫及拉高上眼睑。

2. 如同时应用眼药液或眼药膏，应先滴水剂；同时应用多种药物时，应先滴刺激性较弱的药物，之间须间隔2～3分钟；若双眼用药，应先滴健眼，后滴患眼，先轻后重。

3. 眼药膏用量不宜太多，以免将眼睑和睫毛粘着影响患儿睁眼及感觉不适。

4. 眼药水滴管及眼药膏软管距眼睑1～2cm，禁止距离眼睑过近。勿将眼药直接滴到角膜上，以免刺激患儿造成用力挤眼，将眼药挤出眼球。对溢出眼部的药物应及时拭去，以免患儿不适或者吸入口腔内。

5. 为每名患儿用药前后均应进行手卫生。

6. 对本药品任何成分过敏的患儿以及有出血性疾病的患儿禁用。

【操作并发症及处理】

1. 眼部感染

（1）临床表现　眼部不适，有刺激感、红、肿等。

（2）处理　①操作前后洗手，为每个患儿提供专用药物。②先滴病轻的眼睛，再滴病重的眼睛。③药液开封时间不宜过长，以免污染药液。

2. 过敏反应

（1）临床表现　眼部充血、瘙痒、眼睑水肿、刺痛、有异物感。

（2）处理　①立即停止使用。②必要时就医检查。

3. 药物引起发热

（1）临床表现　面部发红、发热等。

（2）处理　散瞳类眼药点完后应压迫泪囊5～10分钟，以免药液顺鼻泪管到达鼻腔或通过鼻黏膜吸收造成血管扩张。

4. 眼压高

（1）临床表现　长期使用激素类眼药水易引起眼压升高，引起继发性青光眼等。

（2）处理　严格遵医嘱用药，定期测量眼压。

（姜莉莉）

七、鼻部给药技术

鼻部给药技术就是从鼻部进行给药的一种方法。此方法可使药物经鼻黏膜吸收而发挥全身及局部治疗的作用。适用于鼻炎和鼻塞患儿。

【操作目的及意义】

1. 保持鼻腔引流通畅，达到治疗的目的。

2. 保持鼻腔润滑，防止干燥结痂。

3. 预防各种原因造成的鼻部炎性反应。

4. 治疗鼻部感染。

【操作步骤】

1. 操作准备

（1）护士准备　护士着装整洁，洗手，戴口罩。评估患儿全身状况，有无过敏史等；评估患儿鼻部情况，如鼻部有无外伤史，鼻腔黏膜有无破损、出血，鼻中隔有无偏曲等。

（2）物品准备　治疗盘、滴鼻药、无菌棉签、生理盐水、吸引器装置、治疗单及免洗手消毒液。

（3）患儿准备　患儿及家属已了解鼻部给药的目的、方法及注意事项，并积极配合。

（4）环境准备　安全、安静、清洁。

2. 操作方法

（1）洗手，戴口罩，遵医嘱准备药物并检查。

（2）携用物至患儿床旁，核对患儿信息，协助患儿取舒适体位，坐位为宜，头稍前倾。

（3）进行手卫生，用无菌棉签蘸取生理盐水清除患儿鼻腔分泌物。

（4）1~6个月患儿可取仰卧位，将枕垫于肩下，6个月以后患儿可取坐位，头尽量往后仰，鼻孔朝天。

（5）再次核对，一只手的拇指推起患儿鼻尖，一只手持滴管，在距鼻腔1~2cm处沿着鼻腔壁滴药液3~4滴。

（6）用手轻捏鼻翼，使药液散布全鼻腔。让患儿静卧3~5分钟再坐起，让药液与鼻黏膜充分接触。

（7）再次核对，清洁患儿面部，协助患儿取舒适体位，向患儿及家长交待相关注意事项。

（8）整理用物，洗手，记录给药时间及签名。

3. 操作评价

（1）患儿未发生鼻黏膜损伤。

（2）药液未污染。

（3）动作准确、轻柔，药物无浪费，能够充分利用。

（4）给药后患儿无哭闹，咽部无不适。

【操作重点及难点】

1. 使患儿处于正确的给药体位。

2. 评估患儿鼻腔情况，用棉签清除鼻腔内分泌物。

3. 操作前后洗手，避免交叉感染。

【注意事项】

1. 动作轻柔、准确，按操作方法使患儿处于正确的给药体位。

2. 如果鼻腔有干痂，可用温盐水清洗鼻腔，待干痂变软取出后再滴药。如果鼻腔内有大量黏脓涕，通过交叉擤鼻清除。

3. 每次喷鼻前，应先将药液摇匀，确保喷出有效喷雾。

4. 为每名患儿用药后进行手卫生。

5. 各种滴鼻液不宜长期使用，以免产生依赖性。

6. 对本药品任何成分过敏的患儿禁用。

【操作并发症及处理】

1. 鼻部感染

（1）临床表现　鼻部不适，症状未缓解，引流不通畅。

（2）处理　①操作前后手卫生，为每位患儿提供专用药物。②滴管少许进入鼻内，避免接触黏膜而污染药液。

2. 鼻部不适

（1）临床表现　咽部不适，口干、口苦。

（2）处理　①使患儿处于正确的给药体位。②用口呼吸，保持滴药姿势3~5分钟，使药液充分吸收。③嘱患儿或协助患儿低头，使多余药液经鼻流出，吐出口腔内药液并漱口。

3. 出血

（1）临床表现　鼻腔出血。

（2）处理　①做好用药前鼻黏膜的评估，观察有无陈旧性出血灶。②根据患儿情况，遵医嘱选择适当的药物。③必要时立即通知医生。

（姜莉莉）

八、肛门栓剂给药技术

肛门栓剂给药技术是通过肛门将药物送入肠管的一种方法。此方法可使药物通过直肠黏膜迅速吸收进入患儿体内，从而达到发挥药物功效的作用。适用于便秘、痔疮、发热的患儿。

【操作目的及意义】

1. 药物经直肠黏膜直接吸收，达到全身治疗作用，如解热镇痛、镇静、收敛等治疗效果。

2. 促进排便功能。

【操作步骤】

1. 操作准备

（1）护士准备　护士着装整洁，洗手，戴口罩。评估患儿全身情况，有无药物过敏史，检查肛周部位皮肤的情况。

（2）物品准备　治疗盘、药物、指套/一次性手套、石蜡油、卫生纸、一次性中单、栓剂、治疗单及免洗手消毒液。

（3）患儿准备　患儿及其家属已了解肛门给药的目的及方法，并积极配合。

（4）环境准备　安全、安静、清洁。请无关人员回避，必要时屏风遮挡。

2. 操作方法

（1）洗手，戴口罩，遵医嘱准备药物并检查。

（2）携用物至患儿床旁，核对患儿信息及治疗单。

（3）协助患儿将裤脱至膝部，采取侧卧位，膝部弯曲，暴露肛门，使臀部靠近床沿，将一次性中单垫于臀下。

（4）再次核对后，戴指套或手套，涂液状石蜡于栓剂前端，暴露肛门。

（5）可配合的患儿嘱其张口深呼吸，尽量放松，将药物插入肛门内 2~5cm；不配合的患儿，分散其注意力，使其放松，再进行操作。

（6）左手夹紧肛门皮肤，压住肛门，加压片刻再将手松开。

（7）脱下手套，协助患儿穿好衣裤，取舒适卧位，清理用物。

（8）洗手，记录给药时间及签名。

3. 操作评价

（1）药物充分利用，无浪费，并达到预期的疗效。

（2）患儿生命体征平稳，无不良反应。

【操作重点及难点】

1. 严格执行查对制度。

2. 手法正确，避免药物滑脱。

3. 给予合适的体位。

4. 注意患儿用药后的反应。

【注意事项】

1. 操作过程中，动作要轻柔，鼓励患儿深呼吸，全身放松，避免损伤肛门黏膜。

2. 对意识不清或大、小便失禁的患儿，应压住肛门，加压 5～10 分钟，防止药物的滑脱。

3. 置入栓剂，保持侧卧位 15 分钟，用手夹紧肛门口皮肤压住肛门，使药物充分吸收。

4. 若为解热剂，使用 30 分钟后记录患儿情况；若为镇静剂，使用 20 分钟后记录患儿情况；若为轻泻剂，则给予便盆，并记录使用后情况。

5. 屏风遮挡，拉好窗帘。

6. 适用于持续高热不退、肠黏膜损伤的患儿；肛门括约肌松弛者禁用。

【操作并发症及处理】

1. 疼痛

（1）临床表现　哭闹不止，肛门紧缩。

（2）处理　涂润滑剂，动作轻柔。

2. 药物滑脱

（1）临床表现　药物滑出肛门外。

（2）处理　①待患儿情绪平稳，重新插入。②保持侧卧位 15 分钟，压住肛门，防止药物滑出。

3. 肛门黏膜损伤

（1）临床表现　烦躁，排便时哭闹，血便。

（2）处理　①轻微者无须处理，给予密切观察。②出血严重者，遵医嘱给予药物治疗，密切观察。

（姜莉莉）

第四节　标本采集及配合技术

一、动脉血气分析标本采集技术

动脉血气分析标本采集技术是指通过外周动脉留取血液标本的一种方法，此方法可为患儿的病情诊断和治疗提供参考或依据，适用于需要进行血气分析检查或静脉采血条件受限的患儿。

【操作目的及意义】

1. 检查动脉血气分析，是客观反映呼吸衰竭的性质和程度，判断有无缺氧和二氧化碳潴留的最好方法。

2. 为呼吸功能不全或酸碱失调的诊断与治疗提供依据，指导呼吸机参数的调整，纠正酸碱和电解质失衡。

3. 适用于留取其他血标本但静脉血管不充盈等采血条件差的患儿。

【操作步骤】

1. 操作准备

（1）护士准备　护士着装整洁，洗手，戴口罩。评估患儿病情、采血部位、皮肤及血管情况（无瘢痕、硬结、炎症、皮下血肿）；评估患者穿刺部位有无创伤、手术、穿刺史；评估患儿是否有乳胶过敏、禁用含碘制剂、酒精过敏或禁用等情况；评估患儿体温、血压、情绪、氧疗方式、吸入氧浓度、呼吸机参数。如患儿给氧方式发生改变，应在采血前等待至少20~30分钟，以达到稳定状态；向患儿及家长耐心解释操作程序，嘱患儿平卧或端坐5分钟，缓解其紧张情绪，对于难以配合、采血困难的患儿，操作过程中可进行保护性约束，以保证检测结果的准确性，提而穿刺成功率。核对医嘱和检验申请单信息。

（2）物品准备　动脉采血针、采血条码标签、消毒剂、棉签、无菌棉球、无菌纱布、低致敏性的医用胶带、一次性垫巾或消毒垫巾、锐器盒、速干手消毒剂、医用手套、生活垃圾桶、医疗垃圾桶。

（3）患儿准备　患儿及家属已了解采血的目的并积极配合。采血前患儿应至少平卧或静坐 5 分钟，如患者给氧方式发生改变，应在采血前等待至少 20 ~ 30 分钟，以达到稳定状态。

（4）环境准备　环境整洁，温度适宜，光线充足，必要时使用隐私帘。

2. 操作方法

（1）洗手，戴手套、口罩。

（2）携用物至患儿床旁，核对患儿的姓名、性别、年龄、住院号、腕带、诊疗卡、身份证等信息，确保患者为被采血者本人，至少使用两种方式核对。

（3）在穿刺侧肢体下放垫巾，可以垫软枕帮助暴露采血部位。常见的穿刺部位是桡动脉、肱动脉、股动脉和足背动脉，首选桡动脉。在特殊情况下，如在 24 ~ 48 小时内出生的新生儿可选择头皮动脉或脐动脉。

（4）采动脉血前进行 Allen 试验。

（5）根据患儿病情取平卧位或半卧位，上肢外展，心朝上，手指自然放松，腕关节下垫一小软枕，帮助腕部保持过伸，以便更好定位。

（6）戴手套。

（7）使用皮肤消毒液以穿刺点为中心，以圆形方式自内向外进行消毒，消毒范围直径 5cm，消毒 2 次。消毒剂发挥作用需与皮肤保持接触至少 30 秒，待自然干燥后穿刺，可防止标本溶血及灼烧感。宜选用 2% 葡萄糖酸氯己定乙醇溶液（年龄小于 2 个月的婴儿慎用）、有效碘浓度不低于 0.5% 的碘伏或 2% 碘酊溶液和 75% 乙醇。操作者示指及中指消毒，擦拭范围为第 1、2 指节掌面及双侧面，消毒两边，待自然干燥。

（8）穿刺　①斜刺法：一只手以持笔姿势手持采血针，另一只手的一根手指放在动脉进针准确位置的上端；针尖斜面向上逆血流方向刺穿皮肤 5 ~ 10mm，瞄准手指下方的动脉以与皮肤呈 30° ~ 45° 角进针。②直刺法：示指、中指在动脉搏动点最明显处纵向两侧相距 1cm 固定动脉，采血针在中间垂直进针。当针进入动脉时见血停针，血液会自动流进采血装置，至预设位置后拔针；必要时可轻柔地缓慢拉动活塞，以便血液顺利流入注射器。

（9）采集到足够血量后，将无菌棉球放在穿刺部位，快速取出采血装置，同时在穿刺部位用力按压动脉至少 3 ~ 5 分钟直至无出血为止。如果患儿正在接受抗凝治疗或凝血时间延长，应按压穿刺部位更长时间。

（10）拔针后去除针头，立即用接口接合器封闭动脉采血器，立即把标本垂直颠倒 5 次，平行揉搓 5 秒以上，使血液与动脉采血器内的抗凝剂充分混匀，标记标本。若血标不平有气泡，翻转采血器，将纱布置于动脉采血器上端，轻推针穿刺前消毒栓，缓慢排出气泡。

（11）手套、消毒和止血所用的棉球、棉签等弃入医疗垃圾桶。

（12）再次核对患儿信息、标本信息，正确记录血液标本的采集时间，吸氧浓度并及时送检，如无法在采血后 30 分钟内完成检测，应在 0~4℃低温保存。

（13）协助患儿取舒适体位，整理床单位。

（14）洗手，摘口罩，记录，签字。

3. 操作评价

（1）操作正确，遵循无菌操作原则。

（2）穿刺点按压正确，无出血。

（3）血标本量符合检验要求，及时送检。

【操作重点及难点】

1. 动脉定位难以精确。

2. 采血量及方法符合标本采集要求。

【注意事项】

1. 动脉采血过程中不宜过度抽吸，在采集和运输过程中应保证采血装置的气密性。

2. 血气标本必须立即运送到实验室，宜在 15 分钟内送达，30 分钟内完成检测。如动脉血放置时间过长，可使气体分压、血糖、乳酸等检测项目结果出现误差。

3. 进行股动脉穿刺前应评估患者的凝血功能以及了解抗凝药物使用情况。下肢静脉血栓患者，不应从股动脉或足背动脉采血。

4. 当无法进行常规动脉采血，只能从动脉留置导管采集血液时，采血前应弃去最初抽取的三倍动脉导管死腔体积的血液，再进行动脉血标本的采集。

【操作并发症及处理】

1. 皮下血肿

（1）临床表现　穿刺部位出现有一定硬度、外观紫红色或青紫色的肿块。

（2）处理　对于已形成的血肿或淤青，24 小时内可给予冷敷止血，避免该侧肢体提拎重物，24 小时后可热敷以促进淤血吸收。

2. 晕厥

（1）临床表现　患儿抽血过程中突然出现头晕目眩、面色苍白、多汗心慌、恶心欲吐、四肢发凉、血压下降等。

（2）处理　宜立即停止采血，拔出采血针止血；将患者置于平卧位，松开衣领；如患者疑似为空腹采血，发生低血糖反应可予以口服糖水；观察患者意识恢复情况及脉搏、呼吸、血压等生命体征，如生命体征不稳定宜立即呼叫急救人员。有条件的单位可在采血点配置自动体外除颤仪并培训工作人员使用。

3. 疼痛

（1）临床表现　患儿表情痛苦，剧烈哭闹。

（2）处理　分散患儿注意力，鼓励患儿使其勇敢，让父母陪伴使患儿有安全感，操作者动作要轻柔。

（侯亚环）

二、静脉血标本采集技术

静脉血标本采集技术是指通过外周静脉抽取血液并注入规定试管待检验，为患儿病情的诊断及治疗、健康评估提供参考或依据的方法，适用于需要进行血液检查的患儿。

【操作目的及意义】

1. 进行血液检测，通过检测血液中的各种成分，帮助医生作出病情的判断。

2. 判断疾病的治疗效果。

3. 手术前准备。

4. 健康体检。

【操作步骤】

1. 操作准备

（1）护士准备　护士着装整洁，洗手，戴口罩。评估患儿病情、年龄、意识状态、肢体活动度、合作程度（家长配合程度）、自理能力、心理反应及凝血功能；评估患儿准备情况，对于饮食、运动、时间、体位、药物等有特殊要求的检测项目，采血前需根据医嘱核对并确认相关信息；评估患儿是否有乳胶过敏、禁用含碘制剂、酒精过敏或禁用等情况。对于乳胶过敏的患儿，需使用不含乳胶材料的手套、止血带、医用胶带等物品。对于禁用含碘制剂的患儿，宜使用 75% 乙醇或其他不含碘剂的消毒剂进行消毒。对于酒精过敏或禁用的患儿，可使用碘伏、过氧化氢溶液等不含酒精成分的消毒剂进行消毒；评估穿刺部位皮肤、血管情况；评估禁食、禁饮时间符合采血要求。

（2）物品准备　医嘱执行单、化验单、标本条码、治疗车、治疗盘、真空采血管（根据检测项目选择采血管数量与种类，粘贴采血条码标签）、采血针（宜使用安全型采血针具）、持针器、止血带、消毒剂、棉签、无菌棉球、低致敏性的医用胶带、一次性垫巾或消毒垫巾、锐器盒、速干手消毒剂、试管架、医用手套、生活垃圾桶、医疗垃圾桶。

（3）患儿准备　患儿及家属已了解采血的目的并积极配合。根据检验项目确定是否需要空腹检查，空腹期间可少量饮水。采血前 24 小时，患者不宜剧烈运动，采血当天患者宜避免情绪激动，采血前宜静息至少 5 分钟。若需运动后采血，则遵循医嘱。

（4）环境准备　环境整洁，温度适宜，光线充足明亮，必要时使用隐私帘。

（5）采血体位　门诊患儿采用坐位采血，病房患儿采用卧位采血。体位对某些检测项目（如肾素、血管紧张素、醛固酮等）的检测结果有明显影响，需采取医嘱要求的体位进行采血。

（6）选择穿刺静脉　首选手臂肘前区静脉，优先顺序依次为正中静脉、头静脉及贵要静脉。当无法在肘前区的静脉进行采血时，也可选择手背的浅表静脉。全身严重水肿、大面积烧伤等特殊患者无法在肢体找到合适的穿刺静脉时，可选择颈部浅表静脉、股静脉采血。不宜选用手腕内侧的静脉，否则穿刺疼痛感明显且容易损伤神经和肌腱。不宜选用足踝处的静脉，否则可能会导致静脉炎、局部坏死等并发症。其他不宜选择的静脉包括：化疗药物注射后的静脉，血液透析患者动静脉造瘘侧手臂的血管，穿刺部位有皮损、炎症、结痂、疤痕的血管。

2. 操作方法

（1）洗手，戴手套、口罩。

（2）携用物至患儿床旁，核对患儿的姓名、性别、年龄、住院号、腕带、诊疗卡、身份证等信息，确保患儿为被采血者本人，至少使用两种方式核对。核对进食时间。

（3）协助患儿取舒适体位，在穿刺侧肢体下放垫巾、止血带，暴露采血部位。

（4）选择血管，在采血部位上方 5～7.5cm 的位置绑扎止血带，宜在开始采集第一管血时松开止血带，使用时间不宜超过 1 分钟。如某些情况需要止血带在一个部位使用超过 1 分钟，宜松开止血带，等待 2 分钟后再重新绑扎。

（5）使用皮肤消毒液以穿刺点为中心，以圆形方式自内向外进行消毒，消毒范围直径5cm，消毒 2 次。消毒剂发挥作用需与皮肤保持接触至少30秒，待自然干燥后穿刺，可防止标本溶血及灼烧感。

（6）再次核对各项信息，确认无误，再次消毒穿刺部位。

（7）穿刺 ①打开采血针包装袋，连接采血针和持针器。在穿刺部位下方握住患者手臂，拇指于穿刺点下方 2.5～5.0cm 处向下牵拉皮肤固定静脉，避免触碰消毒区。②保持针头斜面向上，使采血针与手臂呈30°左右的角度刺入静脉；成功穿刺入静脉后，可在静脉内沿其走向继续推进一些，保持采血针在静脉内的稳定。③将第一支采血管推入持针器/连接到采血针上；等待采血管真空耗竭、血流停止后从持针器/采血针上拔出采血管，以确保采血量的充足，以及正确的血液与添加剂比例；继续采集时，可将下一支采血管推入持针器/连接到采血针上，并重复上述采血过程。④不同采血管的采集顺序：血培养瓶；柠檬酸钠抗凝采血管；血清采血管，包括含有促凝剂和/或分离胶；含有或不含分离胶的肝素抗凝采血管；含有或不含分离胶的 EDTA 抗凝采血管；葡萄糖酵解抑制采血管。⑤使用蝶翼针且仅采集柠檬酸钠抗凝标本时，宜弃去第一支采血管；被弃去的采血管用于预充采血组件的管路，无须完全充满。

（8）采血结束，从采血针/持针器上拔出最后一支采血管，从静脉拔出采血针。拔出采血针后，在穿刺部位覆盖无菌棉签、棉球或纱布等，按压穿刺点 5 分钟（止血功能异常的患者宜适当延长时间），直至出血停止。

（9）将采血针弃入锐器盒。手套及消毒和止血所用的棉球、棉签等弃入医疗垃圾桶。

（10）含有添加剂的采血管在血液采集后宜立即轻柔颠倒混匀，混匀次数宜按照产品说明书的要求。不可剧烈震荡混匀，以避免溶血。血标本置于试管架待送检。

（11）再次核对患儿信息、标本信息，正确记录血液标本的采集时间。

（12）协助患儿取舒适体位，整理床单位。

（13）洗手，摘口罩，记录，签字。

3. 操作评价

（1）操作正确，遵循无菌操作原则。

（2）连接采血管顺序正确。

（3）穿刺点按压正确，无出血。

（4）血标本量符合检验要求，及时送检。

【操作重点及难点】

1. 选择合适的采血部位。

2. 连接采血管顺序正确。

3. 采血量及方法符合标本采集要求。

【注意事项】

1. 宜在输液结束 3 小时后采血；对于输注成分代谢缓慢且严重影响检测结果的液体（如脂肪乳剂）宜在下次输注前采血。紧急情况必须在输液时采血时，宜在输液的对侧肢体或同侧肢体输液点的远端采血，并告知检验人员。

2. 采血时间有特殊要求的检测项目包括（不限于）：①血培养：寒战或发热初起时，抗生素应用之前采集最佳。②促肾上腺皮质激素及皮质醇：生理分泌有昼夜节律性，常规采血时间点为 8：00、16：00 和 24：00。③药物浓度监测：具体采血时间需遵循医嘱，采血前与患者核对末次给药时间。④口服葡萄糖耐量试验：试验前 3 天正常饮食，试验当日先空腹采血，随后将 75g 无水葡萄糖溶于 300ml 温水中，在 5 分钟内喝完；在第一口服糖时计时，并于 2 小时采血，其他时间点采血需遵循医嘱。⑤其他功能试验：根据相关临床指南推荐的功能试验方案所设定的时间采血。⑥血液疟原虫检查：最佳采血时间为寒战发作时。

3. 乳酸如使用静脉血检测（首选动脉血检测）宜在不绑扎止血带的情况下采血，或穿刺成功后松开止血带待血液流动至少 2 分钟后采集。

4. 根据静脉的特点、位置和采血量选择合适型号的采血针，宜选用22G 采血针。凝血功能与血小板功能相关检测、采血量大于 20ml 时宜使用大于 22G 的采血针。

【常见并发症及处理】

1. 皮下血肿

(1) 临床表现　穿刺部位出现有一定硬度、外观紫红色或青紫色的肿块。

(2) 处理　对于已形成的血肿或淤青，24 小时内可给予冷敷止血，避免该侧肢体提拎重物，24 小时后可热敷以促进淤血吸收。

2. 晕厥

(1) 临床表现　患儿抽血过程中突然出现头晕目眩、面色苍白、多汗心慌、恶心欲吐、四肢发凉、血压下降等。

(2) 处理　宜立即停止采血，拔出采血针止血；将患者置于平卧位，松开衣领；如患者疑似为空腹采血，发生低血糖反应可予以口服糖水；观察患者意识恢复情况及脉搏、呼吸、血压等生命体征，如生命体征不稳定宜立即呼叫急救人员。有条件的单位可在采血点配置自动体外除颤仪并培训工作人员使用。

3. 疼痛

(1) 临床表现　患儿表情痛苦，剧烈哭闹。

(2) 处理　分散患儿注意力，鼓励患儿使其勇敢，让父母陪伴使患儿有安全感，操作者动作要轻柔。

(侯亚环)

三、血培养标本采集技术

血培养标本采集技术是把静脉穿刺获得的静脉血注入到血培养瓶中的一种方法。此方法便于实验室发现、识别细菌或其他可培养分离的微生物，指导临床用药。适用于菌血症、败血症及脓毒血症需要做血培养的患儿。

【操作目的及意义】

1. 确定有感染性的病原菌。

2. 鉴定病原体。

3. 指导临床合理用药，拟定治疗方案的依据。

【操作步骤】

1. 操作准备

（1）护士准备　护士着装整洁。评估患儿病情、采血部位、皮肤及血管情况（无瘢痕、硬结、炎症、皮下血肿）；患儿是否有乳胶过敏、禁用含碘制剂、酒精过敏或禁用等情况。核对医嘱和检验申请单信息。申请单应明确标识患儿基本信息、申请医生信息、标本类型、采集部位、申请项目、临床诊断、采血时间，并尽可能提供其他治疗相关信息，如抗菌药物使用情况。

（2）物品准备　血培养标本采集时，宜使用蝶翼针。血培养瓶、采血条码标签、消毒剂、棉签、无菌棉球、低致敏性的医用胶带、一次性垫巾或消毒垫巾、锐器盒、速干手消毒剂、无菌手套、生活垃圾桶、医疗垃圾桶。

（3）患儿准备　患儿及家属已了解采血的目的并积极配合。

（4）环境准备　环境整洁，温度适宜，光线充足，必要时使用隐私帘。

2. 操作方法

（1）洗手，戴口罩。

（2）携用物至患儿床旁，核对患儿的姓名、性别、年龄、住院号、腕带、诊疗卡、身份证等信息，确保患儿为被采血者本人，至少使用两种方式核对。

（3）采集静脉血；仅在评估导管相关性血流感染时采集导管血。血培养宜单独采血；与其他检测项目同时采血，应先接种血培养瓶，以避免污染。

（4）采集前做好手卫生，静脉穿刺点选定后，去除血培养瓶的塑料瓶帽，切勿打开金属封口环和胶塞，使用75%乙醇或70%异丙醇消毒后，自然干燥60秒。

（5）穿刺侧肢体下放垫巾、止血带。

（6）在穿刺前或穿刺期间，为防止静脉滑动，应戴无菌乳胶手套固定静脉。

（7）穿刺点皮肤消毒　①三步法：第一步75%乙醇擦拭静脉穿刺部位，待干30秒以上；第二步1%～2%碘酊作用30秒或1%碘伏作用60

秒，从穿刺点向外画圈消毒，消毒区域直径达 3cm 以上；第三步 75% 乙醇擦拭碘酊或碘伏消毒过的区域进行脱碘；对碘过敏患者，在第一步的基础上再用 75% 乙醇消毒 60 秒，待酒精挥发干燥后采血。②一步法：0.5% 葡萄糖酸氯己定作用 30 秒（不适用于 2 个月以内的新生儿），或 70% 异丙醇消毒后自然干燥（适用于 2 个月以内的新生儿）；注意穿刺点消毒后不可再触碰。

（8）蝶翼型采血针直接连接血培养瓶；注射器采血勿换针头（如行第二次穿刺，换针头），直接注入血培养瓶。

（9）血液接种到培养瓶后，轻轻颠倒混匀以防止血液凝固。

（10）手套及消毒和止血所用的棉球、棉签等弃入医疗垃圾桶。

（11）再次核对患儿信息、标本信息，正确记录血液标本的采集时间。

（12）协助患儿取舒适体位，整理床单位。

（13）洗手，摘口罩。

3. 操作评价

（1）操作正确，遵循无菌操作原则。

（2）血液接种到培养瓶方式正确。

【操作重点及难点】

1. 消毒方法。

2. 血液接种到培养瓶方式。

【注意事项】

1. 血培养瓶应在 2 小时内送至实验室孵育或上机；如不能及时送检，应将血培养瓶置于室温下，切勿冷藏或冷冻。

2. 严禁在输液或输血的一侧采血。

3. 采血时间 寒战或发热初起时采集。抗菌药物应用之前采集最佳。

4. 采血量 婴幼儿及儿童采血量不应超过患儿总血量的 1%，具体采血量参考说明书。若采血量充足，注射器采集的血液应先注入厌氧瓶，后注入需氧瓶，蝶翼针采集的血液反之。若采血量不足，优先注入需氧瓶。

【操作并发症及处理】

1. 皮下血肿

（1）临床表现 穿刺部位出现有一定硬度、外观紫红色或青紫色的肿块。

（2）处理 对于已形成的血肿或淤青，24 小时内可给予冷敷止血，避免该侧肢体提拎重物，24 小时后可热敷以促进淤血吸收。

2. 晕厥

（1）临床表现 患儿抽血过程中突然出现头晕目眩、面色苍白、多汗心慌、恶心欲吐、四肢发凉、血压下降等。

（2）处理 宜立即停止采血，拔出采血针止血；将患者置于平卧位，松开衣领；如患者疑似为空腹采血，发生低血糖反应可予以口服糖水；观察患者意识恢复情况及脉搏、呼吸、血压等生命体征，如生命体征不稳定宜立即呼叫急救人员。有条件的单位可在采血点配置自动体外除颤仪并培训工作人员使用。

3. 疼痛

（1）临床表现 患儿表情痛苦，剧烈哭闹。

（2）处理 分散患儿注意力，鼓励患儿使其勇敢，让父母陪伴使患儿有安全感，操作者动作要轻柔。

（侯亚环）

四、咽拭子标本采集技术

咽拭子标本采集技术是用咽拭子将咽部或扁桃体上的分泌物进行收集的一种方法。通过此方法收集的分泌物便于实验室提取分泌物中的细菌进行培养或分离病毒。适用于需要明确诊断呼吸系统感染的患儿。

【操作的目的及意义】

1. 通过咽部或扁桃体取分泌物做细菌培养或病毒分离。

2. 协助疾病的诊断及治疗。

【操作步骤】

1. 操作准备

（1）护士准备 护士着装整洁，查对医嘱，评估患儿口腔/鼻腔情况，在咽拭子试管外贴标签，注明科别、床号、姓名、ID 号、送检日期并扫码。

（2）物品准备 无菌咽拭子培养试管（已贴标签）、温开水、压舌板、手电筒、一次性手套、弯盘、纱布，必要时备无菌棉签。

（3）患儿准备 患儿及其家属已了解标本采集的目的、方法及注意事项，并积极配合。

（4）环境准备　安全、安静、清洁。必要时屏风遮挡，请无关人员回避等。

2. 操作方法

（1）洗手，戴口罩。

（2）携用物至患儿床旁，核对患儿信息。

（3）口咽拭子采集　戴一次性手套。对于可配合患儿，先指导患儿用温开水漱口，嘱患儿头后倾，张口发"啊"的音。必要时用压舌板轻压舌部，用无菌拭子快速擦拭患儿口腔两侧腭弓及咽、扁桃体的分泌物，反复擦拭 3~5 次，切记动作要轻柔、快速，擦拭过的无菌拭子插入无菌试管内，盖严瓶盖。若操作过程中患儿发生干咳，应立即停止操作，并安抚患儿。对于年龄小于 1 周岁的患儿，其自理能力差，不能配合，护士用棉签清理口腔后，左手固定患儿颊部，右手用无菌拭子快速擦拭患儿口腔两侧腭弓及咽、扁桃体的分泌物。

（4）鼻咽拭子采集　①戴一次性手套；对于可配合患儿，请患儿保持头部不动。②用带包装的拭子棒测量患儿鼻尖至耳垂的距离，并做标记。③询问患儿既往有无鼻部手术、鼻中隔偏曲等；去除鼻前孔中浅表的分泌物。④将无菌拭子垂直面部方向轻轻、缓慢通过鼻腔插至鼻咽部，直至拭子估测距离或遇到阻力后，即达到后鼻咽。⑤停留数秒吸取分泌物，轻轻旋转取出拭子，插入无菌试管内，盖严瓶盖。对于年龄小于 1 岁或不能配合的患儿，可请另一名护士协助固定患儿头部。

（5）再次核对患儿信息，注明留取标本时间，及时送检。

（6）整理用物，收拾床单位，协助患儿取舒适体位，记录。

（7）摘手套，洗手，摘口罩。

3. 操作评价

（1）标本采集方法正确，已及时送检。

（2）患儿无咽部不适。

（3）标本无污染，能得到实验室有效数据。

【操作重点及难点】

1. 注意无菌技术操作。

2. 每次留取标本时操作时间不宜超过 15 秒。

3. 注意观察患儿的情况，如有不适，立即停止操作。

【注意事项】

1. 操作过程中，应遵循无菌操作技术原则。

2. 操作时间不宜过长，以免刺激咽喉部。

3. 清理口腔和鼻腔时，要注意动作轻柔，减少患儿的不适感。

4. 尽量在使用抗生素药物治疗前采集标本。

5. 避免在进食后 2 小时内留取咽拭子标本，如有呕吐立即更换咽拭子重新采集。拭子在取出及放入试管中时，不要触及瓶口及其他部位以免影响检验结果。

【操作并发症及处理】

刺激性干咳是主要的操作并发症。

（1）临床表现　咳嗽，严重时恶心、呕吐。

（2）处理　应立即停止操作，轻拍患儿后背并安抚患儿，待患儿情绪稳定后，再次留取标本。

（孙　静　李　杨）

五、痰培养标本采集技术

痰培养标本采集技术是将痰液按要求采集于所需要容器中的一种方法，通过此方法收集的痰标本可便于实验室提取痰标本中的病原菌，适用于需要采集痰液的患儿。

【操作目的及意义】

1. 评估患儿痰液的量、颜色、气味儿及浓稠度。

2. 收集患儿痰液，做细菌培养细胞学检查，协助诊断。

3. 了解疾病进展和治疗效果。

【操作步骤】

1. 操作准备

（1）护士准备　护士着装整洁，查对医嘱，在痰培养瓶粘贴条形码标签。评估患儿病情、年龄、临床诊断、治疗、排痰情况、检验项目；患者的意识状态、心理状态及合作程度。

（2）物品准备　检验申请单、条形码、一次性痰液收集器、吸痰用物（一次性吸痰管、无菌手套）1 套、生理盐水、负压吸引器 1 套、速干手消毒剂、生活垃圾桶、医疗垃圾桶。

（3）患儿准备 患儿及家属已了解标本采集的目的、意义、方法及注意事项并积极配合。

（4）环境准备 安全、安静、清洁。必要时屏风遮挡，请无关人员回避等。

2. 操作方法

（1）洗手，戴口罩。

（2）携用物至患儿床旁，核对患儿信息。

（3）评估患儿咳嗽、咳痰情况。

（4）自行留取痰液的患儿嘱其清晨醒来未进食、水前，漱口数次，深呼吸后用力咳出气管深处的痰液，置于痰液收集器内，加盖。

（5）对无法咳痰的患儿，协助其取适当体位，由下向上叩击患儿背部。将痰液收集器分别连接负压吸引器和一次性吸痰管，戴无菌手套，注意无菌操作，按吸痰方法将痰液吸入痰液收集器，加盖。

（6）对于气管切开或气管插管的患儿，按吸痰方法将痰液吸入痰液收集器，加盖。

（7）脱手套，消毒双手。

（8）再次核对，分类整理用物，协助患儿取舒适卧位。

（9）洗手，记录痰液的量、色、质，按要求将标本及时送检。

3. 操作评价

（1）痰标本采集方法正确，已及时送检。

（2）痰标本符合要求，无污染。

【操作重点及难点】

1. 遵循无菌技术操作。

2. 一次吸痰操作时间不宜超过 15 秒。

3. 操作过程中动作要轻柔。

4. 及时观察患儿的病情变化，如有不适立即停止操作。

【注意事项】

1. 告知患儿及其家属检查的目的、采集方法及时间。

2. 严格无菌操作，避免污染吸痰管。

3. 吸痰操作时间不宜超过 15 秒。

4. 留取清晨第一口痰为宜，咳痰液前要用清水漱口，不可将漱口液、鼻涕等混入痰标本。

【操作并发症及处理】

1. 鼻黏膜破损

（1）临床表现　收集痰液过程中伴有疼痛，有血丝。

（2）处理　避免刺激鼻腔黏膜，出血严重时用适量棉球或卫生纸压迫出血部位，及时观察患儿鼻部情况。

2. 刺激性干咳

（1）临床表现　咳嗽严重，伴恶心、呕吐。

（2）处理　立即停止操作，将患儿头偏向一侧。

（侯亚环）

六、尿液标本采集技术

尿液标本采集技术是指通过集尿袋或用其他用具收集尿液标本的一种方法，适用于需要行尿液检查的患儿。

【操作目的及意义】

1. 通过检查尿液的颜色、透明度、测定比重、有无细胞和管型，并做尿蛋白和尿糖定性检测等判断有无泌尿系统疾病。

2. 用于细菌培养或细菌药敏试验，帮助临床诊断和治疗。

3. 通过检测尿液中的尿蛋白、尿酸等物质的含量，评估肾脏功能。

4. 诊断其他疾病，如糖尿病。

【操作步骤】

1. 操作准备

（1）护士准备　护士着装整洁。评估患者的病情、意识状态、诊断和治疗情况，排尿习惯及采集适宜时间，须做的检查项目及目的；患者的心理状态、理解能力及合作程度。查对医嘱，根据检验目的选择适当的容器，在容器外粘贴标本条码标签。

（2）物品准备　①检验申请单、标签、条形码。②随机尿标本：尿杯、一次性集尿袋（适用于不能自行留取尿液标本的婴幼儿）、清洁手套、尿管、检验医嘱单、检验单和标签、速干手消毒剂、生活垃圾桶、医疗垃圾桶。③导管尿标本：无菌试管、导尿包1套。④12小时或24小时尿标本：备清洁带盖的大口容器（容量为3000~5000ml）。

（3）患者准备 患儿及家属已了解标本采集的目的、意义、方法及注意事项并积极配合。

（4）环境准备 关闭门窗，温度适宜，必要时使用隐私帘。

2. 操作方法

（1）核对医嘱

（2）洗手，戴口罩，携用物至床旁，核对患儿姓名、性别、年龄、住院号、腕带、诊疗卡、身份证等信息，至少使用两种方式核对。

（3）采集标本

1）导管尿采集 采用无菌技术，将导尿管通过尿道插入膀胱后采集尿液，从导出的尿液中取一部分作为尿液标本。对卧床的导尿患者，将尿袋置于冰袋上；如患者可走动，应定期排空尿袋，将尿液存放在 2～8℃ 条件下。

2）清洁尿液标本的采集 ①采集标本前患者应先用肥皂洗手或消毒湿巾擦手。②指导未行包皮环切术的男性患儿推上包皮露出尿道口。③用消毒湿巾或类似消毒物清洁尿道口及周围皮肤。④患者将开始部分的尿液排出后，采集中段尿于适当且无污染的容器中。⑤如患者自己不能采用所推荐的采集方法时，医护人员应给予帮助，操作时应戴无菌手套。

3）随机尿标本的采集 ①能自行留尿的儿童采集尿液标本的方法：a. 患儿采集标本前要洗手，以及实施其他必要的清洁措施。b. 交给患儿的尿液采集容器应贴有标签，并要求核对姓名。c. 告知患者儿需要采集的最少尿量。d. 采集标本时避免污染 如对于女性患儿，避免月经期，且留取标本前应对会阴部进行清洗，防止分泌物混入尿液标本。e. 采集标本后，需加盖将容器盖好，防止尿液外溢，并记录标本采集时间。②自行留尿有困难的儿童，由医护人员按如下步骤操作：a. 分开儿童双腿。b. 保持耻骨会阴部清洁、干燥，无黏液、粉末、油和护肤品等物质的污染。c. 采用儿科尿液采集装置，移去胶条表面的隔离纸。d. 对于女性儿童，拉紧会阴部皮肤，将胶条紧压于外生殖器四周的皮肤上，避免来自肛门区域的污染；对于男性儿童，将采集袋套于阴茎上，将胶条压紧于会阴部皮肤上。e. 确保胶条牢固地粘于皮肤，胶条的粘贴应无皱折。f. 定时（如每隔 15 分钟）察看采集容器。g. 从患者处取回采集的标本，注明标识。h. 将标本从采集袋倒入采集容器，在容器上贴标签，然后送往实验室检查。i. 婴幼儿采集尿液标本时，若使用了脱脂棉球，尿沉渣显微镜检查时应注意外源性污染。

4）微生物培养尿液标本的采集：①护士洗手，消毒双手。②分开儿童双腿。③用肥皂和水清洗耻骨和会阴区，使之干燥，无粉末、油和护肤品等污染物。④其他步骤可按儿童随机尿液标本的采集方法采集。

（4）协助患儿取舒适体位，整理用物。

（5）再次核对检验申请单、患儿信息、标本。

（6）洗手，记录，签字。

3. 操作评价

（1）尿液标本符合检验规定，采集方法准确。

（2）收集尿液方法正确，留取尿培养标本时符合无菌操作原则。

【操作重点及难点】

1. 尿液收集过程中应避免粪便污染，微生物培养尿液标本严格遵守无菌操作原则。

2. 计时尿添加防腐剂的方法。

【注意事项】

1. 特定时段采集的尿液标本（如餐后 2 小时尿、24 小时尿等）　①采集计时尿液标本时，应告知患儿该时段的起始和截止时间；采集前应将尿液排空，然后采集该时段内（含截止时间点）排出的所有尿液。②如防腐剂有生物危害性，应建议患者先将尿液采集于未加防腐剂的干净容器内，然后小心地将尿液倒入含有防腐剂的采集容器中。③对尿液标本进行多项检测时，当多种防腐剂对尿液检测结果有干扰时，应针对不同检测项目分别采集尿液标本。④特定时段内采集到的尿液应保存于 2～8℃ 条件下。

2. 留取中段尿　在排尿开始时数 3 秒，再接取尿液。

【操作并发症及处理】

标本污染是主要的操作并发症。

（1）临床表现　标本混入大便或其他分泌物。

（2）处理　清洁外阴；避免混入经血；粪便一旦污染尿液重新留取。

（侯亚环）

七、粪便标本采集技术

粪便标本采集技术是将粪便按要求采集于所需容器中的一种方法，适用于需要粪便检查的患儿。

【操作目的及意义】

1. 通过检查粪便的颜色、性状及有无脓血等，评估消化系统功能，是帮助医生做出诊断和治疗的依据。

2. 检查寄生虫成虫、幼虫及虫卵并计数。

【操作步骤】

1. 操作准备

（1）护士准备　护士着装整洁，评估患儿病情、排便习惯、临床诊断及合作能力，了解需做的检查项目，以明确收集粪便标本的种类及注意事项，准备检查项目条码标签。

（2）物品准备　干净便盆，常规检查应备集便盒和棉签，粪便培养应备培养皿，寄生虫检查应备寄生虫检便盒，速干手消毒剂，医用手套，生活垃圾桶、医疗垃圾桶。

（3）患儿准备　患儿及家属已了解操作的目的、意义、方法及注意事项并积极配合，操作前为患儿清洁肛周皮肤。

（4）环境准备　必要时用隐私帘。

2. 操作方法

（1）洗手，戴口罩。

（2）携用物至患儿床旁，核对患儿信息。

（3）戴一次性手套留取标本。

（4）大便之前用消毒液冲洗肛门。

（5）用便勺/棉签取较中央的粪便约蚕豆大小（约5g），腹泻患者取脓、血、黏液等异常部分。

（6）水样便盛于大口清洁容器。

（7）如患儿无便意，可用无菌棉签蘸取等渗盐水，用肛门插入6～7cm，轻轻转动棉签取粪便少许，插入便盒送检。

（8）脱手套，洗手，便盆浸入1000mg/L含氯消毒液中30分钟，清水冲洗后置回原处。

（9）再次查对粪便标本，及时送检。记录大便量、性状、颜色、采集时间。

（10）为患儿取舒适卧位。

（11）洗手，摘口罩，记录，签字。

3. 操作评价

（1）标本采集方法是否正确，是否及时送检。

（2）用物处理方法是否得当。

【操作重点及难点】

1. 操作时注意避免被尿液污染。

2. 收集标本前 3 天注意饮食。

3. 检测隐血标本时，应严格按照检测要求禁食。

【注意事项】

1. 为避免尿液混入而影响检验结果，可以在采集前在患儿尿道口处粘贴集尿袋，使之紧密、无缝隙。

2. 查阿米巴原虫时在收集标本前 3 天禁止服钡剂、油质或含金属的泻剂等以免影响阿米巴虫卵或胞囊显露；为保持阿米巴原虫的活动状态，寒冷季节检查和送检时标本应保温。

3. 采集隐血标本时应嘱患儿在检查前 3 天内禁食肉类、肝类、血类、绿叶类食物及含铁剂药物，以免出现假阳性，于第四天留取粪便送检。

4. 服驱虫剂后或做血吸虫孵化检查时必须留取全部粪便送检。

5. 蛲虫常在午夜或清晨时爬到肛门处产卵，需在清晨用棉签擦拭肛门周围褶皱处取样，并立即送检。

6. 挑取有黏液、脓血等病变成分的粪便，粪便外观无异常时须从表面、深处及粪便中段多处取材。

【操作并发症及处理】

交叉感染是主要的操作并发症。

（1）临床表现　检验结果和病情不符。

（2）处理　操作前后洗手；特殊病情患儿给予单独采集；采用正确的采集方法重新采集。

（侯亚环）

八、伤口分泌物标本采集技术

伤口分泌物标本采集技术是对患儿伤口分泌物按要求采集于所需容器

中的一种方法。通过这种方法便于实验室对伤口分泌物进行病原学检测和药敏试验。适用于伤口细菌学的诊断。

【操作目的及意义】

1. 为临床伤口感染的抗生素选择提供科学依据。

2. 检验结果可以指导临床诊断和治疗。

【操作步骤】

1. 操作准备

（1）护士准备　护士着装整洁，评估患儿伤口情况及分泌物性状。

（2）物品准备　无菌拭子培养试管、无菌手套、20ml注射器、氯化钠注射液、纱布、检验标签。

（3）患儿准备　患儿及其家属已了解伤口分泌物标本采集的目的、方法及注意事项并积极配合，患儿皮肤清洁。

（4）环境准备　病室光线明亮，环境清洁。

2. 操作方法

（1）洗手，戴口罩。

（2）携用物至患儿床旁，核对患儿信息。

（3）协助患儿取合适体位，充分暴露操作部位。

（4）打开无菌消毒包，戴无菌手套。

（5）用20ml注射器抽取生理盐水彻底冲洗伤口浅表部位，去除表面的渗出物和碎屑。

（6）使用无菌生理盐水润湿拭子，从伤口床最干净的部位采集标本，在 $1cm^2$ 伤口床上用力旋转拭子，以析出组织液体，共采集2个拭子（Levine法）。

（7）粘贴检验标签，记录标本的采集日期和时间，标注是否在使用抗生素药物前采集。

（8）将标本放置于密封容器中，送检。

（9）摘手套，洗手，摘口罩。

3. 操作评价

（1）标本采集法正确，及时送检。

（2）标本符合要求，无污染。

【操作重点及难点】

1. 标本应在规定时间内送到实验室。

2. 留取分泌物量是否符合检验标准，伤口分泌物应充分将拭子前端浸湿。

3. 严格采取无菌技术原则。

【注意事项】

1. 用于普通细菌学检验的标本宜在 2 小时内送到实验室。如果转运时间超过 2 小时，宜使用转运培养基或在冷藏条件下转运；一般而言，用于细菌培养的标本室温下保存不能超过 24 小时。

2. 标本采集需足量，标本不足可能影响检验结果。

3. 所用标本的采集和运送均应在无菌操作、防止污染的原则下进行。

【操作并发症及处理】

标本污染是主要的操作并发症。

（1）临床表现 检测结果与临床病情不符。

（2）处理 ①操作前后进行手消毒，严格执行无菌操作原则。②标本污染重新采集。

（孙 静 李 杨）

九、呕吐物标本采集技术

呕吐物标本采集技术是对患儿呕吐物样本按要求采集于所需容器中的一种方法。通过此方法便于实验室进行病原学检测和药敏试验。适用于患儿胃肠道疾病的诊断。

【操作目的及意义】

1. 为明确疾病诊断提供科学依据，推测病情进展。

2. 为临床对症治疗提供依据。

【操作步骤】

1. 操作准备

（1）护士准备 护士着装整洁，评估患儿病情及患儿口腔情况。

（2）物品准备 标本容器（粘贴检验标签）、20ml 注射器、纱布、棉签、吸痰管、负压吸引、氧气装置。

（3）患儿准备 患儿及其家属已了解呕吐物标本采集的目的、方法及注意事项，并积极配合。

（4）环境准备 安全、安静、清洁。必要时屏风遮挡，请无关人员回避等。

2. 操作方法

（1）洗手，戴口罩。

（2）携用物至患儿床旁，核对患儿信息。

（3）取无菌棉签将呕吐物放于标本容器内。

（4）取纱布为患儿擦拭口鼻及面部。

（5）协助患儿取舒适卧位，整理床单位。

（6）洗手，摘口罩。

3. 操作评价　标本采集方法正确，并且能得到实验室有效数据。

【操作重点及难点】

1. 标本采集后应及时送检。

2. 观察呕吐物的性质、颜色、气味。

3. 严密观察患儿留取呕吐物后的病情变化。

4. 要严格注意特殊感染性患儿呕吐物的处理方法。

【注意事项】

1. 呕吐物若有特殊异味及颜色的变化应及时告知医生，并给予及时处理。

2. 呕吐频繁的患儿，应防止发生误吸。

3. 感染性呕吐物处理方法（见呕吐护理法）。

【操作并发症及处理】

1. 标本量少

（1）临床表现　标本不合格。

（2）处理　重新采集标本。

2. 标本送检不及时

（1）临床表现　标本不合格，影响结果判定。

（2）处理　采集后立即送检。

（孙　静　李　杨）

十、血液筛查标本采集技术

血液筛查标本采集技术是指将患儿足跟部的血液采集后滴在滤纸片上的一种血液采集法。通过此方法收集患儿血标本，便于实验室遗传代谢病筛查的检测。适用于需要进行遗传代谢病筛查的患儿。

【操作目的及意义】

1. 提高新生儿遗传代谢病筛查率。

2. 作为疾病诊断的参考。

【操作步骤】

1. 操作准备

（1）护士准备　着装整洁，评估患儿足部皮肤情况。

（2）物品准备　血样标本采集卡（包括采血滤纸和新生儿信息记录卡片）、75%乙醇和无菌棉签、无菌手套（无滑石粉）、足跟血采血器、放置架、密封袋、锐器桶、医用垃圾桶、速干手消毒液。

（3）患儿准备　患儿及其家属了解血液筛查标本采集的目的、方法及注意事项并能配合此项操作；患儿足部皮肤清洁，无红肿、破溃。

（4）环境准备　安全、安静、清洁。必要时屏风遮挡，请无关人员回避等。

2. 操作方法

（1）洗手，戴口罩。

（2）携用物至患儿床旁，核对患儿姓名、床号。

（3）新生儿取头高足低位，按摩或用温热的湿毛巾（不超过42℃）热敷足跟。

（4）75%乙醇消毒皮肤待乙醇完全挥发。

（5）戴手套。

（6）用足跟血采血器穿刺足跟内或外侧，新生儿穿刺安全深度为2mm，早产儿的安全穿刺深度为0.85mm（图3－3－1）。

（7）用干棉球擦去第一滴血（第一滴血可能含有过量体液会影响检测结果）。

（8）从采集点的下方捏住，轻柔、间歇性地对周围组织施加压力，增加血流量。

（9）滤纸圆圈对着流出的血滴，使血滴自然接触滤纸；不能用滤纸直接贴在足跟上使血液自然渗透至滤纸背面。

（10）连续采集3~5个血滴，每个血斑的直径不小于8mm。

（11）采集完标本后将新生儿的足抬高，用无菌棉签按压穿刺部位。

（12）将滤纸片悬空平置于放置架上于阴凉处待干。不可放在通风口或其他移动空气源前面，避免阳光及紫外线照射、烘烤（图3-3-2）。

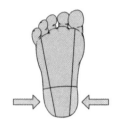
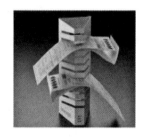

图3-3-1　足跟采血的推荐部位　　图3-3-2　滤纸保存方法

（13）检查合格后，将滤纸片放于密封袋中。

（14）协助患儿取舒适卧位，整理床单位。

（15）摘手套，洗手，摘口罩。

3. 操作评价

（1）采取标本方法正确，符合检验要求。

（2）标本及时送检。

（3）患儿足部无出血及瘀青。

【操作重点及难点】

1. 选择正确的采集部位。

2. 合理保存血标本。

3. 严格执行无菌操作。

4. 按照操作要求进行操作，确保标本合格并及时送检。

【注意事项】

1. 采血部位为足跟部的内外侧缘，不可在足跟中心或足弓等部位采血。

2. 血标本密封后应及时送检，不能及时送检时可存放于2~8℃冰箱中保存，5个工作日内送至筛查中心。

3. 采血针必须一人一针，防止交叉感染。

4. 合格的滤纸干血片应为：①至少3个血斑且每个血斑直径大于8mm。②血滴自然渗透，滤纸正反面血斑一致。③血斑无污染，滤纸干血片应当在采集后及时送检。

【操作并发症及处理】

1. 皮下出血

（1）临床表现　穿刺部位周围皮肤瘀青。

（2）处理 ①早期冰袋冷敷。②24 小时后热毛巾湿热敷至瘀青彻底消退。

2. 血片不合格

（1）临床表现 血量多或血量少（图 3 - 3 - 3）。

（2）处理 ①重新采集血标本。②滴入一滴血渗透后再滴入第二滴血。③应在正确的位置采血，防止血量不足。

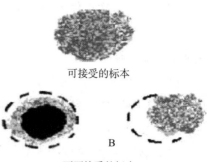

可接受的标本

A   B

不可接受的标本

图 3 - 3 - 3 血标本

（孙 静 李 杨）

十一、尿液筛查标本采集技术

尿液筛查标本采集技术是指将新鲜尿液留取后渗透在滤纸片上的一种尿标本采集方法。通过此方法收集的患儿尿液标本便于实验室遗传代谢病筛查的检测。适用于需要进行遗传代谢病筛查的患儿。

【操作目的及意义】

作为诊断疾病的参考。

【操作步骤】

1. 操作准备

（1）护士准备 着装整洁，评估患儿的一般情况及病情。

（2）物品准备 化验单、滤纸干尿片、一次性集尿袋、塑料自封袋、洁净容器。

（3）患儿准备 患儿及家属了解尿液筛查的目的、方法及注意事项并积极配合，保持会阴部及臀部清洁。

（4）环境准备 安全、安静、清洁。必要时屏风遮挡，请无关人员回避等。

2. 操作方法

（1）洗手，戴口罩。

（2）携用物至患儿床旁，核对患儿信息。

（3）协助患儿取合适的体位，暴露会阴部及臀部。

（4）取出一次性集尿袋，撕去集尿袋前端的黄色纸片。

（5）粘贴尿袋时将圆孔对准会阴部粘贴牢固、紧密，并将附着的塑料袋放平，勿折叠。

（6）待集尿袋内尿量满足要求时，取下集尿袋，将尿液倒入事先放置尿液采集标准滤纸片的洁净容器（容器材料与尿液成分不发生反应，无渗漏）中，使尿液浸透整张滤纸片。

（7）将浸透尿液的滤纸片置于清洁空气中，避免阳光直射，自然晾干。

（8）将滤纸干尿片置于专用的塑料自封袋内，密封。

（9）协助患儿取舒适卧位，整理床单位。

（10）洗手，摘口罩。

3. 操作评价

（1）采取标本方法正确，符合检验要求。

（2）操作过程中患儿未出现不适。

【操作重点及难点】

1. 合理保存尿标本，符合检验要求。

2. 留取足够的尿液。

【注意事项】

1. 密封后及时送检，不能及时送检时可于 2～8℃ 冰箱中保存。

2. 采集晨尿最理想，一般采集尿液 10～20ml，防止因尿液不够影响标本的留取。

【操作并发症及处理】

标本污染是主要的操作并发症。

（1）临床表现　尿液中混有除尿液以外的杂质。

（2）处理　①重新留取尿标本。②保持会阴部清洁。

（孙　静　李　杨）

十二、脑脊液标本采集护理配合技术

脑脊液标本采集护理配合技术是协助医生将脑脊液收集到一个或多个无菌试管中的一种方法。通过此方法可以收集到所需要的脑脊液。适用于需要做脑脊液检查的患儿。

【操作目的及意义】

1. 检测中枢神经系统有无感染。

2. 为临床用药提供依据。

3. 测定颅内压。

【操作步骤】

1. 操作准备

（1）护士准备　护士着装整洁，已充分了解患儿的病情。

（2）物品准备　一次性中单、治疗盘、腰穿包、无菌手套、5ml 注射器、2% 利多卡因、碘酒、酒精、棉签、无菌敷料。

（3）患儿准备　患儿及其家属已了解脑脊液标本采集的目的、方法及注意事项并积极配合，患儿穿刺部位皮肤清洁，无红肿、破溃。

（4）环境准备　安全、安静、清洁。必要时屏风遮挡，请无关人员回避等。

2. 操作方法

（1）洗手，戴口罩。

（2）携用物至患儿床旁，核对患儿信息。

（3）将患儿带入检查室/换药室。

（4）将一次性中单铺在诊疗床上。

（5）协助患儿取合适的体位。

（6）配合医生抽吸利多卡因。

（7）戴无菌手套。

（8）密切观察患儿病情变化。

（9）待医生穿刺成功后，脑脊液流出时用无菌试管留取脑脊液，第一管脑脊液用于生化学检验，第二管用于微生物学检验，第三管可以用于细胞学、分子核酸检验等，做好标本标记和标清顺序。最小标本量要求：细菌≥1ml，真菌≥2ml，分枝杆菌≥5ml，病毒≥2ml。

（10）术毕，穿刺部位覆盖无菌敷料。

（11）粘贴检验标识，送检标本。

（12）整理用物，脱手套，记录腰椎穿刺时间。

（13）洗手，摘口罩。

3. 操作评价

（1）穿刺部位无渗血及渗液。

（2）采集标本方法正确，符合检验要求。

（3）术后患儿未出现头痛、恶心等不适。

【操作重点及难点】

1. 摆放正确的体位，保证操作过程中的安全。

2. 严格执行无菌操作。

3. 标本留取后及时送检。

【注意事项】

1. 术中患儿呈屈曲体位，充分暴露穿刺部位，便于操作。术后给予患儿去枕平卧 4~6 小时以免引起术后低颅压头痛、恶心等症状。

2. 操作时间较长，必要时对躁动不安的患儿使用镇静药，防止因患儿躁动误伤神经及断针等意外。

3. 一人一腰椎穿刺包，一人一中单，操作过程中严禁人员走动。

4. 儿童脑脊液留取量一般不超过 30ml，可根据患儿的年龄及标本的需要量适当增减。

【操作并发症及处理】

1. 创伤性出血

（1）临床表现 穿刺部位出血。

（2）处理 ①及时更换敷料。②观察出血的量。③安抚患儿，保持患儿平卧位。

2. 马尾部神经根损伤

（1）临床表现 大、小便失禁，损伤平面以下感觉、运动、反射消失，膀胱无力。

（2）处理 ①给予患儿留置导尿管。②大、小便失禁患儿应做好肛周护理。③按摩受损的肢体。④必要时遵医嘱给予营养神经的药物。

3. 头痛

（1）临床表现 平卧时头痛减轻或缓解，坐位或站立时症状加重。

（2）处理 ①静脉输注生理盐水或嘱患儿多饮水。②卧床休息。

（孙　静　李　杨）

第五节　伤口护理技术

一、伤口评估测量技术

伤口评估测量技术是指通过一系列标准化的方法和工具对伤口的大小、深度、形状及其他相关特征进行评估和测量的技术。

【操作目的及意义】

确保对伤口进行系统、准确地评估和测量，以便制定个性化的护理计划和治疗方案，促进伤口愈合。

【操作步骤】

1. 操作准备

（1）护士准备　评估患儿的病情、生命体征、伤口情况，向患儿及其家属解释伤口评估测量的目的、方法、注意事项及配合要点。

（2）物品准备　治疗车、无菌测量工具（如测量尺、标记笔）、照相设备、记录表格、免洗手消毒液。

（3）患儿准备　患儿及其家属了解伤口评估测量的目的、方法及注意事项，询问患儿的病史、伤口发生的经过及相关症状，取得患儿及家属配合。

（4）环境准备　关闭门窗，保护患儿隐私。

2. 操作方法

（1）双人核对医嘱。

（2）洗手，戴口罩。

（3）准备用物，携用物至患儿床旁。

（4）两种及以上方式核对患儿信息。

（5）做好解释，关闭门窗，用隐私帘遮挡，保护患儿隐私。

（6）评估：①患者病情、意识状态及配合程度。②伤口颜色（如红色、黄色、黑色）、大小（长、宽）、形状（圆形、椭圆形等）、深度及边缘情况（平滑、凹陷等）。③伤口周围皮肤状态：如红肿、渗出、干燥等。④伤口分泌物：如伤口分泌物的颜色（如清澈、脓性）、气味（如无味、臭味）、量（少量、中等、大量）及性质（如稀薄、黏稠）。

（7）伤口测量：使用无菌测量尺测量伤口的长、宽和深度，记录测量结果，确保数据准确。

（8）洗手。

（9）拍照记录：在获得患儿同意后，拍摄伤口照片，确保照片清晰，能够反映伤口的真实情况。照片应包括不同角度的伤口，以便进行比较和跟踪。

（10）记录与报告。

（11）将评估结果及时记录在患儿的护理记录中，包括测量数据、观察结果及患儿主诉。

（12）如发现异常情况（如感染、出血等），及时向主管医生和护士报告，并采取相应措施。

3. 操作评价

（1）要求使用合适的伤口评估测量工具，确保伤口长度、宽度、深度等评估测量的准确性。

（2）准确记录所测量的数据和观察结果。

（3）全面评估伤口，应包括伤口类型、伤口大小、边缘、伤口床、渗出物及周围皮肤情况。

【操作重点及难点】

1. 如何确保测量的准确性。

2. 如何进行全面评估。

3. 怎样观察伤口状态的变化。

4. 严格执行无菌技术操作。

【注意事项】

1. 在评估过程中，注意保护患儿隐私，确保评估过程的专业性，体现人文关怀。

2. 评估时应避免对伤口造成二次损伤，操作应轻柔。

二、伤口换药技术

伤口换药又称更换伤口处敷料，移除被污染的覆盖物，提供伤口清洁的环境，可使肉芽组织更好地生长，促进伤口愈合的一种方法。通过换药能了解伤口的变化，及时清除渗出物和坏死组织，更换引流物，保持创腔引流通畅，有利于感染的控制并保护伤口，促进健康肉芽组织和新生上皮的生长，使伤口早日愈合。

【操作目的及意义】

1. 评估伤口的愈合程度及有无感染。

2. 清除伤口内分泌物、脓液、坏死组织和异物。

3. 清除伤口周围皮肤的污物。

4. 更换敷料，促进伤口愈合，预防和控制感染。

【操作步骤】

1. 操作准备

（1）护士准备　护士着装整洁，洗手，戴口罩。评估患儿的生命体征、病情危重程度、有无过敏现象；评估患儿的心理状态及合作程度；评估伤口部位、受伤原因、伤口持续时间；评估伤口床、伤口周围皮肤、伤口敷料，有无引流管等情况；评估影响伤口愈合的因素。

（2）物品准备　①治疗车上层：一次性换药包（无菌巾、无齿镊2把、棉球及碘伏棉球若干、无菌纱布、弯盘）、无菌治疗碗、生理盐水、消毒液、医用手套、一次性护理垫、注射器、头皮针（按需准备）、无菌敷料、无菌剪刀、免洗手消毒液。②治疗车下层：生活垃圾桶、医疗垃圾桶、锐器盒。

（3）患儿准备　患儿及其家属已了解换药的目的、方法及注意事项并积极配合。

（4）环境准备　操作前换药室紫外线消毒30分钟，环境安静、光线充足，利于伤口换药。

2. 操作方法

（1）双人核对医嘱。

（2）评估环境清洁、宽敞、明亮，符合操作要求。

（3）护士洗手，着装整洁，戴帽子、口罩。

（4）携用物到患儿床旁，两种及以上方式核对患儿信息。

（5）关闭门窗保护隐私，协助患儿取舒适卧位，暴露伤口。

（6）打开外层敷料，评估内层敷料，手消毒。

（7）打开无菌包及备好其他用物。

（8）戴手套。

（9）揭除内层敷料：如敷料与伤口有粘连，则先用生理盐水将敷料蘸湿后揭除。评估伤口的类型、部位、大小，伤口基底颜色，渗出量；评估伤口边缘及上皮组织；评估伤口周围皮肤情况。

（10）清理伤口　①清洁伤口，用生理盐水棉球以伤口为中心，按"回"字形消毒法自内而外消毒，至少2遍。②感染伤口，先用消毒液棉球由外向内消毒至伤口边缘至少2遍，再用生理盐水棉球清洗伤口至无消毒液残留。③有坏死组织的伤口，根据情况选用合适的清创方法，先清除坏死组织，再用生理盐水由外向内清洗伤口。④腔隙性伤口或窦道，用生理盐水以1ml/s的流速冲洗伤口，可重复冲洗3~4次，用纱布蘸干（方向同清洁伤口）。

（11）伤口包扎　①清洁伤口，根据伤口情况及大小选择合适敷料覆盖，固定时垂直按压，无张力粘贴。②感染伤口，使用无菌纱布由内向外拭干伤口，另取纱布自伤口边缘向外拭干周围皮肤，根据伤口情况及大小选择合适敷料覆盖创面，妥善固定。

（12）撤垫巾，脱手套，手消毒。

（13）告知患儿自觉不适、渗血渗液至敷料边缘时，及时通知护士。协助患儿整理衣物，摆舒适体位。

（14）整理用物，垃圾分类处理。

（15）洗手，再次核对患儿信息，书写护理记录并签名，记录内容：伤口情况。

（16）向患儿及家长宣教。

3. 操作评价

（1）全面评估伤口敷料及伤口情况。

（2）严格执行无菌操作原则和查对制度。

【操作重点及难点】

1. 严格执行无菌操作。

2. 全面评估患儿及伤口。

3. 不同类型伤口的消毒方法。

【注意事项】

1. 严格执行无菌操作原则和查对制度。

2. 换药者操作稳、准、轻，禁忌动作粗暴。

3. 包扎伤口时松紧适宜，保持良好的血液循环，包扎肢体时应从身体远端到近端，促进静脉回流。

4. 合理掌握换药的间隔时间。间隔时间过长，不利于伤口愈合；间隔时间过短，因反复刺激伤口而影响伤口愈合，增加患儿痛苦，造成浪费。

5. 发现伤口异常情况及时上报医生，进行处理。

6. 做好手卫生，防止交叉感染。

【操作并发症及处理】

1. 感染

（1）严格执行无菌操作。

（2）全面评估患儿及伤口。

（3）及时发现并处理异常情况。

（4）根据患儿的具体情况调整换药频率和使用的敷料类型。

2. 出血

（1）压迫止血：用无菌纱布轻压伤口，抬高患肢以减少血流。

（2）止血药物：必要时使用止血药物。

（3）紧急处理：如出血严重或持续不止，立即通知医生处理

三、伤口负压引流球技术

伤口负压引流球技术是指在使用负压伤口治疗（NPWT）过程中，为了促进伤口愈合、预防感染和减少并发症而采取的一系列护理措施和技术。这种技术通过在伤口上施加负压，帮助去除伤口内的渗出液、细菌和坏死组织，从而促进血液循环和组织再生。

【操作目的及意义】

1. 引流手术后伤口周围的渗液，减少无效腔，增加组织间的结合度，促进伤口愈合。

2. 引流积液、积血，动态观察引流液的量、颜色、性状，及时发现术后的活动性出血、感染、渗漏等情况。

3. 维持有效持续引流，防止逆行感染。

4. 保证缝合部位愈合良好，减少并发症。

【操作步骤】

1. 操作准备

（1）护士准备　护士着装整洁。评估患儿年龄、病情、意识状态、生

命体征、心理状态、配合程度；引流管标识刻度、留置时间，是否妥善固定、通畅，以及引流液的量、颜色、性状，负压引流装置是否处于持续负压状态；伤口和敷料有无渗血、渗液，如渗血、渗液较多，则需要及时换药。

（2）物品准备　治疗车、止血钳、一次性手套、量杯、碘伏、棉签、手消毒剂、弯盘、别针、一次性治疗巾。

（3）患儿准备　患儿及家属已了解伤口负压引流护理的目的、方法及注意事项并积极配合。

（4）环境准备　安全、安静、清洁。必要时屏风遮挡，请无关人员回避等。

2. 操作方法

（1）双人核对医嘱。

（2）洗手，戴口罩。

（3）准备用物。

（4）两种及以上方式核对患儿信息。

（5）协助患儿取平卧位或半坐卧位。

（6）观察引流液的量、颜色和性质。

（7）手消毒、戴手套。

（8）安装引流装置　①铺治疗巾于引流管下，止血钳夹闭引流管防止逆流，将负压引流装置入口端塞子拔开，双手挤瘪负压装置，排净里面空气。②碘伏棉签消毒负压装置出口及小塞，连接牢固。③检查负压装置有无漏气，松开止血钳，引流液流入引流装置内，用别针将负压装置妥善固定，引流装置位置应低于创口 30cm，避免引流液倒流，保持引流管通畅。④避免引流管牵拉、受压、扭曲，定时挤压引流管，以防引流管堵塞。⑤维持有效负压。保持引流装置无菌、密闭，检查引流管各连接处是否连接紧密，防止漏气或脱管。

（9）用量杯准确计量引流液，观察患儿局部伤口及有无不良反应。

（10）脱手套，手消毒。

（11）再次核对患儿信息。

（12）协助患儿取舒适卧位，整理用物，垃圾分类处理。

（13）洗手，记录。

3. 操作评价

（1）严格无菌操作，倾倒引流液时避免污染。

（2）保持引流装置位置低于伤口部位，防止逆流。

（3）妥善固定引流管，以防滑脱，衔接处无松动。注意要方便患儿活动，避免患儿活动或翻身时引流管脱出。

（4）动作轻柔，防止引流液污染衣物、床单、被套。

【操作重点及难点】

1. 操作中严格无菌操作。

2. 确保引流管通畅，有效引流。

3. 确保引流管与引流装置连接紧密，不漏气。

【注意事项】

1. 若负压引流装置管道有堵塞，可进行管道冲洗，冲洗时应遵守无菌原则。

2. 负压引流装置储满或负压消失时，应及时更换引流装置。负压引流期间密切观察负压大小，小儿维持负压在 $100 \sim 200$ mmHg，以利引流。

3. 患儿伤口引流液量过多，颜色鲜红，提示可能有出血征象；若引流量过少，可能是管道堵塞、受压、扭曲、漏气，应及时处理。

【操作并发症及处理】

1. 引流管堵塞

（1）更换引流装置前，检查引流装置管道的通畅性，妥善固定导管。

（2）妥善放置引流装置，保持引流管通畅，定时挤压，避免引流管折叠、扭曲。

（3）发现堵塞立即检查引流管有无移位、扭曲及血凝块堵塞。

（4）疑有堵塞，可反复挤压引流管，挤压时避免牵拉。

（5）必要时通知医生，由医生执行冲洗。

2. 感染

（1）妥善固定引流管，保持引流装置负压状态；更换时严格执行无菌操作技术。

（2）保持引流管口皮肤清洁，敷料有渗血、渗液时及时告知医生换药。

（3）发现引流液变色、浑浊，及时报告医生，留取标本进行培养及药敏试验，遵医嘱正确应用抗生素。

（4）定时测量体温，密切观察病情变化。

3. 管道滑脱

（1）引流管妥善固定，并有一定的活动范围。

（2）对患儿及家属做好引流管的宣教工作，避免剧烈活动和过度牵拉。

（3）加强巡视，观察引流管固定情况，必要时适当约束四肢。

（4）一旦发生引流管滑脱，立即予无菌纱布覆盖伤口，呼叫医生换药或重置引流管。

（陈梅丽　　杨　柳）

第六节　静脉治疗护理技术

一、密闭式静脉输液技术

密闭式静脉输液技术是利用大气压和液体静压形成的输液系统内压高于人体静脉压的原理，将一定量的无菌溶液或药液直接滴入静脉的治疗方法。

【操作目的及意义】

1. 补充水分/电解质，预防和纠正水、电解质及酸碱平衡紊乱。

2. 增加循环血量，改善微循环，维持血压及微循环灌注量。

3. 供给营养物质，促进组织修复，增加体重，维持正氮平衡。

4. 输入药物，治疗疾病。

【操作步骤】

1. 操作准备

（1）护士准备　护士着装整洁，洗手，戴口罩。评估患儿年龄、病情、治疗情况、用药史和过敏史、意识状态、营养状况、心理状态、配合程度、对药物的认识程度，穿刺部位皮肤、血管及肢体活动度；向患儿及家属解释输液目的、方法和注意事项等，取得其同意。

（2）物品准备　医嘱执行单、治疗车、治疗盘、弯盘、止血带、胶布/输液贴、一次性治疗巾、一次性输液器、输液签、皮肤消毒液、无菌棉签、合适型号的注射器、药物、砂轮、清洁手套等。

（3）患儿准备　了解输液的目的、方法、注意事项和配合要点；输液前排尿或排便，取舒适体位。

（4）环境准备　环境清洁、安静，光线充足；必要时屏风遮挡患儿。

2. 操作方法

（1）双人核对医嘱，检查药物并配液，做好标识，并将输液器针头插入输液瓶塞内，关闭调节器。

（2）携用物至患儿床旁，核对患儿及药物信息：名称、规格、剂量、用法；手卫生，戴清洁手套；将药物挂在输液杆上，排气，关闭调节器。

（3）协助患儿取舒适体位，选择穿刺部位，垫治疗巾。

（4）以注射点为中心、由内向外消毒皮肤，直径≥8cm，待干。

（5）备好胶布、留置针、无菌透明敷料。

（6）在静脉穿刺点上方5~6cm处扎止血带，二次消毒皮肤。

（7）再次核对，二次排气。

（8）取下护针帽，绷紧皮肤，针头与皮肤呈15°~30°角进针，见回血后再平行送入少许，嘱患儿松拳，松止血带。

（9）连接输液装置，打开调节器，观察输液是否通畅，用透明敷贴以无张力的方式粘贴、塑形，注明置管时间。

（10）根据患儿的年龄、病情和药物性质调节滴速。

（11）核对医嘱与患儿信息。

（12）协助患儿取舒适体位，整理床单位。

（13）处理用物。

（14）洗手，摘手套，记录，密切观察患儿用药后反应。

3. 操作评价

（1）遵守无菌原则。

（2）严格执行查对制度。

（3）消毒面积和待干时间符合要求。

（4）穿刺手法正确。

（5）采用无张力方式固定贴膜。

（6）输液速度符合需要。

（7）遵守职业防护要求和医疗废弃物处理规定。

【操作重点及难点】

（1）无菌原则、查对时机和内容。

（2）消毒面积和手法。

（3）穿刺手法及角度。

（4）无张力固定贴膜方法。

（5）输液速度调节依据。

【注意事项】

1. 严格执行无菌操作及查对制度，根据病情需要合理安排输液顺序，总原则：先盐后糖、先晶后胶、先急诊后营养；急诊患儿应先输注缓解症状的药物；有配伍禁忌的两种药物不可放在一起或连续输注；每日 2 次及以上的药物酌情优先，按时给药以保证血药浓度。

2. 对需要长期输液的患儿，注意保护和合理使用静脉。

3. 穿刺时留置针针芯拔除后，勿再回套至软管内。

4. 需使用关节固定装置时，应保证不妨碍穿刺部位的观察与评估，需定期移除并及时交班记录。

5. 外周静脉留置针出现并发症时应立即更换或拔出。

6. 选择粗直、弹性好、易于固定的静脉，避开关节和静脉瓣；小儿不宜首选头皮静脉。

7. 在满足治疗的前提下选用最小型号、最短的留置针。

8. 妥善固定，告知患儿及家长注意不要抓挠留置针，护士应注意观察。

9. 不应在穿刺肢体一侧上端使用血压袖带和止血带。

10. 消毒时应以穿刺点为中心擦拭，至少消毒两遍或遵循消毒剂使用说明书，待自然干燥后方可穿刺。

11. 穿刺部位不应接触丙酮、乙醚等有机溶剂，不宜在穿刺部位使用抗菌油膏。

12. 操作前后应洗手，不应以戴手套取代手卫生。

13. 应根据静脉治疗方案、药物性质选择合适的静脉输液途径；一次性静脉输液钢针可用于单次给药，腐蚀性药物、刺激性药物不应使用一次性静脉输液钢针；外周静脉留置针宜用于短期静脉输液治疗，不宜持续静脉输注具有刺激性或发疱性的药物。

14. 婴幼儿、心肺疾病患儿输液速度不宜过快，最好使用输液泵控制输液速度。

【操作并发症及处理】

1. 静脉炎的预防及处理

（1）临床表现　沿静脉方向出现条索状红线；局部疼痛、发红、发热、水肿；重者局部静脉呈条索状甚至出现硬结的炎性改变。

（2）处理　①消毒液完全待干。②避免输入高渗及刺激性药液。③发生静脉炎，应拔除外周静脉留置针，将患肢抬高、制动，避免受压，观察局部及全身情况变化并记录。

2. 药物外渗

（1）临床表现　发红、肿胀、灼热、疼痛；严重者可出现疱疹、大水疱，随后出现溃疡或大斑块，斑块或溃疡下方常可见广泛组织坏死；由于皮下组织受累，还可出现关节僵硬、活动受限、受累部位灼痛。

（2）处理　①穿刺成功后妥善固定，输液过程中加强观察，及时发现药液渗出或外渗情况，以免引起严重后果。②关注输入药液的性质。③输液前及输液过程中，评估外周静脉留置针的通畅性。④发生渗出及外渗时，立即停止输液，抬高患肢，及时通知医生，依据药物性质和组织损伤程度给予对症处理；观察渗出或外渗区域的皮肤颜色、温度、感觉等变化及关节活动和患肢远端血运情况并记录。

3. 发热反应

（1）临床表现　体温升高常在38℃左右，严重者起初有寒战，体温达40℃。

（2）处理　①减少各操作环节输液微粒的产生，注意药物配伍禁忌。②严格执行无菌操作，液体现用现配。③发热反应轻者，应立即减慢输液速度或停止输液，并及时通知医生；发热反应严重者，应立即停止输液，并保留剩余液体和输液器，必要时送检验科做细菌培养；给予物理降温，必要时遵医嘱给予抗过敏药物或激素治疗。④密切观察病情变化并记录。

4. 循环负荷过重

（1）临床表现　突然出现严重的呼吸困难、端坐呼吸，伴咳嗽、咳粉红色泡沫样痰；烦躁不安，口唇发绀，大汗淋漓；心率增快，严重者可引起晕厥及心搏骤停。

（2）处理　①在输液过程中，应注意滴速不可过快，输液量不可过多。②发生肺水肿时，立即停止输液，让患者取端坐卧位，两腿下垂，以减少下肢静脉回流，减轻心脏负担。③高流量氧气6~8L/min，改善气体交换，减轻缺氧状态。④遵医嘱给予镇静、平喘、强心、利尿和扩血管药物，密切观察病情变化并记录。

5. 空气栓塞

（1）临床表现　①胸骨后疼痛。②呼吸困难、严重发绀、濒死感。

（2）处理　①紧密连接输液器管路，保证输液管路茂菲氏滴壶液面以下无空气。②输液过程中加强巡视，及时更换液体，加压输液时严密看护。③一旦发生空气输入，立即指导患者取左侧头低脚高位，通知医生遵医嘱用药。

（吕茵茵）

二、密闭式静脉输血技术

密闭式静脉输血技术是将全血或成分血如血浆、红细胞、白细胞或血小板等通过静脉输入患儿体内的一种方法。此方法能补充患儿体内需要量，增加心排出量，提高血压，改善循环，增加血红蛋白，并能供给各种凝血因子，有助于止血，增加免疫球蛋白，提高免疫力等。适用于贫血及血液系统疾病患儿的治疗。

【操作目的及意义】

1. 补充血容量。

2. 纠正贫血。

3. 补充血浆蛋白。

4. 补充各种凝血因子和血小板。

5. 补充抗体等血液成分。

6. 排除有害物质。

【操作步骤】

1. 操作准备

（1）护士准备　护士着装整洁，洗手，戴口罩。评估患儿病情及治疗情况；患儿血型、输血史、过敏史及不良反应史；患儿穿刺部位皮肤及血管等情况。

（2）物品准备　治疗车、治疗盘、无菌棉签、皮肤消毒剂、弯盘、2ml 注射器、胶布、一次性治疗巾、止血带、一次性输血器、血制品、治疗单、生理盐水 50ml、治疗单及手消毒液。

（3）患儿准备　患儿及其家属已了解操作的目的、方法及注意事项，并积极配合。

（4）环境准备 安全、安静、清洁。必要时屏风遮挡，请无关人员回避等。

2. 操作方法

（1）洗手，戴口罩，遵医嘱准备血制品并检查。

（2）携用物至患儿床旁，核对患儿及血制品信息，协助患儿取舒适体位。

（3）按密闭式静脉输液法建立静脉通道，输血前后应用无菌生理盐水冲洗输血管道。

（4）输血前轻轻摇匀血制品，再次核对患儿及血制品信息，更换血袋。

（5）调节速度，输血遵循选慢后快原则，前 15 分钟宜慢，20 滴/分钟，如无输血反应适当调节滴速，一般为 40～60 滴/分钟。

（6）再次核对并签名。

（7）连续输入不同供血者的血液时，应在前一袋血输尽后，用无菌生理盐水冲洗输血器，再输注下一袋血液。

（8）输血完毕再输入生理盐水将输血器内的血液冲净后，如不再输入其他液体可拔针；如使用留置针或 PICC 者，需再进行冲、封管。

（9）协助患儿取舒适卧位，整理床单位，清理用物。

（10）洗手，记录输血后有无不良反应。

3. 操作评价

（1）在输血过程中无血液浪费现象。

（2）在输血过程中安全顺利输入，无不良反应。

【操作重点及难点】

1. 输血前和床旁输血时应分别双人核对输血信息，无误后才可输注。

2. 输血过程中应对患者进行监测。

3. 输血完毕应记录，空血袋按临床输血技术规范要求处理。

【注意事项】

1. 严格遵守操作前、操作中、操作后的查对制度，避免事故差错和输血反应。

2. 血库中的血液取出后避免剧烈震荡和加温，30 分钟内给患儿输入，避免久置使血液变质或被污染。取回的血小板、血浆要尽快输入完毕，红细胞在 4 小时内输入完毕。

3. 用于输注全血、成分血或生物制剂的输血器宜 4 小时更换一次。

4. 输完血的血袋应放在专用容器内保留 24 小时后处理。

5. 多次输血或输入多个人的血时，输血前遵医嘱给予地塞米松静脉输入，大剂量输入库存血时应遵医嘱每输入库存血 1000ml 补充钙剂 1g，预防发生低钙血症。在输血前后均应输入 50ml 生理盐水，血液内不应加入其他药物，并避免和其他溶液相混，以防血液在酸、碱、高、低渗的环境中发生凝集和溶解。如发生输血反应还应保留余血以备检查分析，查找原因。

6. 适用于贫血以及各种血液疾病患儿；急性肺水肿、充血性心力衰竭、肺栓塞患儿及不同血型的血液禁止输注。

【操作并发症及处理】

1. 发热反应

（1）临床表现　①寒战，体温迅速上升至 38～41℃。②头痛、恶心、呕吐、出汗。

（2）处理　①反应轻者，减慢滴速。②严重反应者立即停止输血，报告医生。③换用生理盐水保留静脉通路，密切观察生命体征，给予对症处理。④寒战时，注意保暖。⑤必要时遵医嘱给予解热镇痛药和抗过敏药物。

2. 过敏反应

（1）临床表现　①轻度表现：皮肤瘙痒，荨麻疹，眼睑、口唇水肿。②严重表现：过敏性哮喘，喉头痉挛或水肿，支气管哮喘，甚至可发生过敏性休克。

（2）处理　①轻度的局部皮肤表现，适当减慢输血速度，无须特殊处理。②大面积的荨麻疹可适当减慢输血速度，遵医嘱给予抗组胺药物治疗。③严重者，立即停止输血。④换生理盐水保留静脉通路，遵医嘱给予抗过敏药物和肾上腺皮质激素治疗。

3. 溶血反应

（1）临床表现　①头部胀痛，面色潮红，四肢麻木，恶心，呕吐，心前区压迫感，腰背剧痛等症状。②黄疸，血红蛋白尿。

（2）处理　①立即停止输血并通知医生，保留余血，采集患者血标本重新做血型鉴定和交叉配血试验。②用生理盐水维持静脉通路，为供给升压药和其他药物提供保证。③静脉输入碳酸氢钠以碱化尿液，防止血红蛋白结晶阻塞肾小管。④出现休克症状，应立即配合抗休克治疗。

（姜莉莉）

三、中线导管穿刺技术

中线导管是一种外周静脉置入的中等长度导管。对于儿童和成人：经贵要静脉、头静脉或肱静脉插入上臂外周静脉，导管尖端位于腋窝水平。对于新生儿：除上臂静脉外，还可经头皮静脉置入中线导管，导管尖端位于锁骨上方的颈静脉；或者置入下肢，导管尖端位于腹股沟褶皱。

【操作目的及意义】

1. 为治疗周期在 4 周内的患者提供长时间静脉给药管道。

2. 减少患儿频繁穿刺的痛苦。

3. 减少外周静脉短导管的相关并发症发生。

【操作步骤】

1. 操作准备

（1）护士准备　护士着装整洁，洗手，戴口罩。评估患儿年龄、病情、过敏史、既往置管史、自理能力和配合程度；穿刺侧肢体有无手术史、导管置入史、放射治疗史、淋巴水肿、肿瘤压迫等；穿刺部位皮肤有无红肿、硬结、压痛、皮肤破损、渗出；使用超声观察血管纵断面和横断面，观察血管直径、深度、走向；治疗方案和周期、药物性质。

（2）物品准备　治疗车、中线导管、0.5% 碘伏、75% 乙醇、一次性穿刺包（无菌超声套、无菌手套×2，无菌垫巾×1、一次性无菌洞巾、无菌换药盘、棉球 8 个、镊子 1 把、止血钳 1 把、一次性纸尺、防水垫巾、9cm×12cm 无菌透明薄膜、无菌输液贴 1 片、无菌胶带 3 条、无菌纱布 4 块、止血带、超声耦合剂）、一次性弯盘 1 个，0.9% 氯化钠注射液 10ml×2，一次性注射器 10ml×1，一次性注射器 20ml×1，快速手消毒液，超声机器。

（3）患儿准备　向患儿及家长解释中线导管穿刺技术的目的、操作方法及注意事项，取得其配合。

（4）环境准备　安全、安静、清洁。必要时屏风遮挡，请无关人员回避等。

2. 操作方法

（1）洗手，戴口罩。

（2）携用物至患儿床旁，核对患儿身份信息。

（3）解释操作目的和方法。

（4）暴露穿刺部位，术侧手臂外展45°～90°，必要时请患儿家长给予协助妥善固定，注意保暖。

（5）超声评估血管，确定穿刺静脉和穿刺点。

（6）洗手，打开中线导管穿刺包，自夹层取出防水垫巾置于患者手臂下。取纸尺，于肘窝上方10cm处测量双侧臂围并记录。

（7）洗手，夹层处取出第一副无菌手套。

（8）戴第一副无菌手套，按无菌原则打开穿刺包，助手将75%乙醇、碘伏倒入无菌换药盘中。

（9）以穿刺点为中心环形消毒，先用75%乙醇消毒3遍，待干后，有效碘浓度不低于0.5%的碘伏消毒3遍，直径≥20cm，铺第二块治疗巾于患者手臂下，放无菌止血带。

（10）脱手套，洗手，完全打开中线导管外包装，投递中线导管、超声导引套件及注射器至打开的穿刺包内。

（11）戴第二副无菌手套，铺孔巾。

（12）用10ml注射器抽取生理盐水，预冲和湿润导管内支撑导丝，检查导管的完整性。

（13）将导管、注射器等无菌物品移至预穿刺侧肢体旁，再次核对患者信息。

（14）在超声探头表面涂抹一层耦合剂，为超声探头套上无菌保护罩，下拉无菌保护罩，将探头和电缆套入，将探头表面与无菌保护罩完全贴合，使用无菌弹力圈固定无菌保护罩，无菌保护罩的探头上涂抹一层无菌耦合剂。

（15）在进针点上方10～12cm处扎止血带，避免影响送管（根据导管型号选择，20G建议12cm以上，22G建议10cm以上），时间不超过2分钟，松紧度适宜（以放入两横指为宜）。

（16）取下护针帽，检查导管尖端完整性。

（17）持针翼上下推动导管座以松动导管尖端，并将导管座拉回到底部。

（18）穿刺　眼睛注视超声屏幕，左手持超声探头，右手持针翼以合适的角度进针，探头垂直于血管，移动探头，使血管位于屏幕中心标记线上，针尖进入目标血管或见回血后降低角度至 5°～10°，右手再进针 2mm，左手放下超声探头。

（19）送导丝　右手持针翼保持稳定，左手大拇指置于导丝推送夹处，推送内置支撑导丝，动作轻柔，避免导丝卷曲，如遇阻力切勿暴力推送导丝，左手松止血带。

（20）送导管　导丝推送到位后，左手再持 Y 形针座将导管缓慢地送入血管，如遇阻力请勿强行送管，左手固定 Y 形针座。

（21）撤钢针　左手不动，右手持针维持原角度后撤针芯，一撤到底，直至听到"咔哒"声，确认安全保护装置被激活。

（22）撤导丝　左手不动，右手拇指抵住装置末端，示指后撤导丝推送夹，撤回内置支撑导丝。

（23）分离安全装置　左手固定 Y 形针座，右手持针壳中部，后撤分离针壳，确认针尖和导丝均在安全装置内。

（24）确认导管位置　使用超声探头横轴或纵轴方式确认导管在血管内。

（25）抽回血，冲封管　延长管见回血即可，不可回抽至无针接头，然后脉冲式冲管，正压封管，如果遇到阻力或者抽吸无回血，应进一步确定导管的通畅性，不应强行冲洗导管，根据输液接头类型选择夹闭拇指夹和分离注射器的顺序，保证正压封管效果；封管夹位置靠近针座端。

（26）固定　以穿刺点为中心用无菌透明敷料无张力竖向（或横向）固定。敷帖要将隔离塞完全覆盖，U 形延长管固定，与血管平行。如有 Y 形延长管，Y 形接口朝外。

（27）交待注意事项。

（28）洗手，记录，签字。

3. 操作评价

（1）中线导管输液通畅。

（2）中线导管敷料是否干燥、清洁、完整，边缘有无卷边、气泡，穿刺点无红肿热痛，妥善固定穿刺针。

（3）患儿有无不适主诉。

【操作难点及重点】

1. 穿刺时注意观察超声屏幕，正确判断穿刺针与血管位置。

2. 正确执行冲、封管操作。

【注意事项】

1. 冲、封导管和静脉注射给药时必须使用 10ml 以上的注射器，防止注射器产生的压力过大，损伤导管，给药后必须以脉冲方式冲管，防止药液残留，必须正压封管，防止血液反流堵管，如需高压注射，需使用耐高中线导管。

2. 穿刺成功后，应妥善固定穿刺针，输液过程中如发现药物外渗，应立即停止输液，并给予相应的处理。

3. 治疗期间每周维护导管，并更换透明敷料，发现敷料固定松脱、破损及时更换。

4. 用酒精消毒棉片擦拭接口至少 15 秒。

5. 给药前均需评估导管性能，每班交接时均需评估敷料情况，测量臂围。

【操作并发症及处理】

1. 静脉炎

（1）临床表现 ①穿刺点红肿热痛。②条索状静脉。③胸部 X 线片显示导管受压。

（2）处理 ①按照静脉炎量表及可视化静脉炎量表不同评分的推荐处理措施进行导管处置（表 2-6-1）。②可通过抬高肢体或遵医嘱使用镇痛剂等措施减轻静脉炎带来的不适。③必要时拔除导管。

表 2-6-1 可视化静脉炎量表的评分、观察项目、等级判定及处理措施

评分	观察项目	等级判定	处理措施
0	静脉穿刺部位正常	无静脉炎	观察
1	靠近静脉注射部位微痛或静脉注射部位轻微发红	轻微静脉炎	观察
2	下列中 2 项明显：静脉注射部位疼痛；红斑；肿胀	较严重的炎症导致的早期静脉炎	重置导管
3	下列症状均明显：静脉注射部位疼痛；红斑；肿胀	中度静脉炎	重置导管 考虑治疗

续表

评分	观察项目	等级判定	处理措施
4	沿静脉管路走行疼痛；红斑；硬化；可触及的条索样静脉	晚期静脉炎或早期血栓性静脉炎	重置导管考虑治疗
5	沿静脉管路走行疼痛；红斑；硬化；可触及的条索样静脉；发热	晚期血栓性静脉炎	初步治疗

2. 药液渗出

（1）临床表现　①药液不滴。②穿刺部位肿胀。

（2）处理　①拔除导管，使用无菌透明敷料覆盖，不要对渗出区域施加外力。②抬高肢体，促进淋巴回流和吸收。③使用皮肤标记笔画出渗出区域，并拍照以评估变化。④基于输液容器中原始的溶液量、停止时剩余溶液量和输注速率，估测渗出的溶液量。

3. 感染

（1）临床表现　①穿刺部位 2cm 内局部皮肤红肿热痛，有硬结，穿刺点有炎性分泌物，导管尖端细菌培养阳性，血培养阴性。②导管相关血流感染：戴有导管或者拔除导管 48 小时内的患者出现不明原因发热（体温 >38℃），可伴有寒战或低血压等症状，除导管外无其他明确感染源，实验室微生物学检查显示：外周静脉血培养细菌或真菌阳性；或者从导管尖端和外周血培养出相同种类的病原微生物。

（2）处理　①怀疑发生导管相关性血流感染时，在开始进行抗菌治疗前，从导管和外周静脉中同时抽取血培养，两者血培养必须是同一种微生物且无其他明确感染源。②导管拔除后，不常规对导管尖端进行培养，除非怀疑患者有导管相关性血流感染。

4. 深静脉血栓形成

（1）临床表现　①穿刺部位肿胀。②上肢、肩膀、颈部红肿和（或）疼痛。③上肢颜色变化，如出现红斑。④主诉置管侧肢体、腋窝、肩臂部酸胀和（或）疼痛。

（2）处理　①遵医嘱进行静脉多普勒超声检查，特殊情况下可应用静脉造影、CT、核磁共振成像来评估因锁骨或肋骨遮挡的静脉。②发生肺栓塞的症状和体征，应启动应急预案与治疗程序。③无确切临床证据支持无症状血栓需要治疗。

5. 导管移位

（1）临床表现　①导管外露长度较置管当日有变化，移出或者移入。②导管回抽无回血；回抽有阻力；输液时滴速减慢。③进行影像学检查进行识别。

（2）处理　①评估导管移位情况，脱出部分导管不可再次置入血管内。②测量导管外露长度，与导管置入时长度作对比，评估导管尖端位置以及继续留置的可能性和留置时间。③增加导管评估频率，做好护理记录。④导管不可使用时，拔除导管。

6. 神经损伤

（1）临床表现　穿刺侧肢体出现刺痛、电击痛、灼烧感、麻木。

（2）处理　①导管穿刺时，发生感觉异常类型的疼痛应立即拔除血管通路装置。②在导管留置期间，患者发生上述症状和体征时应高度警惕神经损伤，并谨慎拔除导管。③监测患者神经与血管状态，若症状逐渐加重应报告医生并给予相应处理。④做好护理记录，并上报护理不良事件。

7. 导管破裂

（1）临床表现　①冲管或输液时渗漏或敷料潮湿；无法抽出回血。②体内导管破裂：局部疼痛或局部肿胀；冲管时突然畅通或输液滴速上升明显。③导管拔除后评估：导管长度小于置管时导管长度。

（2）处理

1）外露导管破裂　①夹闭或密封损坏区域之间的导管部分，以避免空气栓塞或液体渗漏。②在等待修复前将受损导管标记为"不要使用"。③使用与导管配置相同的修复工具，如果无特定工具可考虑重新置管。④修复后评估修复效果以及修复后的导管长度，如果修复失败需拔除导管。

2）体内导管破损　如怀疑发生此类情况，尽快行胸片检查导管状态。

8. 栓塞

（1）临床表现　①可能无任何症状或体征。②无法抽出回血或出现心律失常、胸闷、憋气、胸痛、咳嗽、心悸。

（2）处理　发生此类情况患者应立即卧床，给予心电监护并联系心血管外科等专业医生进行处理。

9. 拔管困难

（1）临床表现　拔除导管时遇阻力无法顺利拔出。

（2）处理　①遇阻力时应停止拔管，重新用无菌敷料覆盖穿刺点，使用其他干预手段，如放松、抬高手臂和穿刺点上方热敷。②15～30分钟后重新尝试拔除。若仍有阻力则应联系介入治疗医生或心血管外科医生行介入手段或血管内技术取出导管。

（蔡卫新　郅浩亮）

四、超声引导下外周中心静脉导管置管技术

外周中心静脉导管（PICC）置管技术是经上肢贵要静脉、肘正中静脉、头静脉、肱静脉、颈外静脉穿刺，将导管尖端送至上腔静脉或下腔静脉的一种操作方法。对于新生儿，还可以通过下肢大隐静脉、头部颞静脉、耳后静脉等穿刺。此方法可以将有刺激性和营养性的药物安全、有效地输注到患儿体内，适用于需要长期静脉治疗但不适合经外周给药的患儿。近年来，超声引导下PICC置管技术凭借其较高的穿刺成功率和较低的并发症率，已逐渐成为临床标准。

【操作目的及意义】

1. 提供中、长期的静脉输液治疗。

2. 减少反复静脉穿刺带来的痛苦，保护患儿外周血管。

3. 避免化疗药物外渗，延长置管的保留时间。

4. 提高穿刺成功率，减少并发症，尤其在困难穿刺患儿中显示出优势。

【操作步骤】

1. 操作准备

（1）护士准备　操作护士需经静脉治疗专科培训并得到资质认证，着装整洁，符合职业规范；核对置管医嘱，查看相关检验、检查报告，并取得患儿家属的知情同意书；全面评估患儿的病情及局部情况（如两侧手臂的血管状况）及患儿的配合程度。

（2）物品准备　超声仪，根据超声评估结果，选择导管/静脉管径比≤45%的PICC导管；一次性PICC穿刺包、无菌耦合剂、无菌保护套、皮肤消毒液（葡萄糖酸氯己定乙醇溶液，对氯己定乙醇溶液存在禁忌证的患儿，可选择聚维酮碘进行消毒，早产儿或2个月以内婴儿慎用氯己定乙醇溶液）、2%利多卡因注射液、棉签、0.9%氯化钠注射液、10ml或20ml注

射器、1ml 注射器、无菌手套、无菌纱布、无针输液接头 1 个、测量尺、止血带、签字笔、PICC 手册、MST 套件 1 套、导针器套件（20G 或 21G）1 套等。

（3）患儿准备　采用两种及以上方式核对患儿身份；确保患儿及其家属了解 PICC 置管技术的目的、注意事项及配合要求，用超声评估穿刺血管走形、深度、直径等（首选贵要静脉）并标记穿刺部位。

（4）环境准备　操作环境应清洁、温度适宜、光线充足，注意保护患儿隐私，选择符合 PICC 穿刺条件的治疗室或处置室，操作前紫外线照射 30 分钟。

2. 操作方法

（1）洗手，戴口罩和圆帽。

（2）两种及以上方式核对患儿信息。

（3）指导患儿配合操作，协助患儿取平卧位，术肢（手臂）外展与躯体呈 45°~90°，手臂外旋，掌心向上，妥善固定，手臂下垫治疗巾。

（4）手消毒，打开 PICC 穿刺包，垫防水垫巾。

（5）在超声探头上涂抹耦合剂，将超声探头垂直于上臂血管放置，保持血管成像清晰，应用超声仪评估双侧上臂血管，选择预穿刺血管。

（6）测量双侧臂围（测量位置：肩峰与尺骨鹰嘴连线中点绕臂一周）和预置管长度并记录数据。

（7）手消毒，戴无菌手套。

（8）以穿刺点为中心消毒皮肤，直径≥20cm，建立最大化无菌屏障，消毒三遍，第一遍顺时针，第二遍逆时针，第三遍顺时针，消毒时间至少 30 秒。使用氯己定乙醇溶液时，待干时间为 30 秒；使用聚维酮碘时，待干时间为 1.5~2 分钟。

（9）使用无菌治疗巾垫在患儿手臂下，并放置无菌止血带。

（10）脱手套，手消毒，穿隔离衣，戴无菌手套。

（11）铺无菌大单及孔巾，覆盖术肢，暴露穿刺点。

（12）助手以无菌方式将注射器、PICC 导管、MST 套件、导针器套件、输液接头打开，放入无菌区内，并协助术者抽取两支 10ml 或 20ml 0.9%氯化钠注射液备用，同时协助抽取利多卡因注射液。

（13）用 0.9%氯化钠注射液预充导管、减压套筒、延长管、输液接头，检查导管完整性并浸润导管，若为前端修剪式导管，按预计导管长度进行修剪。

（14）将预充好的 PICC 导管及置管用物放置于无菌区内。

（15）助手涂抹耦合剂于超声探头表面，协助操作者将探头及缆线套入无菌保护套内并妥善固定，确保探头与保护套之间无气泡。

（16）选择与血管深度符合的导针架紧密安装到探头上。

（17）在预穿刺点皮肤上涂抹一层无菌耦合剂。

（18）选择与血管深度符合的导针架紧密安装到探头上。

（19）系止血带，确保止血带末端远离无菌区域，嘱患儿握拳，使静脉充盈。

（20）探头握持方法　①握持手势：左手拇指、示指、中指握住探头凹陷处，环指与小指抵于探头背部，小指及掌根部紧贴穿刺处皮肤；左手肘关节、腕关节在同一水平，保持探头的稳定性，以肘关节为支撑点支撑手臂，仅使用腕部力量移动探头探查血管，保持探头垂直于血管放置。②握持力度：以紧贴皮肤，超声显示静脉为圆形为适度。若静脉表现为椭圆形或变扁，则提示静脉受压，探头握持力度过大。③放置方式：探头应垂直于穿刺点皮肤并紧贴皮肤。

（21）操作者右手以握笔式持针法握针，针尖斜面朝上，左手持超声探头，手眼配合，视线集中于超声屏幕，同时缓慢进针。

（22）见超声显示针入血管中心并且针鞘内可见回血后，将穿刺针与导针架缓慢分离。

（23）降低穿刺针角度，将导丝沿穿刺针送入血管 10～15cm。

（24）助手协助松开止血带，嘱患儿松拳。

（25）将穿刺针缓慢回撤，保留导丝。

（26）在穿刺点旁局部麻醉，从穿刺点沿导丝向外上扩皮。

（27）将扩张器及导入鞘沿导丝缓慢送入血管，外露导丝 10～15cm，并在下方垫无菌纱布。

（28）按压穿刺点及导入鞘前方，将导丝及扩张器一同撤出。

（29）固定好导入鞘，将导管沿导入鞘缓慢、匀速送入，同时嘱患儿向穿刺侧转头，将下颌尽可能贴近肩部，直至送入导管至预计长度，嘱患儿头部恢复原位。

（30）助手使用超声探头检查双侧颈内静脉，初步判断导管是否异位。

（31）撤出导入鞘，远离穿刺点撕裂导入鞘。

（32）将导管与导丝的金属柄分离，一手固定导管，一手平行缓慢撤出导丝。

（33）保留体外 5cm 导管以便安装连接器，使用无菌剪刀修整导管，确保无斜面或毛边。

（34）安装减压套筒及连接器，将导管穿过减压套筒，与延长管金属柄连接，轻旋导管并推到底，将翼形部分和减压套筒锁定，确保导管连接紧密、无褶皱。

（35）抽回血确认导管位于静脉管腔内后进行脉冲式冲管。

（36）安装输液接头，并用 0.9% 氯化钠注射液脉冲式冲管，正压封管。

（37）移去孔巾，用无菌纱布浸生理盐水清洁穿刺点及周围皮肤。

（38）在穿刺点放置 2cm × 2cm 小纱布，将导管外置呈 "S" 或 "U" 形弯曲，以穿刺点为中心无张力放置透明敷料，透明敷料下缘对齐导管固定装置下缘，放置后先 "塑形"，然后按压整片透明敷料，边按压边去除纸质边框。

（39）第一条无菌胶带蝶形交叉固定导管固定装置下缘，第二条无菌胶带固定于蝶形交叉上方，高举平台法固定延长管。

（40）胶带上记录穿刺日期，固定于敷料边缘，粘贴导管标识。

（41）整理操作物品，脱手套及隔离衣，手消毒并摘除口罩。

（42）向患儿及家长宣教注意事项。

3. 操作评价

（1）通过 X 线胸片显示导管尖端位于上腔静脉下 1/3 处或上腔静脉和右心房连接处。

（2）导管固定良好，穿刺处无血肿。

【操作重点及难点】

1. 严格遵守无菌操作原则。

2. PICC 导管置入过程顺利，确保导管正确定位。

3. 操作记录正确、齐全。

4. 患儿在穿刺前做好充分准备。

【注意事项】

1. 评估及测量

（1）超声下评估血管时，注意严格区分动脉和静脉，避免误穿动脉。

（2）测量长度要准确，避免导管进入右心房引起心律失常。

2. 遵循无菌操作原则，皮肤消毒时，氯己定乙醇或聚维酮碘消毒三次，范围应以穿刺点为中心，直径≥20cm（顺－逆－顺），消毒后待自然干燥。

3. 根据超声评估选择合适的导管与静脉管径比，避免在瘢痕及静脉瓣处进针。

4. 操作前确保患儿固定，避免躁动影响穿刺。

5. 操作前需评估患儿的凝血功能，必要时暂停置管。

6. 准确记录　穿刺静脉、穿刺日期、导管刻度、导管尖端位置等，测量双侧上臂臂围并与置管前对照。

7. 锁骨下淋巴结肿大或有肿块侧、安装起搏器侧不宜进行同侧置管；患有上腔静脉压迫综合征的患儿不宜进行置管；宜选择肘部或上臂静脉作为穿刺部位，避开肘窝、感染及有损伤的部位；新生儿还可选择下肢静脉、头部静脉和颈部静脉；有血栓史、血管手术史的静脉及放疗部位不宜进行置管。

【操作并发症及处理】

1. 送管困难

（1）临床表现　阻力感，无法送管，导管皱起或蛇样弯曲。

（2）处理　调整体位，配合超声检查；保持与患儿良好交流，以降低应激反应的强度，防止血管痉挛；确保导入鞘在血管中，即感觉送鞘顺利，回血好；尽量选择粗直及静脉瓣少的静脉，首选贵要静脉；对于静脉瓣丰富的血管可一边推注生理盐水，一边送管；选择导管型号正确。

2. 导管异位

（1）临床表现　导管异位于颈内静脉；导管返折于侧支静脉内；头静脉穿刺返折于腋静脉内。

（2）处理　尽量避免在头静脉穿刺；送管时动作要轻柔，匀速送管，防止粗暴操作；置管后立即拍X线片进行定位，确定导管位置；无菌操作下将体内的导管退出到体外（退管长度为置管总长度减去穿刺部位至锁骨下静脉的长度），消毒退出到体外的导管，消毒次数≥3次，阻断颈内静脉，重新送管。

3. 误伤动脉、神经

（1）临床表现　有鲜红色回血或血液呈搏动性流出，患儿主诉有放射到手臂的电感或麻刺感。

(2) 处理　穿刺到动脉时应立即拔除穿刺针，并给予加压包扎止血，必要时可采用理疗。

4. 心律失常

(1) 临床表现　心悸、胸闷、不适。

(2) 处理　若出现心律失常，应配合超声，调整导管的位置。

5. 出血、血肿

(1) 临床表现　穿刺点出血不止。

(2) 处理　即刻用示指、中指、无名指在穿刺点导管上方加压至出血停止，使用弹力绷带加压包扎，如仍无效可在穿刺点处覆盖明胶海绵并加盖无菌纱布，再用透明敷料固定后按压穿刺点。

（宋　晗　房　萍）

五、经外周中心静脉置管维护术

经外周静脉置入中心静脉导管（PICC）维护术是定期对导管进行评估、消毒、更换敷料、更换无针输液接头、冲洗导管等操作，以有效预防导管相关性感染，早期发现并处理并发症，适用于留置 PICC 置管的患儿。

【操作目的及意义】

1. 确保 PICC 穿刺点处于无菌状态，定期评估皮肤状况，预防皮肤损伤。

2. 预防导管相关性血流感染，减少导管相关皮肤损伤的风险。

3. 确保 PICC 导管通畅。

4. 维护导管的正常功能，延长使用寿命。

【操作步骤】

1. 操作准备

(1) 护士准备　护士经过专门培训并取得相关培训证书，着装整洁，评估患儿病情。

(2) 物品准备　中心静脉置管护理套件 [内含：医用纱布片、医用消毒酒精棉棒、医用消毒葡萄糖酸氯己定棉棒或医用消毒碘伏棉棒（2 月以下婴儿使用）、医用消毒片×2、医用手套、透明敷料、皮肤伤口胶带]、10ml 注射器、20ml 注射器、无针输液接头、清洁手套、0.9% 氯化钠注射液或 10U/ml 肝素盐水、免洗手消毒液、测量尺、签字笔、锐器桶、医疗垃圾桶、生活垃圾桶、PICC 维护手册等。

（3）患儿准备 患儿及其家属已了解置管维护的目的及注意事项，并积极配合。

（4）环境准备 清洁、舒适、光线适宜，紫外线照射 30 分钟，减少人员走动。

2. 操作方法

（1）洗手，戴口罩和圆帽。

（2）双人核对医嘱，携用物至患儿床旁，两种及以上方式核对患儿信息，询问过敏史，解释说明操作目的及注意事项；查看导管标识、记录胶带、维护手册；评估导管、穿刺点周围皮肤、敷料等情况。

（3）患儿平卧，置管侧手臂外展。

（4）测量臂围并记录。

（5）手消毒，打开中心静脉置管护理套件包，无菌方式取出一次性使用治疗巾并垫于患儿置管侧肢体下方，用测量尺绕臂一周测量双侧臂围（测量位置：肩峰与尺骨鹰嘴连线中点）。

（6）揭开固定输液接头的胶布，手消毒，用酒精棉片去除周围皮肤及导管胶痕。

（7）手消毒，戴清洁手套，打开输液接头外包装备用（勿去除包装）；取 10ml 注射器以无菌方式抽取 0.9% 氯化钠注射液 10ml，安装输液接头，排气，置于一次性使用治疗巾上备用。

（8）撕开酒精棉片外包装呈"口"状备用，一手持导管接头上方，另一手移除旧接头。

（9）手持酒精棉片外包装，用酒精棉片消毒导管口横切面及外围，多方位用力擦拭 15 秒以上并待干（消毒时间或遵循输液接头产品说明书）。

（10）安装新输液接头，抽回血（回血不可抽至输液接头）。

（11）用脉冲方式冲洗导管（冲管液量至少是导管容积及附加装置容积的 2 倍）；正压封管（应用导管容积加延长管容积 1.2 倍以上的生理盐水或 10U/ml 肝素盐水正压封管）。

（12）去除透明敷料外胶带，用拇指轻压穿刺点，沿四周 0°角平行牵拉透明敷料，固定导管，自下而上 180°角去除原有透明敷料，观察局部皮肤是否有红肿热痛等症状或其他皮肤损伤，如水疱、渗液等。如有异常，及时通知医生并做记录。

（13）脱清洁手套，手消毒。

（14）无菌方式翻转换药包内无菌物品并将换药包铺开，戴无菌手套，核对一次性换药包内的用物，按顺序摆放。

（15）一手用无菌纱布覆盖输液接头提起导管，另一手用医用消毒酒精棉棒消毒，避开穿刺点直径1cm及导管，螺旋式消毒三遍（第一遍顺时针，第二遍逆时针，第三遍顺时针），消毒直径≥15cm；每遍消毒液充分待干。

（16）导管平放于患儿皮肤上，用2%葡萄糖酸氯己定乙醇（小于2个月的婴儿慎用）或0.5%碘伏棉棒以穿刺点为中心消毒皮肤及导管，螺旋式消毒三遍（第一遍顺时针，第二遍逆时针，第三遍顺时针，消毒至连接器翼形部分），消毒液充分待干。

（17）合理摆放导管位置。

（18）以穿刺点为中心无张力放置透明敷料。

（19）塑形，按压整片透明敷料，边按压边去除纸质边框，调整好导管的位置，避开上次受压部位。

（20）用透明敷料覆盖，确保穿刺点正好在贴膜的中点，并将连接器翼形部分完全覆盖。

（21）用第一条胶布横向固定在透明敷料下的连接器部位，第二条胶布以蝶翼交叉的方式进行固定连接器，第三条胶布再横向固定，记录胶带上标注维护日期，采用高举平台法固定延长管及接头。

（22）脱去手套，手消毒，整理用物，垃圾分类处理。

（23）填写维护手册、护理记录单（维护日期、导管外露长度、双侧臂围及导管功能）；向患儿及家长宣教注意事项。

3. 操作评价

（1）留置导管位置及长度合适，导管通畅。

（2）穿刺点无发红、肿胀、渗血、渗液，皮肤无破损。

（3）无菌透明敷料无潮湿、脱落或污染。

【操作重点及难点】

1. 严格执行无菌操作及查对制度。

2. 需特别关注导管相关皮肤损伤的风险因素，避免局部皮肤受压。

3. 严格执行无菌操作及定期维护，确保导管功能正常。

【注意事项】

1. 禁止将胶布直接贴于导管上；禁止将体外导管部分人为地移入体内；禁止连接器重复使用；禁止使用小于 10ml 的注射器冲管、给药，防止损坏导管；禁止用含有血液和药液混合的盐水冲洗导管；除耐高压材料的导管外，不能用于高压注射；禁止将导管蓝色部分放在贴膜外，避免导管损伤后细菌进入体内。

2. 禁止用乙醇棉签消毒穿刺点和导管体，以免发生静脉炎和导管硬化。

3. 输液接头应至少每 7 天更换 1 次；必要时随时更换；经导管抽血培养后及时冲洗更换；疑似污染立即给予更换。通常在静脉输液结束后或者治疗间歇期每 7 天进行导管冲洗后，需予以正压封管。

4. 堵塞导管再通　使用负压灌注尿激酶的方式达到导管再通的目的。①去除正压接头，按照无菌原则消毒，换上用生理盐水预冲好的三通，三通的一个接口连接 10ml 空注射器，另一个接口连接尿激酶溶液注射器。②先将 10ml 空注射器回抽，使导管内形成负压，然后迅速打开连接尿激酶溶液注射器的三通口，导管内的负压使尿激酶溶液吸入导管内。③15 分钟后用 10ml 空注射器回抽，将导管中的药液和溶解的血液抽出。④用 20ml 生理盐水以脉冲式方式彻底冲洗导管。⑤若以上操作第一次没有使导管通畅，可重复数次直至导管完全通畅。

【操作并发症及处理】

1. 早期机械性静脉炎

（1）临床表现　沿静脉走向出现条索状改变，发红、肿胀、疼痛。

（2）处理　抬高患肢，促进静脉回流，缓解症状；在肿胀部位给予贴薄型泡沫敷料，在敷料上使用暖水袋给予隔热热敷，防止烫伤，每次热敷 30 分钟；也可以选择其他一些消肿软膏，如扶他林、硫酸镁，使用红光治疗仪时在距离皮肤 15cm 处使用，30～40 分钟/次，2 次/日，若处理 3 天未见好转或更严重，应拔管。

2. 血栓性静脉炎

（1）临床表现　穿刺导管的手臂出现肿胀、发红或（和）疼痛，彩色多普勒超声显示血管内血流缓慢，有血栓形成。

（2）处理　遵医嘱予抗凝溶栓治疗；患肢抬高 15～30°，取健侧卧位，制动，避免压迫；禁止按摩患侧肢体，以免血栓脱落；停止从导管输入溶栓药物以外的药物；高渗混合溶液（5%葡萄糖注射液20ml、地塞米松5mg、维生素B_{12}注射液0.5mg、25%硫酸镁10ml、利多卡因0.1g）湿敷，3次/日，30分钟/次；每班测量患肢臂围，观察皮肤颜色、温度及肿胀情况，并做好记录；监测患儿凝血功能、血常规。

3. 皮肤穿刺点感染

（1）临床表现　穿刺点红肿热痛，有分泌物，无全身症状。

（2）处理　加强换药，敷料更换1次/周；有潮湿或者明显污染时随时更换；换药时改用碘伏消毒；遵医嘱给予抗生素治疗，取局部分泌物做细菌培养。

4. 机械性堵塞

（1）临床表现　夹闭综合征，包括间歇或持续无法回抽回血、液体输注过程中偶发胸痛或心律失常、置管侧特定姿势下输液通畅、锁骨周围皮肤红肿或闻及捻发音等。

（2）处理　置管后应行胸部X线片检查，以确认导管有无打折、盘绕，导管尖端是否到达上腔静脉；日常监测导管功能，保持导管不扭曲/打折，使用粘胶固定装置辅助固定；处理无效时给予拔管。

5. 血栓性堵塞

（1）临床表现　抽回血缓慢或无法抽回血。冲管时阻力大。液体流速减慢或液体不滴。置管部位液体渗出/外渗或局部肿胀。置管侧肢体肿胀、皮肤颜色改变或感觉异常。

（2）处理　首先排除机械性原因，检查是否存在导管打折等机械性堵管的情况，确认导管尖端位置正确，如导管不通畅，不可暴力推注，使用负压溶栓治疗使导管再次通畅；对于末端开口的导管堵塞可以持续用力回抽；各种方法处理无效时给予拔管。

6. 导管脱出

（1）临床表现　导管部分或全部脱出体外。

（2）处理　根据脱出的长度选择是否拔管。

7. 导管断裂

（1）临床表现　导管体外或体内部分断裂。

（2）处理　如为体外部分断裂，可修复导管或拔管；如为体内部分断裂，应快速处理，立即用止血带扎于上臂；如导管尖端已漂移至心室，应制动患儿，在 X 线下确定导管位置，以介入手术取出导管。

8. 穿刺点渗血

（1）临床表现　穿刺点有少量渗血或出血。

（2）处理　24 小时适当限制臂部的活动，并且活动幅度不宜过大；使用弹力绷带加压包扎；如仍无效可在穿刺点处覆盖明胶海绵并加盖无菌纱布，再用透明敷料固定后按压穿刺点。

9. 导管内自发返血

（1）临床表现　导管内可见有回血。

（2）处理　立即用 20ml 生理盐水脉冲式冲洗导管；连接正压接头，使用肝素盐水脉冲式封管；因导管异位造成自发返血时，应拔出部分导管或更换导管。

10. 导管相关性血流感染

（1）临床表现　发热、寒战、盗汗、胃部不适、疲乏、精神不适、血白细胞增多、血培养阳性、导管培养阳性。

（2）处理　通过血培养遵医嘱选用敏感的抗生素，必要时拔除导管做细菌培养，并记录。

（宋　晗　房　萍）

六、输液港的使用/维护技术

植入式输液港使用/维护技术是定期对输液港进行评估、插针、更换敷料、更换无菌正压接头、抽血、冲洗导管等一系列的方法，这些方法可有效地防止导管相关性感染，早期发现并发症并给予及时处理。适用于留置植入式输液港的患儿。

【操作目的及意义】

1. 提供长时间静脉给药管道。

2. 减少患儿频繁穿刺的痛苦。

3. 减少药物对外周静脉的刺激，可经输液港输注药物，接受化疗、输血、营养治疗等。

【操作步骤】

1. 操作准备

（1）护士准备　护士着装整洁，洗手，戴口罩。评估患儿年龄、病情、过敏史、不良反应史、自理能力和配合程度；静脉输液港处及穿刺部位皮肤有无红肿、硬结、压痛、皮肤破损、渗出；触摸静脉输液港港体位置，若发生异常可能发生港体翻转，及时通知医生处理；治疗方案和周期、药物性质。

（2）物品准备　治疗车、无损伤针头（型号 20G 0.75in 或 20G 1in）、10cm×12cm、16G 针头、无菌输液接头、0.9%氯化钠注射液 10ml×2、一次性无菌换药包（无菌手套 2 副、一次性纸尺、无菌垫巾×2、一次性无菌洞巾、换药盘、消毒棉片、去胶棉片、9cm×12cm 无菌透明薄膜、无菌输液贴 1 片、无菌胶带 3 条、无菌纱布 2 块、酒精消毒棉棒×3、氯己定消毒棉棒×3、一次性注射器 10ml×1，一次性注射器 20ml×1）、肝素钠注射液（5ml∶500IU）

（3）患儿准备　向患儿及家长解释输液港使用/维护技术的操作目的方法，及注意事项，取得其配合。

（4）环境准备　安全、安静、清洁。必要时屏风遮挡，请无关人员回避等。

2. 操作方法

（1）留置输液港无损伤针　①洗手，戴口罩。②遵医嘱准备药物。③携用物至患儿床旁，核对患儿身份信息。④解释操作目的和方法。⑤暴露穿刺部位，必要时请患儿家长给予协助妥善固定，注意保暖。⑥洗手。⑦打开无菌敷料包，将无损伤针、一次性注射器、输液接头等放于一次性换药包内。⑧戴第一副无菌手套，取 20ml 一次性注射器抽吸 0.9%氯化钠注射液 10ml，并无损伤针头延长管，排去导管内空气，再取 20ml 一次性注射器抽吸 0.9%氯化钠注射液 10ml，必要时可另用 10ml 一次性注射器抽吸肝素钠注射液。⑨铺无菌垫巾，以输液港为中心用酒精棉棒由内及外螺旋状消毒皮肤 3 遍，顺时针 – 逆时针 – 顺时针，消毒面积为 15cm×15cm（或大于贴膜面积），待干。⑩用氯己定棉棒以同种方式消毒 3 遍，皮肤充分待干，消毒范围应大于敷料面积。⑪脱去第一副无菌手套，洗手。⑫戴第二副无菌手套。⑬铺洞巾。⑭触诊后，次手以拇指、示指、中指固定输液港注射座（勿过度绷紧皮肤），主手持无损伤针穿过输液港座的中心部位，直到针头触及隔膜腔。⑮回抽见有鲜血时，丢弃陈旧血 1～3ml（年龄＜1岁丢弃 1ml，年龄＞1 岁，丢弃 2～3ml），换接 0.9%氯化钠注射液一次性注射器用脉冲法缓慢冲洗导管内残留血液，夹管。⑯固定，用无菌薄膜覆盖住针头及部分延长管。⑰注明敷料更换的日期、时间。

（2）拔除输液港无损伤针　①洗手，戴口罩。②遵医嘱准备药物。③携用物至患儿床旁，核对患儿身份信息。④解释操作目的和方法。⑤暴露穿刺部位，必要时请患儿家长给予协助妥善固定，注意保暖。⑥使用酒精消毒棉片消毒输液接头，消毒位置为输液接头横截面及鲁尔接头螺纹处，时间为至少15秒，或依据输液接头说明书消毒时间执行。⑦使用0.9%氯化钠注射液脉冲手法冲洗导管，使用浓度为100U/ml的肝素钠注射液正压封管。⑧去除透明敷料（使用0°角撕除贴膜，避免牵拉），观察局部皮肤是否有红肿热痛皮疹及有无分泌物等感染、过敏症状，如果出现感染症状，报告医生，遵医嘱处理，并做记录。铺无菌垫巾，以输液港为中心用酒精棉棒由内及外螺旋状消毒，皮肤3遍，顺时针－逆时针－顺时针，消毒面积为15cm×15cm（或大于贴膜面积），待干。⑨用氯己定棉棒以同种方式消毒3遍，皮肤充分待干，消毒范围应大于敷料面积。⑩次手以拇指、示指、中指固定输液港注射座（勿过度绷紧皮肤），主手拔除无损伤针。⑪使用无菌敷料覆盖穿刺点。⑫交待注意事项。⑬洗手，记录，签字。

3. 操作评价

（1）输液港输液通畅。

（2）输液港敷料是否干燥、清洁、完整，边缘有无卷边、气泡，穿刺点无红肿热痛，妥善固定穿刺针。

（3）患儿有无不适主诉。

【操作难点及重点】

1. 正确执行冲、封管操作。

2. 保护注射座的完整性。

3. 妥善固定无损伤针。

【注意事项】

1. 冲、封导管和静脉注射给药时必须使用10ml以上的注射器，防止注射器产生的压力过大而损伤导管、瓣膜或导管与注射座连接处；给药后必须以脉冲方式冲管，防止药液残留注射座；必须正压封管，防止血液反流进入注射座。如需高压注射，需使用耐高压无损伤针。

2. 穿刺时动作要轻柔，感觉有阻力时不可强行进针，以免针尖与注射座底部推磨，形成倒钩。

3. 穿刺成功后，应妥善固定穿刺针，不可任意摆动，防止穿刺针从穿刺隔中脱出。输液过程中如发现药物外渗，应立即停止输液，并给予相应处理。

4. 治疗期间每周维护导管，并更换透明敷料，发现敷料固定松脱、破损及时更换，依据无损伤针的使用有效期进行无损伤针的更换。治疗间歇期依据输液港的使用说明进行维护，及时评估输液港功能，观察局部情况。

5. 用酒精消毒棉片擦拭接口至少 15 秒。

6. 给药前均需评估导管性能，每班交接时均需评估敷料情况。

【操作并发症及处理】

1. 导管夹闭综合征

（1）临床表现　①抽血困难。②输液时有阻力。③胸部 X 线片显示导管受压。

（2）处理　①若导管有阻塞、破损或断裂，应立即拔管。②检查管路。③注入 0.9% 氯化钠注射液后再回抽，使导管在血管中漂浮起来，防止导管末端贴于血管壁，用 0.9% 氯化钠注射液冲管，需要时可重复冲管。④嘱患儿活动上肢，深呼吸、咳嗽，以改变胸腔内压力。

2. 药液外渗

（1）临床表现　①药液不滴。②穿刺部位肿胀。

（2）处理　①重新固定输液装置。②选择合适长度的无损伤针重新穿刺。③停止输液，拔针。④根据外渗药物的性质进行对症处理。

3. 导管或输液座阻塞

（1）临床表现　推注药液有阻力或无法推注。

（2）处理　①确认输液港位置无误后，遵医嘱给予肝素钠冲洗。②遵医嘱以 10ml 注射器抽取 5000 ~ 10000U/ml 尿激酶冲洗。③如感觉阻力强，则不能注入溶栓药物，应考虑使用负压方式。④导管通畅后，使用 10ml 以上 0.9% 氯化钠注射液以脉冲方式冲洗导管并正压封管。⑤输血和输注高黏性药物以后应先用 0.9% 氯化钠注射液以脉冲方式冲洗导管，继续输注其他药液。⑥规范维护，冲、封管。

4. 导管脱落或断裂

（1）临床表现　拍胸 X 线片显示导管断裂脱入到体内。

（2）处理　①立即通知医生。②安抚患儿及家属。③根据患儿情况采取不同方法，修复或将断裂的导管拔除。

（蔡卫新　　郑浩亮）

七、外周干细胞输注技术

外周干细胞输注技术是将外周血干细胞由静脉输入到患儿体内的一种方法，此方法可以将具有造血及免疫功能的外周血干细胞输注到无造血能力的患儿体内，重建机体功能，适用于治疗造血功能障碍、免疫功能缺陷、血液系统恶性肿瘤及其他一些恶性肿瘤。外周血干细胞相较于骨髓干细胞，采集更便捷、患儿耐受性更好，因此在临床上应用更为广泛。

【操作目的及意义】

将外周血干细胞输入患儿体内，重建其造血和免疫功能，同时通过科学的术前准备和术后管理，最大限度降低移植后并发症的风险。

【操作步骤】

1. 操作准备

（1）护士准备　护士着装整洁，给予患儿全面评估，评估患儿中心静脉管路功能。

（2）物品准备　采集好的干细胞、输液器、输血器、急救设备及药品、抗过敏药（地塞米松磷酸钠注射液、葡萄糖酸钙注射液）、利尿药（呋塞米）、心电监护仪。

（3）患儿准备　患儿及家属了解造血干细胞输注的目的及注意事项，并积极配合。

（4）环境准备　病室内安静、舒适，光线适宜，同时维持恒定的室温，防止温度波动对干细胞活性的影响。

2. 操作方法

（1）洗手，戴口罩。

（2）携用物至患儿床旁，两种及以上方式核对患儿信息。

（3）两人核对供、受者血型、干细胞量，确保数据无误。

（4）协助患儿取平卧位，进行心电监护，建立静脉通路，使用生理盐水冲管确保中心静脉通路的通畅性。

（5）严格执行查对制度，遵医嘱静脉注入抗过敏药（如地塞米松磷酸钠注射液、葡萄糖酸钙注射液）和抗免疫排斥药物（如环磷酰胺、抗胸腺细胞球蛋白），同时评估患儿对药物的耐受性，监测生命体征。

（6）再次双人核对患儿信息，严格执行无菌操作，将外周血干细胞连接输血器，撤去过滤器。

（7）按照先慢后快的原则，根据患儿年龄、身体状况调节滴速，确保安全输注。

（8）输毕后用少量生理盐水冲洗输血器及静脉输液管道，确保无残留干细胞液。

（9）再次核对患儿信息（两种及以上方式）和外周血干细胞输注记录，确保操作无误。

（11）整理用物，协助患儿取舒适卧位，做好护理记录。

（12）洗手。

3. 操作评价

（1）外周血干细胞全部顺利输注完毕，输血器中无残留干细胞液。

（2）严格执行无菌操作及查对制度，动作轻柔，确保干细胞输注准确，无浪费。

（3）患儿生命体征平稳，未出现发热、寒战或皮疹等不良反应。

（4）严格遵照医嘱调节干细胞输注速度。

【操作重点及难点】

1. 严格遵守无菌操作和查对制度，确保双人核对操作无误。

2. 输注中观察患儿生命体征及病情变化，及时发现并处理不良反应，特别是早期移植排斥反应及溶血反应。

3. 输注过程中需专人监护，密切观察患儿生命体征的变化。

【注意事项】

1. 严格执行无菌操作原则和查对制度，除按输血常规核对，还应仔细核对供、受者血型和干细胞量。

2. 输注中专人看管，专人负责，保证输注管路与外周血干细胞紧密连接，输液通畅，无渗漏；按照先慢后快的原则进行输注；密切观察患儿生命体征及病情变化，有无发热寒战、胸闷气短、皮疹、瘙痒等症状，观察尿液颜色及尿量，警惕溶血反应的发生，整个过程动作要轻柔，避免浪费。

3. 输注前确认已撤过滤器，连接输血器，保证输血器与干细胞采集袋紧密连接，输液通畅，无渗漏，输注过程中，禁止用同一输液管路输注除生理盐水以外的药物，以免损伤干细胞，同时密切观察外周血干细胞中有无血凝块。

4. 输注后需密切监测患儿生命体征，评估早期移植物抗宿主病（GVHD）的症状，如皮疹、肝功能异常等。

【操作并发症及处理】

1. 发热反应

（1）临床表现　寒战、体温升高、头痛、恶心、皮肤潮红。

（2）处理　给予氧气吸入，轻者减慢输注速度或暂停输注，症状可自行缓解；重者应立即停止输注，遵医嘱给予抗过敏药物和物理降温处理；若发热持续，需评估是否存在感染风险，并适时使用抗生素。

2. 溶血反应

（1）临床表现　体温升高或寒战、呼吸困难、血尿等症状。

（2）处理　给予氧气吸入，出现症状应减慢输注速度或停止输注，保留静脉通路，遵医嘱静脉输注碳酸氢钠注射液以碱化尿液，密切观察患儿生命体征与尿色、尿量变化，并做好记录。

3. 过敏反应

（1）临床表现　最常见的是患儿全身性皮肤瘙痒，出现皮疹或风团。

（2）处理　减慢滴速，遵医嘱给予异丙嗪、地塞米松等抗过敏药物，密切观察患儿呼吸系统状态，避免出现喉头水肿等严重过敏反应。

（宋　晗　房　萍）

八、药物外渗处理技术

药物外渗处理技术是指在静脉输液或注射过程中，药物意外从血管内进入周围组织时所采取的一系列紧急措施和治疗方法。此方法可减少药物对外渗区域周围组织的损伤，减轻患儿痛苦，并促进受损组织的修复和愈合。

【操作目的及意义】

1. 减少药物对外渗区域周围组织的损伤。

2. 减轻患儿痛苦，促进受损组织的修复与愈合。

【操作步骤】

1. 操作准备

（1）护士准备　着装整洁，评估患儿外渗情况。

（2）物品准备　无菌治疗盘、无菌纱布、PE 手套（或一次性保鲜膜）、碘伏、生理盐水、50% 硫酸镁溶液、无菌棉棒、一次性垫巾、不同型号注射器、生理盐水、外渗药物相对应的拮抗剂。

（3）患儿准备　适当安抚患儿，减少哭闹。

（4）环境准备　安全、安静、清洁。必要时屏风遮挡，请无关人员回避等。

2. 操作方法

（1）洗手，戴口罩。

（2）立即停止输液。根据外渗药物名称、液量、注射方法、外渗区域周围组织情况如面积、颜色、温度、肿胀、疼痛等判断外渗程度，并做好详细记录。

（3）外渗程度为轻度者，立即拔针，抬高肢体或注射部位，缓解疼痛。中度及中度肿胀以上者，用注射器连接输液针头先回抽外渗液体后关闭液路 5 ~ 10 分钟，待局部皮肤张力稍缓解后再拔针。根据周围组织情况给予冷/热干敷或药物湿敷等保守治疗。药物湿敷通常作为外渗紧急处置后的辅助治疗，多使用 50% 硫酸镁溶液、生理盐水或碘伏。

（4）根据药物的 pH、渗透压、血管活性和细胞毒性进行判断，选择相应的处理方法。

1）细胞毒性药物　初始处理：立即停止输注；保留外周静脉留置针或输液港针头以尽量回抽化疗药；测量并记录外渗的范围；对外渗区域拍照并记录日期；去除外周静脉留置针或输液港针头；应用冷敷或热敷；通知医生，根据需要使用止痛剂；完成相关文件记录。不同药物外渗选择不同的处理方法：①蒽环类化疗药：可以使用解毒剂右丙亚胺进行治疗，以减轻组织损伤。于远离外渗点（如对侧肢体）进行静脉输入，第一天 $1000mg/m^2$ 的药量在 6 小时内输入；第二天药量 $1000mg/m^2$；第三天药量为 $500mg/m^2$。外渗发生 6 小时内进行首次给药，其后每天固定时间给药。不能同时使用二甲亚砜，在输注前 15 分钟及输注过程中不得进行冷敷。若没有相应解毒剂，局部封闭常用地塞米松 5mg + 2% 利多卡因 2ml + 生理盐水稀释至 20ml，于外渗穿刺点下方进行扇形注射，注射药物的范围要大于外渗的范围。②非蒽环类霉素：1% 普鲁卡因注射液局部封闭，24 小时内冷湿敷，24 小时后用 50% 硫酸镁溶液湿热敷，温度为 37.8 ~ 39℃。取 3 ~ 4 层纱布每次持续外敷 2 小时后打开，清洁局部皮肤，间隔 30 分钟后再重复外敷，直至肿胀消退。

2）阳离子药物　①葡萄糖酸钙：用生芪、当归、丹参、川芎、黄柏、银花各 10g 加水 400ml 煎至 200ml，取 4 层纱布一块剪成略大于硬结面积，取中药（温度为 37.5 ~ 39℃）将纱布完全浸湿辅助按摩硬结 5 分钟后直接覆盖，外用一次性 PE 手套包裹，每次 2 小时，6 次/日。治疗持续至局部硬结软化后停止按摩，更改为湿敷 4 次/日，每次 1 小时，直至皮肤恢复正常。②氯化钾、碳酸氢钠：先用 1% 普鲁卡因局部封闭，取 3 ~ 4 层纱布 1 块，酚妥拉明（温度为 37.5 ~ 39℃）湿热敷，外用 PE 手套包裹，每次持续外敷 2 小时后打开，清洁局部皮肤，间隔 30 分钟后再更换进行循环外敷至肿胀消退。非细胞毒性药物如钙溶液、碳酸氢钠、钾溶液、高渗氯化钠、浓度≥10% 葡萄糖溶液、造影剂等外渗后可以使用解毒剂透明质酸酶进行治疗，儿科患者 15IU 皮下注射，用含酒精的葡萄糖酸氯己定清洁整个区域皮肤，使用 25G 或更小的针头，每次注射时更换针头。发生外渗后立即采取此措施。拖延 1 小时会减轻其效力。

3）高渗性药物　包括 50% 葡萄糖、20% 甘露醇、脂肪乳等。取 3 ~ 4 层纱布 1 块，用酚妥拉明（温度为 37.5 ~ 39℃）完全浸湿纱布后外敷，每次持续外敷 2 小时后打开，清洁局部皮肤，间隔 30 分钟后再更换进行循环外敷至肿胀消退。

4）血管活性药物　外渗后可以使用解毒剂酚妥拉明 5 ~ 10mg 溶于10ml 生理盐水皮下注射 0.5 ~ 1ml 至外渗区域，用含酒精的葡萄糖酸氯己定清洁整个区域皮肤，使用 25G 或更小的针头，每次注射时更换针头。发生外渗后立即或 12 小时内采取此措施。

5）血管活性药物、肠外营养剂、低渗和高渗性溶液等外渗后可以使用解毒剂硝酸甘油软膏进行治疗，2% 硝酸甘油软膏局部用药，如需要每 8 小时重新涂抹一次。

（5）及时记录并签字。

（6）按照上报流程上报，填写《护理不良事件上报单》。

（7）洗手，摘口罩。

3. 操作评价

（1）外渗处理及时，方法正确，局部肿胀明显进行性消退。

（2）无皮肤破溃现象发生。

【操作重点及难点】

1. 正确判断外渗的程度及外渗药物的性质。

2. 根据外渗药物的不同性质选择不同的拮抗剂。

【注意事项】

1. 结合患儿性别、体质指数、静脉状况、导管部位及药物性质进行外渗风险综合评估。

2. 正确评估外渗药物性质　根据药物的 pH、渗透压、血管活性和细胞毒性进行分类。

（1）细胞毒性药物：柔红霉素、阿霉素、丝裂霉素等。

（2）阳离子药物：葡萄糖酸钙、氯化钾、碳酸氢钠等。

（3）高渗药物：50%葡萄糖、20%甘露醇、脂肪乳等。

（4）血管活性药物：盐酸多巴胺、去甲肾上腺素、间羟胺。

3. 皮肤肿胀、破溃、药液外渗处禁忌再次输入药物。首选外渗对侧肢体的静脉，如必须使用同侧肢体，则选择远离外渗部位的静脉。

【操作并发症及处理】

1. 局部冻伤、烫伤

（1）临床表现　局部冻伤表现为皮肤颜色变青紫、感觉麻木；局部烫伤表现为皮肤发红，皮温升高，红肿加重。

（2）处理　立即停止冷、热敷，必要时给予对症处理。冷、热敷应注意温度和时间，随时观察皮肤情况，发现异常立即停止，并填写《护理不良事件报告单》。

2. 局部皮肤破溃

（1）临床表现　局部皮肤发生脱皮、破损等现象。

（2）处理　①检查选择的拮抗剂是否正确。②减少一次性外敷时间，注意及时打开敷料，待局部皮肤干后再敷。

（迟　巍　王晶晶）

第七节　仪器设备操作方法

一、多功能心电监护仪操作法

多功能心电监护是通过心电监护导线连接到患儿身上从而实现动态、

连续监护患儿生命体征的一种方法。此方法可以实时、动态、连续地监测心率、心律、心电波形、血压（有创或无创）、呼吸、经皮血氧饱和度、中心静脉压和体温等的变化。用于观察和及时发现患儿的变化，及时给予积极救治。

【操作目的及意义】

1. 对患儿进行连续监护，直观、实时、快速地监测患儿的各项生命指征的变化。

2. 为评估病情及治疗、护理提供依据。

【操作步骤】

1. 操作准备

（1）护士准备　着装规范，评估患儿胸前区皮肤清洁度及测量血压肢体的周径、皮肤情况。评估多功能心电监护仪性能是否完好，导联是否完整，电极和袖带大小是否合适。

（2）物品准备　多功能心电监护仪、电源线、心电模块、相应模块连接导线、血氧饱和度监测接头、与患儿体型合适的电极片（图 2 - 7 - 1）及血压袖带。

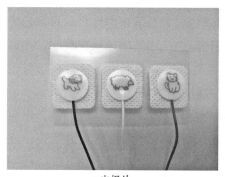

a.电极片

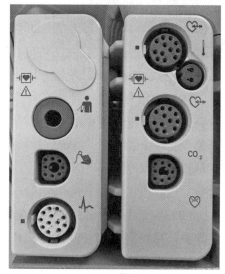

b.心电模块

图 2 - 7 - 1　电极片

（3）患儿准备　清洁患儿胸壁皮肤，修剪指甲。

（4）环境准备　环境安静、整洁，光线柔和。

2. 操作方法

(1) 洗手，戴口罩。

(2) 携用物至患儿床旁，核对患儿腕带、床头卡信息，确认身份。将监护仪各模块紧密连接，将电源线两端与监护仪和电源连接。开机自检，根据患儿的情况录入信息，调成儿童或新生儿模式。

(3) 连接心电导联线，屏幕显示心电波型。通常选用Ⅱ导联，调节振幅大小，根据患儿年龄、病情等设置各监测项目上、下报警限，检查屏幕监测项目与模块是否对应。

(4) 将患儿置于平卧位，选择合适的电极片贴于胸腹部皮肤完好处。正确连接监护导联，正电极位于左锁骨下第 2 肋间（黑），负电极位于右锁骨下第 2 肋间（白），接地极可放于左锁骨下第 5 肋间（常见于左胸大肌下）（红）。

(5) 连接心电导联线，屏幕显示心电波形和呼吸波形。

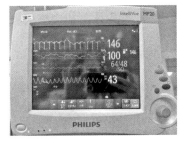
图 2-7-2　心电监护仪屏幕

(6) 连接经皮血氧饱和度接头，屏幕显示经皮血氧饱和度及脉搏（图 2-7-2）。

(7) 测量无创血压时根据患儿年龄选择合适大小的血压袖带，排尽袖带空气，缠绑袖带至肘窝上 1~2 横指处，松紧适宜且与心脏处于同一水平位置，按开始键测血压，读取数据后及时取下血压袖带。

(8) 测量有创血压时，首先要保证动脉测压针通畅，之后将监护仪模块调出有创血压模块并连接导线，将导线与压力套装相连接。将转换器置于第 4 肋腋中线水平，将传感器指向钮转向患儿端关闭动脉穿刺端，按显示器校准零刻度线，当屏幕出现"0"后打开动脉穿刺端，屏幕显示有创动脉血压数值，校准完成，连接肝素压力包持续抗凝。

(9) 测量中心静脉压时，首先确保深静脉置管通畅，可见回血，之后将监护仪模块调出中心静脉压模块并连接导线，将导线与压力套装相连接。将转换器置于第 4 肋腋中线水平，将传感器指向钮转向患儿端关闭中心静脉穿刺端，按显示器校准零刻度线，当屏幕出现"0"后打开穿刺端，屏幕显示中心静脉压数值，校准完成，连接肝素压力包持续抗凝。

(10) 整理用物，将各项监测数值准确记录。

(11) 洗手，摘口罩。

3. 操作评价　多功能心电监护仪上各项波形良好，数值准确。

【操作重点及难点】

1. 使监护仪波形处于最佳刻度。

2. 避免各种原因引起的检测误差。

【注意事项】

1. 注意电极片、血氧饱和度接头、袖带、动脉测压针与皮肤接触部位的皮肤情况。电极片每天或隔天更换，重新粘贴时，应更换部位，避免长时间粘贴引起皮肤破损。选择合适的血压袖带，绑袖带应距肘关节 1～2cm 处，松紧适宜，以可插入 1 指为宜且与心脏处于同一水平位置。测量时尽量取平卧位，保持安静状态，连续监测者建议间隔 6～8 小时更换一次部位，防止皮肤损伤。血氧饱和度监测不应与血压袖带在同一侧监测，每 2 小时更换一次部位，防止血流障碍引起青紫、红肿，避免烫伤。

2. 每班交接中心静脉置管和动脉测压管的情况，保证通畅、位置良好，波形不佳时可用 1U/ml 的肝素生理盐水脉冲式推注或调整最佳波形。

3. 休克、体温过低或过高、低血压、使用血管收缩药物、贫血、偏瘫、指甲过长、环境光照太强、电磁干扰都对监测结果有影响，报警限范围为各年龄段正常值的 ±10%。禁止随意调节报警限及关闭报警提示，报警音量适宜。

4. 监护仪应定期检测，避免偏差，保证监护仪的正常使用。保持仪器外部清洁，监护仪表面用消毒剂擦拭，监护仪屏幕及导线用 75% 乙醇擦拭。

【操作并发症及处理】

1. 压红

（1）临床表现　局部发红，压之褪色。

（2）处理　更换电极片粘贴位置，避免局部受压，局部消毒，水胶体敷料覆盖。

2. 烫伤

（1）临床表现　局部发红伴破溃，有疼痛感，时间常呈暗红色或紫色。

（2）处理　局部消毒，涂磺胺嘧啶银软膏（新生儿及 2 个月以下婴儿禁用），或水胶体敷料覆盖，必要时清创。

（杜雪燕　蒙景雯）

二、应用输液泵技术

输液泵使用法是一种将药物通过输液器在输液泵的作用下精确、匀速、持续地进入静脉通路输入到患儿体内的一种方法。此方法可以使药物严格按照患儿病情治疗需要进入患儿体内，以维持体内的有效血药浓度。适用于需要严格控制输液速度、计量输液时间的患儿。

【操作目的及意义】

1. 精确、匀速、持续地输入药液。

2. 保持稳定、安全的输液速度。

【操作步骤】

1. 操作准备

（1）护士准备　服装整洁，评估患儿病史、年龄、意识状态、合作程度、自理能力、心功能、出入量、药物过敏史、输液部位皮肤血管情况、输液管路有效期及通畅性、输注药液名称及其作用、输注速度。

（2）物品准备　输液泵、治疗车、免洗手消毒液、治疗盘、棉签、复合碘消毒液、输液器、所配制药液、执行单。

（3）患儿准备　患儿及其家属已了解操作目的及注意事项并积极配合。静脉管路通畅在有效期内。

（4）环境准备　安全、安静、清洁。必要时屏风遮挡，请无关人员回避等。

2. 操作方法

（1）洗手，戴口罩。

（2）携用物至患儿床旁，核对患儿信息。

（3）将输液泵妥善固定在输液架上，接通交流电源。打开电源开关，输液泵自检。

（4）将药液挂在输液架上，第一次排气不超过连接口，关闭输液器。

（5）打开泵门，按输液方向指示将输液器正确安装于输液泵。

（6）关闭泵门，打开输液器水止。

（7）再次核对患儿信息及药物。

（8）消毒输液接头，待干。

（9）确认输液通路通畅性。

（10）输液泵排气，连接输液器接头。

（11）根据医嘱设置输液速度、输液量。

（12）启动输液泵，开始输注。

（13）再次核对患儿信息及药物。

（14）协助患儿取舒适体位，整理床单位。将呼叫器放置于患儿可及之处。

（15）速干手消毒剂消毒双手，在执行单上对应的输注液体执行处签时间、签名字。

（16）整理用物，垃圾分类处理。

（17）洗手，摘口罩。

3. 操作评价

（1）输液泵输注过程无异常报警。

（2）药液按预计时间顺利输入。

【操作重点及难点】

1. 规范使用输液泵。

2. 正确处理各种报警提示。

【注意事项】

1. 输注药液时，按规范使用输液器。

（1）持续输注药液时，每 24 小时更换输液器一次。

（2）输注不同药物时，需使用生理盐水冲洗管路。

（3）避光药物需使用避光输液器。

2. 各医院可根据实际使用情况自主决定输液泵复校时间间隔，建议不超过 12 个月，在更换重要配件、维修或对输液泵性能有疑惑时，应随时进行校准。

3. 任何报警出现后，先按下"静音"键消除报警音，及时处理报警。

（1）"电池欠压"报警：检查电源线有无松脱，及时插上电源。

（2）"管路堵塞"报警：检查输液管路有无打折或受压，患儿输液通路是否通畅在位。

（3）"管路气泡"报警：关上输液器水止，打开泵门，重新检查输液器内是否有气泡，或输液器安装是否有误。

（4）"输液完毕"报警：按下"暂停"键停止药液输入，输液通路封管，取下输液器，按电源开关键关闭输液泵。

【操作并发症及处理】

速率不准是主要的操作并发症。

（1）临床表现　药液输注的时间与"总液量/泵速"计算得出的时间不一致。

（2）处理　①液速过快输入：立即停止输液，严密监测生命体征及血糖，给予抬高床位及右侧卧位，遵医嘱给予药物对症处理。②液速过慢输入：严密监测生命体征及血糖，遵医嘱给予调高泵速、葡萄糖静脉推注、补液等对症处理；更换输液泵进行输注，对原输液泵报医工科进行维修校准。

（孙　静　李　杨）

三、应用微量泵技术

微量泵使用法是一种将药物通过注射器在微量泵的作用下精确、微量、匀速、持续地进入静脉通路，输入患儿体内的一种方法。此方法可以使药物在体内保持有效血药浓度。适用于需要输入精确剂量药物的患儿。

【操作目的及意义】

1. 精确、匀速、持续地输入各种药物。

2. 保持稳定、安全的输液速度。

【操作步骤】

1. 操作准备

（1）护士准备　服装整洁，评估患儿病史、年龄、意识状态、合作程度、自理能力、心功能、出入量、药物过敏史、输液部位皮肤血管情况、输液管路有效期及通畅性、输注药液及其作用、输注速度。

（2）物品准备　微量泵、治疗车、免洗手消毒液、治疗盘、棉签、碘伏、泵管、所配制药液、执行单。

（3）患儿准备　患儿及家属了解微量泵使用的目的及注意事项并积极配合。静脉通路通畅且在有效期内。

（4）环境准备　安全、安静、清洁。必要时屏风遮挡，请无关人员回避等。

2. 操作方法

（1）洗手，戴口罩。

（2）携用物至患儿床旁，核对患儿信息。

（3）将微量泵妥善固定在输液架上，接通交流电源，开机。

（4）将配有药液的注射器连接泵管，排去空气。

（5）将注射器安装至微量泵上。

（6）根据医嘱设置输液速度、输液量。

（7）消毒输液接头，待干。

（8）确认输液通路通畅性。

（9）再次核对患儿信息和药物，泵管连接输液接头。

（10）启动微量泵，开始输注。

（11）再次核对患儿信息和药物。

（12）协助患儿取舒适体位，整理床单位。

（13）免洗手消毒液消毒双手，在执行单上对应的输注液体执行处签时间、签名字。

（14）整理用物，垃圾分类处理。

（15）洗手，摘口罩。

3. 操作评价

（1）微量泵输注过程无异常报警。

（2）药液按预计时间顺利输入。

【操作重点及难点】

1. 规范使用泵管、微量泵。

2. 正确处理各种报警提示。

【注意事项】

1. 输注药液时，按规范使用泵管。

（1）持续输注药液时，每24小时更换泵管一次。

（2）输注不同药物时，需更换泵管或在两药物之间使用生理盐水冲洗泵管。

（3）输注避光药液时，需使用避光泵管。

（4）输注特殊药物时，需贴特殊标识。

2. 接交流电，开机，微量泵进入自动检测程序，检查微量泵各功能是否处于正常状态。

3. 各医院可根据实际使用情况自主决定微量泵复校时间间隔，建议不超过12个月，在更换重要配件、维修或对输液泵性能有疑惑时，应随时进行校准。

4. 任何报警出现后，微量泵发出间断或连续报警声，相应的提示灯闪烁，此时应先按下"静音"键消除报警音，及时处理报警。

（1）"电池欠压"报警：检查电源线有无松脱或交流电源有无故障，及时插上或更换交流电源。

（2）"管路堵塞"报警：检查泵管有无打折或受压，患儿输液通路通畅性等。

（3）"残留提示"：此时注射器剩余药液为 $1.5 \pm 0.8ml$，按一次"暂停"键，继续输入剩余药液，同时准备下组待输药液。

（4）"输液完毕"报警：此时微量泵发出间断报警声，停止药液输入，更换药液或进行封管。

【操作并发症及处理】

速率不准是主要的操作并发症。

（1）临床表现　药液提前或推迟输注完毕。

（2）处理　①药液过快输入：立即停止药液输入，密切监测患儿生命体征及血糖，给予抬高床位及右侧卧位，遵医嘱给予药物对症处理。②药液过慢输入：立即停止药液输入，更换微量泵，密切观察患儿生命体征、精神反应、尿量、血糖，遵医嘱调整输液速度或给予补液等对症处理。

（孙　静　李　杨）

第三章

专科护理技术操作规范

第一节　呼吸系统护理技术

一、空气压缩雾化吸入技术

空气压缩雾化吸入技术是利用空气的高速气流将药物吸入雾化器并变成悬浮于气体中的微小颗粒，通过吸入呼吸道达到呼吸道黏膜和肺泡，起到治疗目的的一种方法。此方法可使药物沉积于病灶以达到洁净、湿化气道，治疗局部和全身症状的目的。适用于过敏性气道炎症、婴幼儿喘息、呼吸道疾病等。

【操作目的及意义】

1. 改善通气功能，解除气道痉挛。

2. 控制、预防呼吸道感染。

3. 湿化呼吸道，帮助祛痰。

【操作步骤】

1. 操作准备

（1）护士准备　评估患儿病情、意识状态、合作程度；咳痰能力及痰液黏稠度情况；呼吸频率、节律、深度；面部有无皮肤破溃及皮疹；口腔黏膜有无红肿、破溃；有无用药史及过敏史；向患儿及家属解释空气压缩雾化吸入的目的及方法，取得其配合。

（2）物品准备　治疗单、治疗盘、空气压缩雾化器、一次性雾化装置、棉签、一次性 5ml 注射器、按医嘱备药、免洗手消毒液、小毛巾、漱口杯、医嘱执行单、PDA。

（3）患儿准备　雾化前 30 分钟不能进食。

（4）环境准备　清洁、安全，光线适宜。

2. 操作方法

（1）洗手、戴口罩。

（2）携用物至患儿床旁，采用两种及以上方式核对患儿信息，打开床档，协助患儿采取舒适卧位。

（3）检查空气压缩雾化器，连接电源。

（4）核对药液后将其注入一次性雾化装置的储药罐内，将一次性雾化装置与空气压缩雾化器相连。

（5）打开空气压缩雾化器，将面罩罩住患儿口鼻，指导患儿用口深吸气，屏气 1~2 秒后用鼻呼气，如此反复直至药液吸完为止。

（6）当雾化装置无药物喷出即治疗结束。取下面罩，关闭空气压缩器电源。

（7）协助患儿擦拭面部、漱口。取舒适体位，同时观察患儿雾化吸入后效果。指导患儿进行有效咳痰。

（8）整理床单位，妥善安置患儿，拉上床档。

（9）整理用物，将一次性雾化装置按照医疗垃圾处理。

（10）洗手，记录雾化时间。

3. 操作评价

（1）患儿达到预期疗效。

（2）患儿感觉舒适，呼吸平稳，无气道反应。

（3）患儿能有效咳嗽。

【操作重点及难点】

1. 正确使用空气压缩雾化器。

2. 正确使用一次性雾化装置。

【注意事项】

1. 使用前要检查一次性雾化装置连接是否正确，连接是否紧密，避免一次性雾化器与连接管脱出。

2. 将空气导管一端连接至气源，按逆时针方向旋出雾化器的上半部，把药液注入喷雾器下半部中，注入量为 2~8ml。雾化器要保持水平位置，防止药液倾洒。

3. 雾化面罩不可向患儿面部用力按压。雾化吸入过程中密切观察患儿生命体征，有无出现频繁咳嗽、气促、心悸、呼吸困难、面色苍白、皮疹等反应。雾化时避免药物进入患儿眼睛。雾化吸入前面部不要涂抹油性面霜，防止药液被面部皮肤吸附。

4. 雾化装置使用完毕后，需彻底清洗，干燥后保存，雾化装置专人专用，避免交叉感染；根据使用说明进行更换，无特殊说明建议使用不超过3天。

5. 雾化后，给予患儿拍背、排痰，指导患儿进行有效咳嗽。观察并记录排痰情况及痰液黏稠度等。指导年长儿采取深而慢的呼吸方式，即用口吸气，用鼻呼气（吸气后屏气 1～2 秒，再用鼻缓慢呼气）；婴幼儿平静呼吸即可。

【操作并发症及处理】

1. 呼吸困难

（1）临床表现　喘息明显、三凹征阳性。

（2）处理　①立即停止雾化吸入，给予氧气吸入。②及时清除呼吸道分泌物，保持气道通畅。③取半坐卧位，增加肺活量。④安抚患儿，减少患儿的紧张情绪。⑤严密观察病情变化，必要时给予简易呼吸器加压给氧。

2. 感染

（1）临床表现　发热、炎症指标增加。

（2）处理　①遵医嘱给予抗感染治疗，注意口腔卫生，应在每次吸入后注意用清水清洁面部，漱口咽部，减少药物对皮肤及口腔黏膜的刺激，抑制真菌生长。无法漱口或清洗口腔者，雾化吸入后多饮水。②给予富含维生素或高营养的食物，提高患儿自身抵抗力。③雾化吸入装置要做到专人专用，用后清水冲洗、干燥、备用。

（房　萍　　宋　晗）

二、经口鼻腔吸痰技术

经口鼻腔吸痰技术是利用负压作用，经口或鼻腔将呼吸道分泌物、血液、呕吐物或其他异物吸出，以保持呼吸道通畅的一种操作方法。

【操作的目的及意义】

1. 清除呼吸道分泌物及误吸入气道的呕吐物。

2. 保持呼吸道通畅。

【操作步骤】

1. 操作准备

（1）护士准备 ①评估患儿的病情、治疗、呼吸情况，用听诊器听诊双肺呼吸音以及评估患儿的配合程度。②评估口、鼻腔黏膜是否正常，有无鼻中隔扭曲，有无义齿、矫正牙套。③负压吸引装置处于备用状态。④向患儿及其家长解释经口鼻吸痰的目的及过程，取得其配合。

（2）物品准备 一次性负压吸引装置，根据患儿年龄选择相应型号的一次性吸痰管 1～2 根，一次性清洁手套，生理盐水 500ml、听诊器、小毛巾。必要时，准备连接氧气的简易呼吸器、血氧饱和检测仪。

（3）患儿准备 吸痰前 1 小时禁食、水，患儿及其家属了解吸痰的目的并积极配合。

（4）环境准备 病室安静整洁，光线充足。

2. 操作方法

（1）洗手，戴口罩。

（2）携用物至患儿床旁，使用两种及以上方式核对患儿信息，协助患儿取平卧位，肩下垫软枕，头略后仰转向操作者。

（3）打开生理盐水，打开一次性吸痰管包装，暴露接口处，右手戴手套。

（4）遵循无菌操作原则，避免污染吸痰管，将吸痰管末端与吸引管接头紧密连接，左手控制吸痰管的负压，打开负压吸引装置开关，检查性能是否良好，各处连接是否紧密，有无漏气。右手将吸痰管前段浸入 500ml 生理盐水内试吸。

（5）左手反折吸痰管末端，右手戴手套持吸痰管插入口咽部，注意插入时应阻断负压，然后放松导管末端，先吸口咽部分泌物，再吸气管分泌物，调节负压。压力的调节以能吸出痰液为宜，不宜过大，建议儿童不超过 39.9kPa，婴幼儿及足月儿不超过 26.6kPa，早产儿不超过 13.3kPa。

（6）吸引时将吸痰管左右旋转提升，痰液黏稠量多处可稍停留，每次吸痰时间不超过 15 秒。特殊情况时，可根据病情缩短吸引时间。

（7）吸痰结束后，将一次性清洁手套反折包住污染的吸痰管，放进医用垃圾桶内。一次性负压引流装置按照医疗垃圾处理。

（8）清洁患儿面部，协助患儿取舒适体位，听诊双肺呼吸音，评价呼吸道情况，整理床单位。

（9）洗手，记录痰液的性质、颜色、量。

3. 操作评价

（1）痰液量减少。

（2）患儿的气道干净及呼吸得到改善。

（3）患儿没有明显的疼痛和不适。

（4）听诊双肺呼吸音，痰鸣音及湿啰音等减轻或消失。

【操作重点及难点】

1. 掌握吸痰的时机。

2. 正确调节负压。

3. 严密观察患儿的生命体征。

【注意事项】

1. 一次吸痰时间不应超过 15 秒，进入鼻腔时阻断负压，吸痰时开放负压，自下而上左右旋转向上提拉吸痰管，吸净鼻腔内分泌物，若患儿咳嗽剧烈，先暂停吸痰，让患儿休息片刻。

2. 负压调节　儿童不超过 39.9kPa，婴幼儿及足月儿不超过 26.6kPa，早产儿不超过 13.3kPa。

3. 吸痰时应观察患儿颜面、口唇颜色及生命体征的变化，当出现口唇颜色发绀、血氧饱和度小于 80%，应立即停止吸痰并给予吸氧，同时提高氧流量。

4. 观察痰液的性质、量并准确记录。若患儿痰液黏稠，可遵医嘱先进行雾化吸入、拍背后再行吸痰，有助于痰液吸出。

【操作并发症及处理】

1. 血氧饱和度下降

（1）临床表现　患儿颜面、口唇发绀明显，血氧饱和度下降，低于 80%。

（2）处理　①停止吸痰；予面罩给氧，氧流量可以调到 5～10L/min；必要时给予简易呼吸器给氧。②评估呼吸道情况。③立即通知医生，必要时给予抢救。④密切观察患儿生命体征及病情变化，包括面色、呼吸、血氧饱和度等。

2. 呼吸道黏膜损伤

（1）临床表现 口鼻腔出血，痰液中有少许新鲜血丝。

（2）处理 ①立即停止吸痰。②遵医嘱应用止血药物。

3. 呕吐

（1）协助患儿取侧卧位，头偏向一侧。

（2）用吸引器将呕吐物吸出。

（3）立即通知医生。

（房　萍　宋　晗）

三、更换封闭式胸腔引流瓶技术

更换封闭式胸腔引流瓶技术是对正在行胸腔闭式引流的引流瓶进行更换的一种方法。通过更换引流瓶可以将已收集满引流液的引流瓶弃去，或保证负压引流的持续有效及避免胸腔内的逆行感染。适用于正在进行胸腔闭式引流需要更换引流瓶的患儿。

【操作目的及意义】

1. 便于观察引流液的性质、量、颜色。

2. 保持引流的持续有效。

【操作步骤】

1. 操作准备

（1）护士准备 符合护士职业礼仪行为规范，洗手，戴口罩。

（2）物品准备 胸腔闭式引流瓶、止血钳2个、灭菌注射用水/生理盐水500ml、纱布、治疗盘（棉签、复合碘类或75%乙醇类消毒剂）、一次性手套、胶带、安全别针、治疗车。

（3）患儿准备 患儿及家属已了解更换胸腔闭式引流瓶的目的及注意事项并积极配合，患儿保持安静，皮肤清洁。

（4）环境准备 安全、安静、清洁。必要时屏风遮挡，请无关人员回避等。

2. 操作方法

（1）携用物至患儿床旁，以两种以上方式核对患儿信息并取得其配合。

（2）观察患者伤口敷料情况，有无渗液及皮下气肿。检查引流管路固定良好，无松脱。评估患儿伤口负压吸引情况。

（3）检查引流瓶包装是否完好，无破损、漏气，在有效期内。

（4）取湿化水倒入引流瓶内，负压瓶内水柱压差 6～12mmHg。密封瓶内湿化水过刻度水位线。

（5）用纱布包裹近心端引流管，并用止血钳夹紧，避免空气进入胸腔。

（6）关闭床旁中心负压。

（7）戴一次性手套。

（8）分离引流管与引流瓶接口。

（9）用无菌棉签蘸取消毒剂按顺时针方向消毒引流管口两次，严格遵守无菌操作原则。

（10）连接伤口引流管与引流瓶上引流管，确保无漏气。

（11）松开止血钳，调节床旁中心负压，负压值维持在 100～200mmHg。

（12）记录引流瓶更换时间，用胶带做好刻度标记。

（13）引流瓶悬挂在床架上。

（14）用安全别针妥善固定好胸引管。

（15）再次进行检查，从胸腔导管端自上至下查看管路是否通畅，有无破损、扭曲、打折。引流管有无气泡，是否有引流液流出。

（16）协助患儿取舒适卧位，整理床单位及处理用物。

（17）摘手套，洗手，记录。

3. 操作评价

（1）各引流管连接紧密，无漏气，负压引流通畅。

（2）水封瓶内水柱过水位线，水柱波动情况正常。

（3）负压值大小符合患儿伤口引流情况。

【操作重点及难点】

1. 有效固定引流管，防止引流管脱落。

2. 水封瓶内水柱过水位线，根据患儿伤口情况调节持续有效负压。

3. 引流瓶应低于胸壁引流口。

【注意事项】

1. 连接各引流管管路时要连接紧密，为患儿更换体位时固定好管路，防止发生滑脱。更换时必须夹闭引流管，防止空气进入胸膜腔引起气胸。

2. 根据引流量的情况合理调节负压大小。密切观察负压瓶内水柱波动情况（一般 4～10cmH$_2$O）。若压力过小，吸引力不足，不能达到充分引流的目的；而压力过大，则增加患儿伤口皮肤损伤的风险。

3. 不宜常规定期挤压胸引流管，挤压胸腔引流管可产生 –400cmH$_2$O（1cmH$_2$O = 0.098kPa）的压力，导致患者肺组织损伤、疼痛甚至出血。如引流过多或有血凝块应正确挤压，捏紧引流管的远端，向胸腔的方向挤压，再缓慢松开捏紧的引流管，同时避免引流瓶中的液体倒吸。

4. 更换引流瓶过程中禁止将引流瓶高于患儿胸腔，应低于胸壁引流口平面60cm以上，防止引流液倒流入胸腔内引起感染。

5. 更换过程中应密切观察患儿的情况，生命体征是否平稳，有无躁动不安、呼吸困难等。

【操作并发症及处理】

1. 感染

（1）临床表现　发热、伤口周围红肿；实验室检查白细胞异常。

（2）处理　①患儿低热时给予物理降温，高热时遵医嘱给予药物降温，防止患儿发生寒战、惊厥。②协助医生重新为患儿伤口更换引流管。③必要时遵医嘱给予抗生素。

2. 气胸

（1）临床表现　进行性呼吸困难、面色发绀。

（2）处理　①立即夹闭引流管，及时告知医生并给予紧急处理措施。②必要时给予重新更换引流瓶。

3. 胸腔引流管连接处突然断开　立即重新连接管路，或将管路放入无菌生理盐水瓶水面以下 2～4cm，或保持打开状态而不是夹闭。

（魏宁宁　蒙景雯）

四、氧气吸入技术

氧气吸入术是指通过给患者吸入高于空气氧浓度的气体，以提高动脉血氧分压（PaO$_2$）和动脉血氧饱和度（SaO$_2$），增加动脉血氧含量，纠正各种原因造成的缺氧状态，促进组织的新陈代谢，维持机体生命活动的一种治疗方法，是治疗各种原因引起缺氧的基本手段。

【操作目的及意义】

1. 提高患儿的经皮血氧浓度。

2. 纠正各种原因造成的缺氧状态。

3. 减少心肌损伤。

【操作步骤】

1. 操作准备

（1）护士准备　评估患儿病情、意识状态、体位、呼吸状态，口唇有无发绀、胸闷情况、鼻腔情况、自理能力及合作程度，向患儿及其家属解释氧气吸入的目的及方法，取得其配合。

（2）物品准备　氧气流量表、一次性吸氧管、一次性氧气装置、弯盘、棉签、手电筒。

（3）患儿准备　患儿及其家属了解氧气吸入的目的并积极配合。

（4）环境准备　室内清洁，光线适宜，检查用氧安全（有无漏气、明火、污染）。

2. 操作方法

（1）洗手，戴口罩。

（2）携用物至患儿床旁，采用两种及以上方式核对患儿信息。

（3）打开床档，协助患儿取平卧位，使用手电筒检查鼻腔情况后用棉签清洁鼻腔。

（4）安装流量表，连接吸氧管。

（5）打开流量表，根据医嘱调节氧流量，检查氧气管通畅情况。再次核对患儿信息。

（6）将一次性吸氧管插入鼻孔，将鼻导管妥善固定。

（7）协助患儿取舒适卧位，拉上床档、指导呼吸方法及安全用氧。

（8）再次核对患儿信息。

（9）整理用物。

（10）洗手，记录用氧开始时间及流量，期间加强巡视，观察患儿的面色、呼吸、生命体征变化及缺氧改善情况。

3. 操作评价　患儿缺氧状况较前改善。

【操作重点及难点】

1. 安全使用氧气。

2. 加强吸氧过程中的巡视。

【注意事项】

1. 注意用氧安全，做好防震、防火、防热、防油，定时检查吸氧装置连接是否紧密，有无漏气，固定是否牢固，调节好流量表后再与患儿连接，停氧时先取下鼻导管再关闭氧流量以免高流量氧损伤呼吸道黏膜及肺组织。

2. 湿化瓶做好标识，按时更换。

3. 吸氧过程中应注意保持鼻腔湿润，避免鼻腔黏膜干燥导致出血。

4. 吸氧过程中勤巡视，注意观察患儿的面色、唇色、呼吸、缺氧状况有无改善。

【操作并发症及处理】

1. 气道黏膜干燥/损伤

（1）临床表现　鼻腔干燥、皲裂、出血。

（2）处理　①及时补充湿化水。②更换吸氧的鼻孔并润滑鼻腔。

2. 氧中毒

（1）临床表现　胸闷、咳嗽、咯血、呼吸困难、面部肌肉抽搐、恶心、呕吐、眩晕、心悸、感觉异常、情绪异常、昏迷。

（2）处理　①掌握吸氧指征、停氧指征。②适时给氧，避免长时间高流量吸氧。

3. 肺不张　吸入高浓度氧气后，肺泡内氮气被大量置换，一旦支气管有阻塞，其所属肺泡内的氧气被肺循环血液迅速吸收，引起吸入性肺不张。

（1）临床表现为烦躁，呼吸、心率增快，血压上升，继而出现呼吸困难、发绀、昏迷。

（2）处理　鼓励患儿做深呼吸，多咳嗽；经常改变患儿卧位、姿势，防止分泌物阻塞。

4. 呼吸抑制

（1）临床表现　患儿呼吸急促，血氧饱和度下降，皮肤、口唇、甲床等部位出现青紫、发绀，胸闷、心悸、头晕、头疼，严重者出现意识丧失。

（2）处理　应给予低流量（1~2L/min）持续给氧，维持氧分压在

8kPa 即可。

5. 二氧化碳潴留

（1）临床表现　患儿出现呼吸急促、口唇青紫、嗜睡、神志不清、定向不清，严重者可能出现昏迷。

（2）处理　可改用氧气面罩，流量应≥6L/min。

（房　萍　宋　晗）

五、肺部物理治疗技术

肺部物理治疗术包括胸部叩拍技术、体位引流等。胸部叩拍技术是通过叩击胸背部，借助外力振动促使附着在气管、支气管、肺内的分泌物松动，以利于其排出的方法。

体位引流是指置患儿于特殊体位，将肺与支气管存积的分泌物，借助重力作用使其流入大气管并咳出体外。适用于痰量较多、呼吸功能尚好的支气管扩张、肺脓肿等患儿。与胸部叩拍技术等物理治疗配合使用，临床效果显著。

【操作目的及意义】

1. 有效募集肺泡，促进分泌物清除。

2. 改善肺顺应性和气道阻力，利于气体交换。

【操作步骤】

1. 操作准备

（1）护士准备　洗手，戴口罩。评估患儿年龄、病情、意识、咳痰能力、影响咳痰的因素、合作能力。查看胸片，确定引流部位。向患儿及家属解释胸部叩拍目的及过程，取得其配合。

（2）物品准备　听诊器、纱布、叩击器、枕头或软垫。

（3）患儿准备　尽量在患儿餐前 30 分钟或进餐后 2 小时。

（4）环境准备　安全、安静、清洁。

2. 操作方法

（1）使用两种及以上方式核对患儿信息。

（2）根据患儿病变部位采取相应体位进行引流，评估患儿病灶的部位及身体的耐受度。①病变部位：左肺中叶和下叶；引流体位：右侧卧位。②病变部位：双上叶前段、左下叶前段、右中叶；引流体位：仰卧位。

③病变部位：右肺中叶和下叶；引流体位：左侧卧位。④病变部位：左、右肺下叶；引流体位：膝胸卧位或俯卧位，臀部抬高。

（3）操作者将手掌凹成杯状，手腕自然放松，以腕部的力量有节奏地屈伸运动沿着支气管走行方向进行叩拍。在叩拍的同时要预防低氧血症、气管痉挛加重、呼吸频率增加及颅内压增高等情况的发生。

（4）协助患儿清除呼吸道分泌物。

（5）再次胸部听诊。

（6）安置患儿于舒适卧位。

（7）处理用物，洗手，记录。

3. 操作评价

（1）患儿能自行咳出痰液。

（2）治疗过程中无并发症发生。

【操作重点及难点】

1. 叩拍方法及力度。

2. 体位的摆放。

【注意事项】

1. 根据病情取正确的体位，如侧卧位或坐位；如结合体位引流顺序为先上叶，后下叶；若有2个以上炎性部位，应先引流痰液较多的部位。

2. 每天1~3次，每次15~30分钟，每个体位可维持5~10分钟；身体倾斜度为10°~45°，具体依病情而定或遵医嘱。每侧肺叶反复叩击1~3分钟，感染部位适当延长（2~5分钟），频率100~120次/分，但对于重症婴幼儿或易引起支气管痉挛患儿频率应减慢，叩背时应手抬高，距胸壁2~5cm。操作时需观察患儿的呼吸情况，如有异常需立即停止。叩击的同时鼓励患儿做深呼吸、咳嗽、咳痰。

【操作并发症及处理】

心律失常是主要的操作并发症。

（1）临床表现　心悸、出汗、乏力、头晕、黑矇、晕厥、胸闷、运动耐量下降、焦虑、气促、心绞痛等。

（2）处理　立即停止引流，给予对症处理。

（房　萍　宋　晗）

六、支气管镜护理配合技术

支气管镜护理配合技术是医生将细长的支气管镜经口或鼻置入患儿的下呼吸道进行相应的检查和治疗时护士进行配合的一种方法。此方法可以用于肺叶段及亚段支气管病变的观察、活检采样及细菌学、细胞学检查。适用于行支气管异物取出、肺灌洗治疗、气道软化及狭窄的患儿。

【操作的目的及意义】

1. 肺或支气管感染性疾病的病因学诊断及治疗。

2. 疑有气管食管瘘的确诊。

3. 支气管异物的取出。

4. 引导气管插管。

5. 气道畸形的诊断和治疗。

【操作步骤】

1. 操作准备

（1）护士准备　洗手，戴口罩、手套；双人查对、确认患儿，评估患儿病情。

（2）物品准备　纱布、吸氧装置、中心负压装置、心电监护仪，根据患儿病情、年龄准备合适型号的支气管镜。

（3）患儿准备　根据食物在胃内被排空的时间长短，制定不同的禁食时间。询问家长患儿有无过敏史，建立静脉通路，清除口鼻分泌物。

（4）常规药物和设备准备　37℃ 0.9%氯化钠注射液、2%利多卡因、内镜润滑剂等。氧气、吸引器、心电监护仪、支气管镜。

（5）急救药物和设备准备　4℃ 0.9%氯化钠注射液，1∶10000肾上腺素，支气管舒张剂，止血药物（凝血酶、垂体后叶素等），糖皮质激素（静脉应用糖皮质激素、雾化应用布地奈德混悬液等），复苏气囊，喉镜，不同型号的气管插管，除颤仪等。建议配备麻醉机或呼吸机等。

（6）环境准备　安全、安静、清洁。

2. 操作方法

（1）洗手，戴口罩、帽子，穿一次性隔离衣。

（2）携用物至操作治疗床旁，核对患儿信息。

（3）护士给予患儿取仰卧位，肩部略垫高，头部摆正。贴电极片，连接心电监护仪，将患儿包裹在大单内，固定患儿、给予患儿清洁纱布遮住双眼，单侧鼻导管氧气吸入。

（4）护士对患儿鼻腔、喉部通过2%利多卡因喷雾给药。

（5）遵医嘱给予咪达唑仑注射液0.1～0.3mg/kg静脉给药镇静。

（6）固定患儿的头部或气管插管，同时密切观察患儿的颜面及口唇的颜色并监测生命体征。

（7）配合医生镜内给药，操作医生持镜到达患儿喉部、声门、气管、左右主支气管均喷洒2%利多卡因1～2ml给予局部麻醉，必要时局部可重复给药，总量≤7mg/kg。操作医生将支气管镜嵌顿于靶支气管后，配合医生注入37℃0.9%氯化钠注射液（一次1ml/kg，≤20ml/次，总量≤5～10ml/kg）后，再通过负压100～200mmHg（1mmHg=0.133kPa，选择的负压值以吸引时支气管腔不塌陷为宜）的吸引器吸引获取支气管肺泡灌洗液，每次灌洗液的回吸收率应该≥40%。

（8）必要时予协助刷检、活检或其他局部治疗给药。

（9）操作完毕，关闭所有电源，关闭负压吸引器。

（10）擦净患儿面部及口、鼻分泌物，观察黏膜有无损伤。

（11）安置患儿，整理床单位。

（12）脱一次性隔离衣，洗手，摘帽子、口罩，记录。

（13）如为全身麻醉，置患儿于复苏室，待麻醉清醒后送回病房。

3. 操作评价

（1）整个操作过程顺利达到预定的治疗或者诊断目的。

（2）操作过程中未发生出血、缺氧、窒息、心搏骤停等并发症。

【操作重点及难点】

1. 护士操作前充分做好准备工作。

2. 护士操作中保证患儿的安全。

【注意事项】

1. 制定不同的禁食、水时间，以免术中呕吐发生意外。术前仔细检查支气管镜的清晰度、管道是否通畅、吸引器性能是否良好，将术中使用药物的顺序依次排开并贴好标识。

2. 操作过程中严密观察患儿的生命体征及口唇颜色的改变，全程给予患儿鼻导管吸氧，鼻导管插入至鼻咽部的深度为鼻尖至耳垂距离的2/3，氧流量为 1～2L/min，一旦患儿发生心律血氧下降，立即通知医生停止操作，待患儿恢复后继续进行，术后禁食、水 2～3 小时，防止患儿发生窒息。

【操作并发症及处理】

1. 出血

（1）临床表现　镜下出血或鼻腔出血。

（2）处理　①小量出血可给予局部滴入 1∶10000 肾上腺素、凝血酶等。②停止操作休息后可停止出血。

2. 缺氧或血氧饱和度下降、窒息

（1）临床表现　轻者口唇微绀，末梢血氧饱和度轻度降低；重者口唇、颜面发绀甚至青灰，末梢血氧饱和度明显降低。

（2）处理　①立即停止操作。②提高氧流量或复苏气囊加压给氧。

3. 喉头水肿与喉、支气管痉挛

（1）临床表现　呼吸困难。

（2）处理　①及时停止操作。②静脉或雾化吸入糖皮质激素和支气管舒张剂。③必要时气管插管，呼吸机辅助通气。

4. 感染、发热

（1）临床表现　发热。

（2）处理　依据发热原因给予相应处理，必要时遵医嘱给予退热药口服。

（郝春娟　　杨　颖）

第二节　循环系统护理技术

一、除颤仪（电复律）操作技术

除颤仪（电复律）操作技术是指使用除颤仪释放电复律，使心脏恢复窦性心律的一种方法。此方法可使心脏各部位心肌在瞬间同时除极，从而中断折返，由窦房结重新控制心律，使异位心律立即中断转为窦性心律。非同步电除颤适用于室颤，无脉性室速。

【操作目的及意义】

1. 纠正心律失常。

2. 恢复窦性心律。

【操作步骤】

1. 操作准备

(1) 护士准备　着装规范，洗手，戴口罩。

(2) 物品准备　除颤仪（M4735A 双向波）、导电糊、小毛巾、速干手消毒剂，生活垃圾桶、医疗垃圾桶。

(3) 患儿准备　将患儿平卧于硬板床上或身下垫复苏板。

(4) 环境准备　环境安全，床单位干燥、无潮湿。

2. 操作方法

(1) 携用物推车至患儿床旁，打开除颤仪选择非同步电除颤（将标有"1"的旋钮调整至手动通位即手动除颤选项）（图 3 - 2 - 1）。

(2) 协助患儿采取复苏体位，左臂外展，充分暴露除颤部位，确认除颤部位无潮湿、无敷料、无金属物品，评估有无起搏器。

(3) 选择合适电极板　10kg 以下患儿选择小号电极板，10kg 以上患儿选择大号电极板（图 3 - 2 - 2）。若有心电监护，除颤时将电极片去除或移出除颤区域。

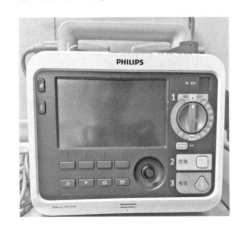

图 3 - 2 - 1　M4735A 除颤仪

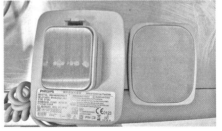

图 3 - 2 - 2　除颤仪上的电极板

(4) 从除颤仪上取下合适电极板（图 3 - 2 - 3，图 3 - 2 - 4），均匀涂抹导电糊。

(5) 选择合适的除颤能量，首次 2J/kg，随后 4J/kg，最大剂量不超过 10J/kg。

(6) 充电　按"2"键充电，此时除颤器上显示预设能量数值，并发出充电完成的长鸣音，充电完毕（图3-2-5）。

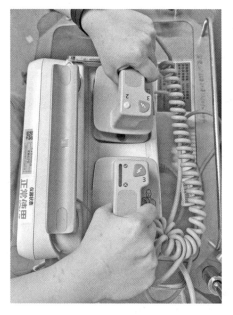

图3-2-3 取电极板的方法

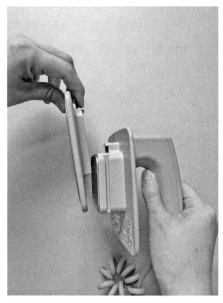

图3-2-4 选择合适的电极板

（7）将两电极分别放置在患儿的心尖和心底部 将S.P（右侧电极板）放置在右锁骨中线第二肋间，A.P（左侧电极板）放在左腋前线第五肋间，电极板位置应避开瘢痕、伤口。双臂垂直下压，使胸壁与电极板紧密接触。

（8）除颤前，再次观察心电示波，确定为室颤，除颤时通知所有人员远离患儿及病床。

（9）两手拇指同时按下左右手柄"3"键进行除颤（图3-2-6）。

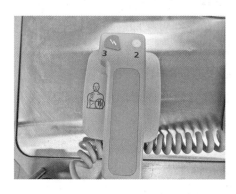

图3-2-5 电极板充电键

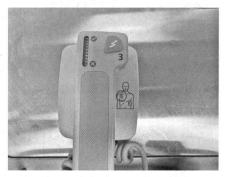

图3-2-6 除颤

（10）除颤结束后，立即进行 5 个循环的心肺复苏，并再次评估心电示波、除颤效果及并发症。

（11）除颤成功后记录时间，安置患儿，清洁皮肤，观察除颤部位皮肤有无红肿、烧灼等。协助患儿整理好衣物，整理床单位，并与患儿及家属进行沟通。

（12）关闭除颤仪，整理用物，清洁除颤仪，消毒电极板，除颤仪充电备用。

（13）继续观察病情，遵医嘱进一步治疗。

（14）洗手，书写护理记录。

3. 操作评价

（1）患儿恢复窦性心律。

（2）患儿皮肤无灼伤，无破损。

【操作重点及难点】

1. 摆放正确的除颤体位，左臂外展。

2. 选择合适的电极板。

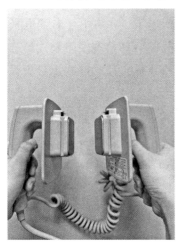

图 3 - 2 - 7　禁止将涂有导电糊的
两个电极板相互摩擦

3. 选择合适的电量。

4. 电极板放置位置要求。

【注意事项】

1. 儿童首次除颤能量为 2J/kg，若一次除颤心律未恢复，后续除颤的能量为 4J/kg，最大剂量不能超过 10J/kg。可以多次评估后多次除颤。

2. 涂抹导电糊时，要以"Z"形或"S"形将导电糊直接涂在电极板上。禁止将涂有导电糊的两个电极板相互摩擦及面对面放电而引起仪器损伤（图 3 - 2 - 7）。

3. 除颤时两电极板之间的距离应大于 10cm。两电极板之间要保持干燥，避免造成短路。

4. 除颤时远离水和导电材料。

5. 放电时使电极板与患儿皮肤紧贴并稍加压（5kg），不能留有空隙，边缘不能翘起，以保证较低的阻抗，有利于除颤成功。

【操作并发症及处理】

1. 心律失常

（1）临床表现 胸闷、心悸、浑身乏力、气短气喘、盗汗等。

（2）处理 ①轻者能自行恢复，可不做特殊处理。②严重情况，建立静脉通路，遵医嘱给药。③遵医嘱建立心电监护，必要时行心肺复苏处理。

2. 皮肤灼伤

（1）临床表现 电极板放电区出现红斑或水疱。

（2）处理 ①轻微者注意观察，无须特殊处理。②若出现水疱，则需要抽出积液，创面大者给予溃疡贴保护；较严重者按烧伤处理。

3. 心肌损伤

（1）临床表现 胸闷、气短、心慌、出汗。

（2）处理 ①卧床休息。②遵医嘱监测心电图，抽血化验心肌酶的变化。③严重者可遵医嘱使用药物治疗。

（魏宁宁 蒙景雯）

二、中心静脉压监测技术

中心静脉压监测法（central venous pressure，CVP）是通过连接多功能心电监护仪来监测患儿右心房及上、下腔静脉压力的一种方法。此方法可判断患儿血容量、心功能与血管张力的综合情况。适用于危重症患儿。

【操作目的及意义】

1. 鉴别患儿血容量或心功能情况。

2. 为临床治疗提供重要参考依据。

【操作步骤】

1. 操作准备

（1）护士准备 着装规范，洗手，戴口罩。

（2）物品准备 多功能心电监护、压力监测导线、一次性压力传感器、压力袋、10ml注射器、三通、250ml生理盐水、快速手消毒剂、酒精棉片、标识及过期贴、医疗垃圾桶、生活垃圾桶、锐器盒。

（3）患儿准备 中心静脉导管通畅在位，敷料清洁、干燥。

（4）环境准备 安静、整洁、宽敞、明亮。

2. 操作方法

(1) 双人核对医嘱。

(2) 携用物至患儿床旁，用两种以上的方式核对患儿信息。解释操作目的、方法和注意事项，取得其配合。

(3) 打开多功能心电监护仪，将压力监测导线连接心电监护，选择监测模式为"CVP"，根据患儿情况设置压力报警界限。

(4) 将一次性压力传感器打开，监测探头端连接压力监测导线，输液器端连接放入压力袋中的生理盐水。生理盐水加压后冲洗压力传感器通路，排出气泡。

(5) 挤压压力套包的充气囊进行充气，调节压力至300mmHg。

(6) 用酒精棉片消毒中心静脉导管标有"distal"端的接头，并与测压管连接。

(7) 调零 将腋中线第四肋间水平作为确定仰卧位患儿参照点的标志。将压力传感器置于参照点水平，旋转换能器的三通，关闭患儿端，通向大气，按监护仪归零键，当监护仪显示数字"0"时，提示标定成功。将三通转至关闭大气端，保持导管端与测压管端相同，同时监护仪上显示波形和压力。

(8) 整理床单位，快速手消毒剂消毒双手。

(9) 按医疗垃圾分类原则处理用物。

(10) 洗手，书写护理记录。

3. 操作评价 静脉测压管通畅在位，多功能监护仪压力波形正常。

【操作重点及难点】

1. 严格无菌操作。

2. 连接各管路过程中严格排气。

3. 监测过程严密监测生命体征及波形变化。

【注意事项】

1. 压力传感器管路排气及与静脉端连接时严格遵守无菌原则，敷料应严格按照规定更换，如有潮湿、松动、污染，应及时更换。一次性压力套装应4天更换一次，冲管用生理盐水24小时更换一次。

2. 测压管路保持通畅，避免打折，管路内如有回血应及时冲洗干净，避免连接多余的延长管及三通，否则影响监测的准确性。管路各部分接头连接紧密，妥善固定，防止脱落及出血。

3. 测压前，应先将测压管中的空气排空，避免气泡进入管路内影响监测的准确性。如有管路堵塞不能强行冲管，只能拔管，以防止血块栓塞。

4. 监测时要避免患儿躁动，用胶布固定传感器使之与心脏位置始终处于同一水平，防止传感器移位。如有体位改变应注意调整，每次监测前均应校准压力传感器零点。

5. 注意判断中心静脉压监测结果的可靠性，根据患儿的具体情况评估，排除体位、机械通气、咳嗽、躁动等影响因素的干扰。

【操作并发症及处理】

1. 感染

（1）临床表现　体温增高，血常规异常。

（2）处理　①需定期复查血常规。②根据药物敏感试验选择合理的抗生素。③必要时拔除导管，尖端做细菌培养。

2. 出血

（1）临床表现　可见针眼处出血。

（2）处理　①遵医嘱给予镇静或肌肉松弛剂。②给予加压包扎。③排除内源性出血。④及时更换敷料。

（范敬蓉）

三、有创动脉血压监测技术

有创动脉血压（arterial blood pressure，ABP）监测技术是将导管置于动脉血管内，直接感受血管内压力，通过传感器将导管内液体压力转换为实时电信号，最终将电信号转换为实时压力信号，以波形曲线和血压数值呈现出来，是测量血压的金标准。有创 ABP 监测可以获得连续、可靠、准确的数值，且不受血压袖带宽度、松紧以及患儿脉搏强弱和快慢的影响。

【操作目的及意义】

通过对危重患儿的有创动脉血压监测，提供准确、可靠、连续性的动态血压数据，能及时反映患儿病情变化，为进一步处理病情提供可靠的依据。

【操作步骤】

1. 操作准备

（1）护士准备　着装整洁，洗手，戴口罩。

（2）物品准备　患儿同型号的动脉穿刺针、无菌贴膜、多参数心电监护仪、一次性压力传感器、加压袋、500ml 生理盐水。

（3）患儿准备　评估穿刺部位无异常，动脉留置针可以使用。

（4）环境准备　周围环境清洁、干燥，适合无菌操作。

2. 操作方法

（1）操作者手卫生，戴口罩。

（2）携用物至患儿床旁，查对患儿姓名、ID 号，向患儿及家长解释操作目的，以取得其配合。

（3）将生理盐水放入压力袋中，连接压力套装并向压力袋内充气至压力指示器到达绿色标志线（300mmHg），排尽压力套装管路内的空气。

（4）将压力套装的传感器与多参数心电监护仪血压监测导联线连接，连接紧密后监护仪上会出现压力监测通道，点击监护仪菜单，变更压力监测标识名称为"ABP"。

（5）患儿处于仰卧位，将传感器固定于床旁，高度在腋中线第四肋间，与右心房同一水平。

（6）将压力套装管路连接至动脉留置针，打开压力套装调节夹，挤压冲洗阀，冲洗测压管路。

（7）校正零点　旋转三通关闭血管端，使压力传感器通大气。按监护仪上零点"ZERO"键，当屏幕上显示压力线为"0"时，提示校正零点成功。

（8）旋转三通，使测压通道与血管相通，监护仪上自动显示动脉血压的波形及数值。

（9）记录测量数值：收缩压/舒张压（mmHg 或 kPa）。

（10）协助患者取舒适体位，整理床单位。

3. 操作评价

（1）动脉留置通畅、无渗血，多参数心电监护仪动脉血压波形正常。

（2）加压带压力在标志线（300mmHg）以上。

（3）传感器固定位置正确。

【操作重点及难点】

1. 严格无菌操作。

2. 连接各管路过程中严格排尽空气。

3. 监测过程中严密监测生命体征及波形变化。

【注意事项】

1. 压力传感器管路与动脉端连接时严格遵守无菌操作原则。

2. 监测时将压力传感器固定于患儿床单位，使压力传感器位置始终与心脏位置处于同一水平，监测时避免患儿躁动，防止传感器移位，确保数值的准确性。

3. 测压管内有回血及空气时需及时处理，避免形成血栓而影响监测数据。

【操作并发症及处理】

1. 局部出血血肿

（1）临床表现　穿刺部位出血、穿刺失败或拔管时穿刺部位出现血肿。

（2）处理措施　①有效地压迫止血，拔除动脉导管时，按压时间不少于5分钟，尤其是凝血功能障碍患儿。②必要时给予弹力绷带加压包扎，加压包扎时注意观察远端肢体循环情况。③妥善固定导管，预防导管意外滑脱。

2. 肢端缺血坏死

（1）临床表现　患儿置管部位及对应肢端皮肤呈花纹状，颜色青紫。

（2）处理措施　①密切观察留置动脉导管肢体远端肢端颜色与温度，有无皮肤苍白、发凉、麻木等情况，出现上述情况应立即拔管。②抬高肢体并予肢端保暖。③预防血栓形成。

3. 导管相关性感染

（1）临床表现　体温升高，白细胞升高，穿刺部位出现红肿热痛等情况。

（2）处理措施　①体温超过39℃时，抽取血培养并遵医嘱使用抗生素。②密切监测体温变化，出现高热、寒战时，寻找感染源，必要时做穿刺点周围皮肤细菌培养。③发生导管相关感染时，应立即拔除动脉导管。

（魏宁宁　蒙景雯）

第三节　消化系统护理技术

一、婴儿人工喂养技术

婴儿人工喂养技术是指当母亲因各种原因不能哺喂婴儿时，采取配方乳或其他代乳品喂养婴儿的技术。适用于吸吮和吞咽功能健全但母乳不能满足营养摄入的婴儿。

【操作目的及意义】

1. 确保婴儿能够获得必要的营养和能量。

2. 满足婴儿生长发育需求。

【操作步骤】

1. 操作准备

（1）护士准备　着装整洁，洗手，戴口罩；评估患儿年龄、生命体征、病情、意识、吸吮、吞咽、消化和排泄等情况；向患儿家属解释人工喂养的目的及过程，取得其配合。

（2）物品准备　消毒奶瓶、合适的奶嘴、温度适宜的配方奶、小毛巾。

（3）患儿准备　处于清醒、舒适状态。

（4）环境准备　安全、安静、清洁，温度适宜；必要时屏风遮挡。

2. 操作方法

（1）遵医嘱准备合适的配方乳及喂养工具。

（2）洗手，戴口罩；携用物至患儿床旁，核对患儿信息。

（3）协助婴儿取舒适体位，斜抱患儿或协助患儿取半坐卧位；置小毛巾于患儿颌下。

（4）再次核对医嘱与患儿信息。

（5）检查奶嘴孔的大小是否合适。

（6）测试奶液温度　可将乳汁滴在手臂内侧，以不冷、不烫为宜。

（7）进行喂养　先用空奶嘴轻触婴儿嘴唇诱发觅食/吸吮反射，待婴儿张口时将奶嘴放入舌上，倾斜奶瓶，让乳汁充盈奶嘴。

（8）喂养过程注意观察婴儿吮吸、吞咽及呼吸情况。

（9）喂养结束后，取下毛巾擦净口唇。

（10）竖抱患儿，由下至上轻拍患儿背部排出胃内空气。

（11）协助患儿取头高脚低位，头偏向一侧，以防吐奶后引起窒息。

（12）核对医嘱与患儿信息。

（13）整理床单位，处理用物。

（14）洗手，记录奶量、时间及进食情况。

3. 操作评价

（1）婴儿吸吮有力，吞咽协调。

（2）婴儿无溢奶、吐奶、呛奶及呼吸暂停。

【操作重点及难点】

1. 配方奶温度的测试方法。

2. 奶嘴大小合适的判定标准。

3. 喂奶过程中注意患儿面色、吸吮、吞咽及血氧饱和度（SPO$_2$）等情况的观察及有发绀、呛咳时的应对处理。

4. 人工喂养结束后患儿体位的摆放原则。

【注意事项】

1. 人工喂养时，乳液配制的量和浓度要适宜，以免引起营养不良或消化功能紊乱。

2. 配乳及喂乳时均须洗净双手，要特别重视消毒奶瓶、奶嘴等奶具，每次用后必须消毒。

3. 喂养前应测试奶液温度，将奶滴在手臂内侧，以不冷、不烫为宜。

4. 应选用大小适宜的奶嘴，避免过大或过小，以促进吮吸、吞咽和呼吸的协调，避免引起呛咳或吮吸费力；3~4 个月内婴儿用的奶嘴孔，以奶瓶倒置时两奶滴之间稍有间隔为宜；4~6 个月婴儿宜用奶液能连续滴出的奶嘴孔；6 个月以上婴儿可用奶液能较快滴出形成"一条直线"的奶嘴孔。

5. 喂奶时需注意力集中，保持正确的喂哺姿势，耐心喂养。如喂养过程患儿吮吸过急或出现呛咳，应立即取出奶嘴，轻拍其背部，恢复后再喂；如发生呼吸暂停，应立即停止喂奶，给予处理，待恢复后再缓慢喂养；若患儿出现吞咽不协调，要及时告知医生，必要时遵医嘱调整为鼻饲喂养。

6. 应鼓励并协助 6 月龄以内婴儿在有条件的情况下重新建立母乳喂养。

7. 应根据婴儿喂养需求和能力，遵循安全、保证最佳生长发育及与喂养技能相符合的原则制定喂养计划，及时调整奶量。

【操作并发症及处理】

1. 喂养不耐受

（1）临床表现　胃潴留、腹胀、呕吐或腹泻。

（2）处理　①喂奶前、后 30 分钟给予婴儿腹部按摩。②刺激婴儿排便。③喂奶后采取右侧卧位后，可以采取俯卧位（需注意将脸部偏向一侧）。④每次换尿布时注意观察大便的色、质、量及气味；发现有腹泻现象及时通知医生。

2. 吐奶、呛奶

（1）临床表现　婴儿吐奶或剧烈咳嗽，奶液从口腔或鼻腔喷出。

（2）处理　①立即停止喂养。②取头高脚低侧卧位，拍背部，刺激呼吸和自主咳嗽。③清理口、鼻腔。④必要时吸痰。

3. 窒息

（1）临床表现　颜面青紫或苍白、呼吸不规则、鼻翼扇动、出现三凹症。

（2）处理　①立即停止喂养。②取头高脚低侧卧位，清理呼吸道，轻拍背部，给予适当刺激。③必要时遵医嘱予以吸氧和心肺复苏。

（马　宁）

二、肠内营养（管饲）法

管饲是指将导管插入胃肠道，给患者提供必需的食物、营养液、水及药物的方法，适用于吮吸、吞咽能力低下的早产儿以及因各种原因不能进食的患儿，是临床中提供或补充营养的极为重要的方法之一。根据导管插入的途径，可分为：①口/鼻胃管，导管经口腔/鼻腔插入胃内。②口/鼻肠管，导管由鼻腔或口腔插入小肠，包括口/鼻十二指肠管和口/鼻空肠管。③胃造口管，导管经胃造瘘口插入胃内，也可经胃造口管插入十二指肠或空肠内。④空肠造口管，导管经空肠造瘘口插至空肠内。在临床进行管饲时，应根据胃肠道的病理情况、预计管饲时间和患者情况确定具体途径（本节主要以鼻/口胃管为例讲解儿童管饲法的操作方法）。

【操作目的及意义】

1. 通过鼻/口为不能经口进食/服药的患儿灌注流质食物、水分和药物。

2. 维持患儿营养和治疗的需要，改善患儿临床结局。

【操作步骤】

1. 操作准备

（1）护士准备　护士着装整洁，洗手、戴口罩。评估患儿年龄、病情、意识及合作程度、口/鼻腔黏膜完整性、鼻腔是否通畅及有无鼻中隔偏曲、吞咽功能、营养风险、胃肠道功能等；向患儿及家属解释操作目的、过程，取得其配合。

（2）物品准备　一次性胃管、注射器（根据鼻饲量选择）、无菌手套、治疗巾、治疗盘、胶布、棉签、纱布、压舌板、镊子、手电筒、听诊器、温开水、生理盐水、鼻饲液（温度38~40℃）、胃管标识、弯盘、水温计。

（3）患儿准备　更换尿布或排便，取舒适体位。

（4）环境准备　安全、安静、清洁、温度适宜；必要时屏风遮挡。

2. 操作方法

（1）洗手，戴口罩；遵医嘱准备管饲液。

（2）携用物至患儿床旁，核对患儿信息。

（3）协助患儿取仰卧位，头偏向一侧。

（4）将治疗巾围于患儿颌下，弯盘放至便于取用处。

（5）用棉签清洁患儿的口腔或鼻腔，准备胶布。

（6）再次核对医嘱与患儿信息。

（7）戴无菌手套，取出胃管，测量胃管插入的长度并标记。①鼻胃管插入长度：从鼻尖到耳垂再到剑突的长度或发际到剑突的长度。②口胃管插入长度：鼻尖到耳垂再到剑突的长度。

（8）用生理盐水湿润胃管前端。

（9）一手持纱布托住胃管，一手持镊子夹住胃管前端沿患儿鼻腔或口腔轻轻插入，待插到咽喉部时嘱患儿深吸气并做吞咽动作。为昏迷患儿或小婴儿插胃管时，应先撤去其枕头，使其头向后仰，当胃管插到咽喉部时，将患儿头部托起，使下颌靠近胸骨柄以增大咽喉部通道的弧度，便于胃管顺利通过会厌部。

（10）插至胃管标记处时，停止送管，检查口腔内有无胃管盘曲及胃管是否在胃内。确认胃管是否在胃内的三种方法：①将注射器连接胃管末端，能抽出胃液。②将胃管一端放在水中，无气泡逸出。③用注射器将少许空气打入胃管中，听诊有气过水声。

（11）妥善固定胃管于鼻翼处，同时采用"高举平台法"将胃管固定在脸颊处；在胃管的末端贴上标识贴，注明插管的日期、时间并签名。

（12）测试管饲液温度，将鼻饲液缓缓注/滴入胃内。

（13）注入少量温开水冲净胃管。

（14）关闭胃管末端或将胃管开口反折、纱布包好夹紧，放于枕边。

（15）核对医嘱与患儿信息。

（16）协助患儿清洁鼻腔、口腔；给予患儿取舒适体位。

（17）处理用物。

（18）洗手，记录管饲液的名称、量及管饲时间，患儿鼻饲过程反应等。

3. 操作评价

（1）胃管留置深度正确。

（2）胃管在胃内固定好、通畅，标识清楚。

（3）鼻饲液温度、速度及量适宜。

（4）管饲过程中患儿无呕吐、腹胀等不适。

【操作重点及难点】

1. 置管深度、测量方法。

2. 判断胃管在胃内的方法。

3. 管路固定方法。

4. 管饲过程中患者的体位。

5. 管饲液的温度、量及灌入速度。

6. 管饲前后冲管手法。

【注意事项】

1. 应根据患儿体重，选择合适型号的胃管。通常情况下，体重为 2kg 者，选择 6F 型号；3～9kg 者，选择 8F 型号；10～20kg 者，选择 10F 型号；21～30kg 者，选择 12F 型号；31～50kg 者，选择 14F 型号；＞50kg 者，选择 16F 型号。

2. 勿使用液状石蜡润滑胃管，以免误入气管造成坠入性肺炎的危险。

3. 新生儿呼吸以鼻通气为主，鼻腔留置胃管会不同程度地影响呼吸功能，宜选择经口留置胃管。

4. 每次确定管饲前，均需证实胃管在胃内，方可注入。

5. 管饲前需判断患儿有无腹胀及胃潴留，记录潴留量并根据患儿情况选择喂量。如出现咖啡样胃液应警惕发生应激性溃疡或消化道出血，需及时告知医生，给予对症处理。

6. 管饲温度 38～40℃，避免空气入胃引起腹胀。

7. 管饲流质食物与药物必须分开注入；药物必须研碎用温开水调匀后方可注入。

8. 管饲速度宜缓，切勿加压。

9. 管饲过程如出现呕吐，立即停止注入并及时检查原因予以处理。

10. 管饲后宜采取侧卧位，以防呕吐引起窒息。

11. 长期管饲者，应每日做口腔护理2次，一次性胃管按时更换。

【操作并发症及处理】

1. 胃食管反流、误吸

（1）临床表现　呛咳、气喘、心动过速、呼吸困难、吸入性肺炎等。

（2）处理　①对管饲喂养的患儿进行误吸风险评估。②抬高床头，取左侧卧位。③减慢鼻饲管输注速度。④需要吸痰的患儿采取浅吸痰、减少刺激的方式。⑤如发生误吸，应立即停止管饲，取右侧卧位，抽吸胃内容物。

2. 胃潴留

（1）临床表现　腹胀，胃潴留量较大。

（2）处理　①适当调整喂养方式，降低喂养量、频率或停止鼻饲。②对于早产儿采取非营养性吮吸或俯卧位等体位管理，促进胃排空。③必要时遵医嘱使用胃动力药。

3. 腹泻

（1）临床表现　大便次数增多，部分排水样便，伴或不伴有腹痛，肠鸣音亢进。

（2）处理　①控制管饲液温度为38~40℃。②减慢管饲灌注速度，液量以递增的方式注入。③必要时遵医嘱使用肠道菌群用药，肛周皮肤涂抹保护剂。④顽固性严重腹泻应停止管饲。

4. 便秘、腹胀

（1）临床表现　排便费力、次数减少，便硬、肛门直肠有堵塞感、腹胀等。

（2）处理　①腹部按摩促进胃肠蠕动。②必要时遵医嘱给予胃动力药、通便药物、低压灌肠或其他排便措施。③鼓励病情稳定的患儿早期活动。

5. 消化道黏膜损伤

（1）临床表现　烦躁、口鼻黏膜糜烂甚至出血、呕吐咖啡样胃内容物，严重者呕血、黑便等。

（2）处理　①立即停止管饲。②取头低右侧卧位，清理气道。③遵医嘱监测生命体征、予止血药及其他抢救处理。

6. 管路脱落、堵塞

（1）临床表现　管路脱出或堵塞。

（2）处理　①停止管饲。②更换管路。③按照流程上报及填写《护理不良事件报告单》，讨论并制定整改措施。

（马　宁）

三、肠外营养法

肠外营养法是指通过胃肠外（静脉）途径为人体代谢需要提供基本营养素的营养支持疗法。主要适用于肠内营养不能满足人体代谢需求或不宜给予肠内营养的各类患者。

【操作目的及意义】

1. 保证患儿热量及营养素的摄入。

2. 维持机体新陈代谢，促进患儿康复。

【操作步骤】

（1）护士准备　着装整洁，洗手，戴口罩；评估患儿年龄、病情、意识及合作程度、静脉导管类型及在位情况，置管处皮肤有无异常，有无静脉炎及肢体肿胀，营养液输注方式、输注量、输注持续时间、液体渗透压等情况，血糖、肝功能及营养风险等情况；向患儿及家属解释操作目的、过程，取得其配合。

（2）物品准备　治疗盘、营养液、复合碘消毒液、一次性输液器、棉签、一次性治疗巾、10ml注射器、生理盐水。

（3）患儿准备　取舒适体位。

（4）环境准备　环境清洁、温度适宜；营养液配制环境符合洁净要求。

2. 操作方法

（1）洗手，戴口罩；遵医嘱准备营养液并查看肠外营养液质量及配制时间。

（2）携用物至患儿床旁，核对患儿信息。

（3）协助患儿取合适体位，充分暴露静脉导管的末端。

（4）于静脉导管接头下方垫一次性治疗巾。

（5）消毒静脉导管接头，待干。

（6）抽回血确定导管位置及通畅与否，用生理盐水脉冲式冲管。

（7）消毒营养液瓶口，连接一次性输液器并排气。

（8）再次核对医嘱与患儿信息。

（9）连接输液器接头与静脉导管接头，打开输液器调节器并根据治疗需要调节滴速。

（10）核对医嘱与患儿信息。

（11）协助患儿取舒适体位。

（12）处理用物。

（13）洗手，记录输注时间、穿刺部位、滴速及患者反应情况等。

3. 操作评价

（1）输注途径选择合理。

（2）穿刺部位无渗出、无静脉炎。

（3）输注速度符合治疗需要。

【操作难点及重点】

1. 输注途径选择的依据。

2. 冲、封管手法。

3. 操作并发症的识别。

【注意事项】

1. 肠外营养液应在 24 小时内输注完毕；单独输注脂肪乳剂时长应严格遵照药物说明书执行。

2. 不应向输注中的肠外营养液内添加任何药物。

3. 应根据治疗时长、营养液渗透压及患儿具体情况合理选择输注途径。

（1）治疗时长≤14 天且肠外营养液渗透压≤900mOsm/L 时，可选择 PVC 输注。

（2）治疗时长 > 14 天或重症患者或发生静脉炎时，宜选择 CVC 或 PICC 输注。

（3）治疗时长 > 6 个月或需肠外营养支持的化疗患儿，宜选择 PORT

输注。

4. 应根据输注途径及患儿病情合理调节输注速度。

（1）经外周静脉输注时，宜根据患儿情况缓慢匀速输注。

（2）重症患儿宜采用持续输注法，有条件者使用输液泵控制输注速度。

5. 肠外营养实施过程中，应注意导管固定是否牢固，有无滑脱、扭曲或裂损；注意置管处有无红肿、渗出等炎症表现。

6. 肠外营养实施过程中，应保持导管输液的通畅性，避免导管堵塞和血栓形成。

7. 肠外营养实施过程中，应严格无菌技术操作，选择合适材质的导管，控制感染发生。

【操作并发症及处理】

1. 静脉炎

（1）临床表现　置管部位红斑、肿胀、皮温升高、有疼痛/压痛或可触及的静脉条索等。

（2）处理　①评估导管功能，及时拔除不必要的静脉导管。②按照导管使用期限定期更换导管及穿刺部位。③发生静脉炎后，应立即拔除PVC；PICC可暂时保留，停止输注，抬高患肢，避免受压，局部涂抹药物。

2. 感染

（1）临床表现　穿刺部位出现局部炎症或有全身感染的表现。

（2）处理　怀疑发生导管相关血流感染（CRBSI）时，应立即停止输注，综合评估决定是否保留PICC、CVC、PORT；如需拔除，则需在抗菌治疗前拔管，并留取导管尖端培养、经导管取血培养及经对侧静脉穿刺取血培养。

3. 导管血栓形成

（1）临床表现　置管侧肢体水肿、疼痛、皮温升高：皮肤温度升高、浅表静脉显露、肢体运动障碍、肢体红斑或麻木感等。

（2）处理　①采用早期活动和肢体锻炼等措施预防血栓的发生。②应保持静脉导管输液过程的连续性，使用10ml及以上的注射器加生理盐水进行冲、封管。③对于高凝状态患者，可遵医嘱使用肝素盐水封管，需注意凝血情况。④发生导管相关血栓后，应综合评估保留导管的价值和治疗需求，决定是否需要拔除并遵医嘱使用抗凝剂。

4. 堵管

（1）临床表现　无法抽出回血、输液速度减慢或停止、冲管阻力感明显、液面高度正常、输液器流量调节器开放时，液体滴注缓慢、液体不滴或总体输注时间延长。

（2）处理　①注意药物的配伍禁忌，使用 10ml 注射器脉冲式冲管；采用正压封管：在推注封管液剩 0.5～1ml 时，一边推注一边拔针头，确保导管内始终保持正压状态，以防堵管发生。②发生堵管时，应分析原因，不强行冲管，PVC 应立即拔除，PICC、CVC、PORT 应遵医嘱及时处理并记录。

5. 代谢性并发症　血糖异常、脂肪超载综合征、再喂养综合征等。

（1）临床表现　血糖异常、患者血浆呈现乳（白色）状浑浊或出现头痛、发热、黄疸、肝脾肿大、呼吸困难和自发性出血、肠外营养治疗初期出现腹泻、全身乏力、呼吸困难、感觉异常、精神错乱等。

（2）处理　①肠外营养支持开始阶段宜每隔 4～6 小时进行血糖监测；若营养液中含胰岛素，应每 1～2 小时轻轻晃动营养袋。②控制脂肪总量和输注速度，每周监测血脂、血清磷、镁、钾和维生素情况，关注监测结果并遵医嘱及时调整营养配方。

（马　宁）

四、洗胃技术

注射器洗胃技术是将一定成分液体通过胃管注入胃内，混合胃内容物后利用重力、虹吸或负压原理排出胃内毒物或潴留食物的一种方法，适用于新生儿咽下综合征、非腐蚀性毒物中毒、消化道手术或检查前的准备等。

【操作目的及意义】

1. 清除胃内未吸收的毒物，避免毒物吸收。

2. 减轻胃黏膜水肿和炎症。

3. 清除胃内容物，便于胃镜检查或手术，有助于观察胃内情况。

4. 留取胃液样本送检。

【操作步骤】

1. 操作准备

（1）护士准备　着装整洁，洗手，口罩。①评估患儿的意识、面色、瞳孔、生命体征、治疗情况及洗胃的目的。②评估患儿既往史、过敏史和毒物的种类、中毒途径、中毒时间，患儿的心理状态、合作程度、自理能力。

（2）物品准备　治疗盘、听诊器、手套、纱布2块、治疗巾、棉签、液状石蜡棉球、胶带、一次性注射器（10～50ml注射器）、无菌治疗碗、污物桶、张口器、试管、水温计、一次性胃管（根据年龄选择）、洗胃液。

（3）患儿准备　患儿家属了解注射器洗胃的目的、方法及注意事项，并积极配合。

（4）环境准备　安全、安静、清洁。必要时屏风遮挡，请无关人员回避等。

2. 操作方法

（1）洗手，戴口罩，遵医嘱配制洗胃液。

（2）携用物至患儿床旁，核对患儿信息。

（3）协助患儿取侧卧位或平卧位，头偏向一侧，防止误吸，铺一次性治疗巾于患儿颌下，检查鼻腔或口腔有无异常，是否通畅，根据患儿情况选择鼻插或者口插，用棉签清洁鼻腔或口腔。

（4）戴清洁手套，测量胃管长度并做好标记。经鼻插管长度为发际 – 鼻尖 – 剑突 +1cm。

（5）将生理盐水溶液倒于纱布上，润滑胃管前端。

（6）再次核对患儿信息，轻柔地将胃管经鼻插入，待插到会厌部时，嘱患儿深吸气并做吞咽动作。不能配合者，将患儿头部托起，使下颌靠近胸骨柄，缓慢插入胃管至预定长度。

（7）确认胃管位置。

（8）先用注射器抽尽胃内容物，如需抽样化验，在冲洗前留取标本，再抽吸洗胃液注入胃管内，反复清洗，直至洗出液澄清、无气味为止。

（9）洗胃完毕，拔除胃管。

（10）擦净面部，撤除治疗巾、手套。

（11）整理床单位；协助患儿取舒适卧位。

（12）整理用物，洗手；记录洗胃液名称和量，洗出液量、颜色、气味。

3. 操作评价

（1）患儿胃内容物清洗干净，出入量平衡。

（2）动作轻柔，减轻对食管的刺激。

【操作重点及难点】

1. 评估患儿的生命体征及病情变化。

2. 选择正确的洗胃液。

3. 根据患儿年龄和体重，每次注入洗胃液量为其胃容量的1/2，每次出入量基本相等，洗胃时掌握合适的压力，洗胃过程中密切观察洗出液的颜色和量。

【注意事项】

1. 观察患儿面色、意识、瞳孔，注意腹部体征，发生异常立即停止洗胃，遵医嘱给予对症处理。

2. 当毒物性质不明时，用温开水或生理盐水洗胃；毒物明确者用毒物拮抗剂洗胃；服强酸、强碱及其他腐蚀性毒物者严禁洗胃，可用一般解毒剂，如牛奶、豆浆、蛋清、米汤等。

【操作并发症及处理】

1. 误吸

（1）临床表现 烦躁、口唇发绀。

（2）处理 ①停止洗胃，取侧卧位，吸出气道分泌物，保持气道通畅。②若无自主呼吸，给予球囊加压呼吸。

2. 胃出血

（1）临床表现 发热、呕吐、便血、贫血。

（2）处理 ①停止洗胃，通知医生。②建立静脉通路，予心电监护，遵医嘱采取止血措施，观察病情变化。

（王 玥 宋文静）

五、胃肠减压技术

胃肠减压技术是将胃管从口腔或鼻腔置入胃内（或肠道内），连接一次性胃肠减压器，利用负压吸引和虹吸的原理，将集聚胃肠道内的气体或液体吸出。此方法可将胃肠道内的气体或液体吸出来，降低胃肠道内压力，减少胃肠膨胀程度，改善胃肠壁血液循环，促进胃部伤口的愈合和功能的恢复。适用于治疗腹胀严重、肠梗阻及肠道手术后患儿。

【操作目的及意义】

1. 降低胃肠道内压力，减轻胃肠道的扩张。

2. 清除胃肠道内的气体、血液和分泌物。

3. 减少胃肠膨胀程度，改善胃肠壁血液循环，促进胃部伤口的愈合和功能的恢复。

4. 减轻胃部不适。

【操作步骤】

1. 操作准备

（1）护士准备　着装整洁，洗手，戴口罩。

（2）物品准备　治疗车、治疗盘、胃管、10ml 注射器、棉签、一次性胃肠减压器、胶带、10ml 生理盐水若干支、纱布、听诊器、治疗碗、治疗巾、清洁手套、弯盘 1 个、pH 试纸，管路标识。

（3）患儿准备　患儿及家属已了解胃肠减压的目的、方法及注意事项，并能配合此项操作。

（4）环境准备　病房内采光良好，温、湿度适宜，保护隐私的窗帘或屏风。

2. 操作方法

（1）洗手，戴口罩。

（2）携用物至患儿床旁，核对患儿信息。

（3）选择合适体位，能配合者取半卧位或坐位，无法坐起者取右侧卧位，昏迷患儿取去枕平卧位，使其头向后仰，垫治疗巾于颌下。

（4）检查患儿鼻腔或口腔是否有畸形、破损、息肉等，棉签蘸温开水后清洁患儿鼻腔或口腔，准备胶布及一次性减压器。

（5）戴清洁手套。

（6）测量胃管长度并做好标记。儿童经口插管长度为鼻尖 – 耳垂 – 剑突，经鼻插管长度为发际 – 鼻尖 – 剑突 +1cm。新生儿可采用体重公式计算：经口胃管［OG］ =3 × Wt（kg） +12cm；经鼻胃管［NG］ =3 × Wt（kg） +13cm。

（7）将生理盐水倒于纱布上，润滑胃管前端。

（8）再次核对患儿信息，一手持纱布托住胃管，一手捏住胃管前端，沿患儿鼻腔或口腔轻轻插入，待插到会厌部时，嘱患儿深吸气并做吞咽动作。不能配合者，将患儿头部托起，使下颌靠近胸骨柄，缓慢插入胃管至预定长度。

（9）检查口腔内有无胃管盘曲及胃管是否在胃内。证实胃管在胃内的方法包括：①回抽胃液检测 pH。②胃管一端放在水中，无气泡逸出。③用空针将少许空气打入胃管中，听诊有气过水声。

（10）确定胃管在胃内后，脱手套，用快速手消毒液消毒双手，以"蝶形"或"工形"胶布妥善固定胃管于患儿鼻翼及面颊部，并在胃管的末端贴上管路标识，注明置管的日期、置入长度。

（11）应用时负压不宜过大，一般为 5kPa，可将胃肠减压器压下 2/3 并关闭排气孔，夹闭减压器。

（12）将胃肠减压器连接胃管末端，打开减压器，呈负压吸引状态。

（13）撤除治疗巾，协助患儿取舒适卧位，向患儿及家长交待胃肠减压相关注意事项，注意观察并发症。

（14）整理并处理用物，洗手，做好记录，观察引流液的性状及量，并做好记录，遵医嘱每 2～4 小时冲管，检查管路是否通畅。

3. 操作评价

（1）操作者动作轻柔。

（2）胃管置入过程顺利，成功引流出胃内容物。

（3）胃肠减压器负压持续有效。

【操作重点及难点】

1. 插入胃管手法正确。

2. 正确评估胃管的在位情况。

3. 正确掌握胃肠减压的连接方法。

【注意事项】

1. 建议新生儿采用经口留置胃管替代经鼻留置胃管，以提高置管一次成功率，减少发绀、呼吸暂停等置管相关并发症的发生率。

2. 回抽胃液测 pH 是验证胃管位置的首选方法，在无其他因素影响胃液 pH 的情况下，pH1～5.5，表明胃管留置正确，若 pH＞5.5，需考虑一些药物如 H_2 受体拮抗剂和质子泵抑制剂对胃液 pH 的影响。

3. 运用一次性胃肠减压器时要妥善放置好，适当固定，防止因重力作用使胃管脱出。

4. 胃肠减压器内引流液超过 2/3 时应及时倾倒，以免发生逆行性感染。

5. 保持胃管通畅和持续有效的负压，定时挤压胃管或用少量生理盐水冲。

6. 胃肠减压器应每日更换 1 次，观察引流量的色、质、量及腹胀情况，做好记录，发现异常及时报告医生。

7. 胃肠减压期间做好口腔护理。

【操作并发症及处理】

1. 黏膜出血

（1）临床表现　胃管内呈咖啡色胃内容物。

（2）处理　①调整负压。②遵医嘱用胃黏膜保护剂和止血药。③拔管时，应停止负压吸引后再拔出胃管。

2. 引流不畅

（1）临床表现　胃管堵管及引流无效。

（2）处理　①定时挤压胃管或用少量生理盐水低压冲洗。②变换体位。

3. 口咽干燥

（1）临床表现　咽部黏膜水肿，咽部不适。

（2）处理　①口腔护理，保持口腔清洁。②必要时给予雾化吸入。③给予足够的静脉营养支持，维持水、电解质平衡。

（王　玥　　宋文静）

六、造口护理技术

造口护理技术是针对各类造口术后患儿行造口处皮肤清洁和护理的一种方法。此方法可保持患儿造口周围皮肤清洁，保护造口周围正常的皮肤组织。

【操作目的及意义】

1. 维持造口周围皮肤清洁。

2. 降低造口周围皮炎等造口相关并发症的发生率。

3. 增加患儿舒适度，提高生活质量。

【操作步骤】

1. 操作准备

（1）护士准备　着装整洁，洗手，戴口罩。评估患儿病情、造口类型、造口周围皮肤情况及造口异常情况，向患儿家属解释造口护理的目的及过程，取得配合；评估患儿合作程度、心理状态。

（2）物品准备　生理盐水、一次性弯盘、棉球、剪刀、测量尺及记号笔、一次性造口袋、一次性护理垫、手套、皮肤保护膜、造口粉、防漏膏、手消毒液、医用垃圾桶、生活垃圾桶。

（3）患儿准备　患儿家属了解造口护理的目的、方法及注意事项。

（4）环境准备　安静、清洁，必要时屏风或隔帘遮挡，保护隐私。

2. 操作方法

（1）洗手，戴口罩。携用物至患儿床旁，核对患儿信息。

（2）协助患儿取舒适体位，将一次性护理垫垫于身体下方。

（3）戴手套，一手按压皮肤，一手自上而下轻揭造口袋，如揭除困难，可用黏胶驱除剂喷涂底盘后再揭除。

（4）检查造口底盘黏胶溶胶情况，观察造口黏膜及周围皮肤有无红疹、皮损、溃烂，造口处肠管有无脱垂、回缩、出血、坏死，检查造口周围皮肤是否平坦。

（5）用生理盐水湿棉球由外往内环状擦拭造口周围的皮肤，用纸巾擦干皮肤。

（6）使用测量尺测量造口大小，在新的造口底盘上做好标记，用剪刀将造口底盘修剪出造口大小合适的开口，一般比造口大 1～2mm 即可，用手指抚平修剪的造口底盘边缘毛边。

（7）喷撒适量造口粉在造口周围皮肤上，范围大于造口底盘，将多余的保护粉扫除。

（8）涂抹皮肤保护膜，在造口周围皮肤上涂抹或喷撒皮肤保护膜，待干 15 秒。必要时，此步骤可重复 3 次，即粉 – 膜 – 粉 – 膜 – 粉 – 膜。

（9）使用浸湿水的棉签涂抹适量防漏膏包围肠造口 1/2～2/3，再用湿棉签推防漏膏，使其紧密包围整个肠造口，宽度小于1cm.

（10）撕开底盘粘贴纸，将底盘贴在造口周围的皮肤上，从下至上用手轻按造口袋底盘粘胶，再沿着底盘均匀按压一圈确保底盘牢固。

（11）粘贴并封闭造口袋尾端。

（12）撤去一次性护理垫，脱手套，为患儿整理衣物，整理床单位，向患儿及家长交待注意事项。

（13）整理并处理用物，洗手，做好记录。

3. 操作评价

（1）造口测量准确，造口袋底盘裁剪合适。

（2）造口袋与皮肤连接紧密，无缝隙。

【操作难点及重点】

1. 动作轻柔。

2. 正确测量及裁剪底盘。

3. 粘贴造口底盘紧密。

【注意事项】

1. 观察排便情况　乙状结肠或降结肠造口的排泄物为糊状固体。横结肠造口的排泄物为半固体。回肠造口的排泄物为液态状，富含消化酶，对造口周围皮肤刺激性强。

2. 用造口测量尺仔细测量好造口大小，在造口的横向及纵向均要测量，裁剪造口底盘的直径要比造口直径大 1～2mm，用笔画出，裁剪时选择造口袋专用剪刀，裁剪以造口大小、形状为标准。

3. 如为两件式造口袋，贴好底盘后，对准连接环，手指着连接环由下而上将袋子与底盘按紧，当听到轻轻的"咔"声，说明袋子与底盘已安全连接好。有锁扣的造口袋，安装前使锁扣处于开启状态，装上袋子后，两指捏紧锁扣，然后轻拉袋子，检查是否扣牢。

4. 造口护理用品每次佩戴时间至少 3 天，不超过 7 天，当造口袋容量 1/3～1/2 满时就要及时排放，以免重力作用导致底盘脱落。若造口袋内气体胀满，可从造口袋尾端排气。

【操作并发症及处理】

1. 造口周围皮炎

（1）临床表现　造口周围皮肤红肿、破损、疼痛。

（2）处理　①潮湿性相关的皮肤损伤：可使用造口护肤粉、无刺激皮肤保护膜或水胶体敷料，必要时使用防漏膏/条/贴环等。②过敏性接触性皮炎：含过敏物质的造口辅助护理用品需停止使用，局部遵医嘱用药。③机械性皮肤损伤：可根据情况选择伤口敷料，如水胶体粉、聚氨酯泡沫、藻酸盐或水纤维。

2. 造口出血

（1）临床表现　肠造口黏膜或肠腔流出血性液体。

（2）处理 ①揭除造口袋，用清洁棉球按压出血处或撒上造口粉。②检查造口袋裁剪大小是否合适。③通知医生，止血处理。

3. 皮肤黏膜分离

（1）临床表现 皮肤与肠造口黏膜之间形成开放性创面。

（2）处理 ①浅层分离，可在局部喷撒造口护肤粉。②深层分离，创面进行湿润愈合处理，使用藻酸盐敷料充填伤口发生感染时，应用抗菌敷料。上述操作结束后，使用防漏膏/条/贴环或水胶体敷料进行隔离。

4. 造口脱垂

（1）临床表现 造口通过腹壁以伸缩方式突出。

（2）处理 ①立即给予患儿平卧位并适当安抚。②使用腹带加压包扎。③脱出肠管、颜色发紫时，立即通知医生，必要时手术。

（王 玥 宋文静）

七、巨结肠回流洗肠技术

巨结肠回流洗肠技术就是将肛管由肛门经直肠插入结肠，肛管需要通过痉挛段到达扩张段，然后反复注入一定量的生理盐水进行结肠灌洗，可有效促进肠道蠕动，清除粪便以缓解腹胀，减轻肠管扩张，增加患儿食欲，改善全身营养状况，减少肠黏膜对毒素的吸收。

【操作目的及意义】

1. 清除结肠内积存的大便，减轻腹胀。

2. 缓解肠管张力，改善循环，促进肠壁炎症恢复。

3. 改善肠内微生态环境。

4. 为手术、检查做准备。

【操作步骤】

1. 操作准备

（1）护士准备 着装整洁，洗手，戴口罩。评估患儿腹胀程度，了解结肠病变的高低及痉挛段的长短，以掌握肛管插入的深浅度；评估患儿肛门周围皮肤黏膜状况以及排便情况。向患儿家属解释巨结肠洗肠的目的及过程，取得配合。

（2）物品准备 治疗盘 2 个、生理盐水（39～41℃、每次量 100～150ml/kg）、肛管、注射器、液状石蜡、清洁手套、水温计、纸巾、一次性护理垫、便盆、水温计。

（3）患儿准备　患儿及其家属了解清洁灌肠的目的、方法及注意事项并积极配合。

（4）环境准备　关闭门窗，调节室温至 24～26℃。

2. 操作方法

（1）洗手，戴口罩，加温生理盐水。

（2）患儿平卧，测量并记录腹围，垫一次性护理垫于臀下，患儿双腿屈曲，充分暴露肛门，家长协助固定盖好被子，床尾放便盆。

（3）戴手套，使用液状石蜡润滑肛管前端及肛门处。

（4）分开臀部，显露肛门，将肛管经肛门轻轻插入，如遇阻力应暂停，当患儿腹压下降时，边注水边向前送入肛管，肛管应通过痉挛段。

（5）用注射器抽吸生理盐水，每次 30～50ml，缓慢注入肛管，经肛管注入溶液后取下注射器，使灌注液经肛管自行流出。

（6）沿结肠走向给予顺时针腹部按摩，加快肠内气体和粪便的排出。

（7）重复多次灌洗，直至排出液澄清。

（8）灌肠完毕，反折肛管尾端拔出，擦净肛门，再次测量腹围。

（9）灌洗过程中，随时观察患儿面色，询问有何不适。

（10）整理用物，洗手，记录。

3. 操作评价

（1）患儿减轻腹胀，肠道清洁。

（2）动作轻柔，患儿无损伤。

【操作重点及难点】

1. 协助患儿取正确、舒适体位。

2. 插肛管动作要轻柔。

3. 重点观察患儿的精神反应。

【注意事项】

1. 溶液注入或排出受阻，可协助患儿更换体位或调整肛管插入的深度，多次移动肛管反复灌洗。

2. 准确测量灌入量和排出量，达到出入量基本相等或出量大于注入量，防止水中毒。

3. 腹胀严重者，可在灌肠后留置肛管并固定，利于粪便和气体排出。

4. 观察患儿有无面色、呼吸改变，腹痛、便血等肠穿孔表现。

5. 避免患儿剧烈哭闹，分散患儿注意力，放松腹部肌肉。

【操作并发症及处理】

1. 肛管通过困难

（1）临床表现 插管有阻力感。

（2）处理 ①了解狭窄段的位置及走向，在肛管通过狭窄段受阻时，边注少量液体边插管。②前后挪动肛管，改变深度和方向。

2. 液体流出不畅

（1）临床表现 进水容易，出水困难。

（2）处理 ①查看肛管有无反折。②轻轻抽动，调整肛管位置。③顺时针腹部按摩。

3. 肠穿孔

（1）临床表现 突然腹部剧痛或腹痛逐渐加重，恶心、呕吐、腹胀等消化道症状。

（2）处理 ①一旦怀疑肠穿孔应立即停止灌肠。②必要时给予吸氧，建立静脉通路，拍腹部平片以确诊。确定肠穿孔者，应急诊手术治疗。

4. 水中毒

（1）临床表现 嗜睡和疲劳、头痛和恶心、抽搐和意识丧失、混乱和精神症状、肌肉痉挛等。

（2）处理 ①灌肠过程中，准确记录出入量。②灌肠后，注意观察患儿的临床表现，必要时监测血气电解质，尽早发现水、电解质紊乱。③可使用超声可视下进行肠道评估，避免对已清洁肠管的反复不必要冲洗。

（王 玥 宋文静）

八、保留灌肠技术

保留灌肠技术是指将一次性肛管经肛门插入，自肛门灌入药物，保留在直肠或结肠内，通过肠黏膜吸收，达到治疗目的，常用于镇静、催眠及治疗肠道感染等。

【操作目的及意义】

1. 促进肠道蠕动，减轻腹胀。

2. 治疗肠道感染。

3. 使用镇静剂。

4. 为高热患儿降温。

【操作步骤】

1. 操作准备

（1）护士准备　着装整洁，洗手，戴口罩。评估患儿病情、生命体征、意识状态、合作程度；患儿有无直肠肛管疾病（如痔疮、肛裂、肛周脓肿等），肛周皮肤黏膜以及排便情况，肛门括约肌控制能力等。向患儿家属解释保留灌肠的目的及过程，取得配合。

（2）物品准备　治疗车、治疗盘、一次性注射器、需灌注的药物、合适型号的肛管、弯盘、温生理盐水 5～10ml、血管钳、液状石蜡、纸巾、一次性护理垫、水温计、清洁手套。

（3）患儿准备　排空大、小便，患儿家属了解保留灌肠的目的、方法及注意事项。

（4）环境准备　关闭门窗，调节室温至 24～26℃，必要时屏风或隔帘遮挡，保护隐私。

2. 操作方法

（1）洗手，戴口罩，遵医嘱按无菌操作原则配制药液。

（2）携用物至患儿床旁，核对患儿信息。

（3）垫一次性护理垫于臀下，根据病情、年龄选择适宜体位，臀部抬高 10cm，便于灌肠时溶液保留。

（4）戴手套。

（5）连接肛管，液状石蜡润滑肛管前端，排出管道气体。

（6）一手分开患儿两臀，露出肛门，一手将肛管轻轻插入。

（7）缓慢注入药液后，反折并缓慢拔出肛管。

（8）擦拭患儿肛周皮肤。

（9）协助患儿取舒适卧位，嘱其尽量保留 10 分钟后再排便，如果患儿不能配合，可用手夹紧患儿两侧臀部。

（10）向患儿及家属交待有关注意事项。

（11）正确处理用物，洗手，详细记录。

3. 操作评价

（1）动作轻柔。

（2）药物注入无遗洒。

【操作重点及难点】

1. 协助患儿取正确体位。

2. 插肛管动作要轻柔。

【注意事项】

1. 根据患儿病变部位选择卧位，如病变在乙状结肠和直肠，应取左侧卧位；如病变在回盲部，则采取右侧卧位。

2. 缓慢注入药液，灌注完后再用温生理盐水 5～10ml 冲洗，避免药液残留。

3. 根据年龄大小选择肛管插入深度，2 岁以下 8～12cm，2～8 岁 10～15cm，8 岁以上 15～20cm。

4. 灌肠过程中注意观察患儿反应，若出现面色苍白、出冷汗、剧烈腹痛、脉速、心慌、气急等，立即停止灌肠并通知医生进行处理。

【操作并发症及处理】

1. 肠黏膜受损

（1）临床表现　肛门处有鲜血流出。

（2）处理　①动作轻柔，插管前充分液状石蜡润滑肛管，禁忌强行插入。②选择粗细合适、质地柔软的肛管。

2. 药物过早排泄

（1）临床表现　肛门处有鲜血流出。

（2）处理　①在操作过程中对婴幼儿进行安抚，避免剧烈哭闹。②缓慢推注药液。③灌入药液后，不能配合者由家长配合捏紧患儿两侧臀部 10 分钟。

（王　玥　　宋文静）

九、消化内镜操作护理配合技术

（一）胶囊内镜护理配合技术

胶囊内镜是诊断消化道疾病的重要检查手段，具有检查方便、无创伤、无痛苦、不影响患者正常生活等优点。胶囊内镜更适合于小肠病变的检查。随着食管、胃、结肠专用胶囊内镜的临床应用，可更好地弥补以往胶囊内镜在食管、胃、结肠检查较胃镜、肠镜检查的不足。

【操作的目的及意义】

1. 适用于不明原因的消化道出血及缺铁性贫血。

2. 适用于疑似克罗恩病或监测并指导克罗恩病的治疗。

3. 适用于疑似小肠肿瘤。

4. 适用于监控小肠息肉综合征的发展。

5. 适用于疑似或难以控制的吸引不良综合征。

6. 适用于检测非甾体类抗炎药相关性小肠黏膜损害。

7. 适用于临床上需要排除小肠疾病者。

8. 适用于消化道功能性疾病。

【操作步骤】

1. 操作准备

（1）护士准备　洗手，戴口罩、手套；双人查对、确认患儿信息，评估患儿病情。

（2）物品准备　消泡剂，智能胶囊、影像工作站、图像记录仪处于满电状态。

（3）患儿准备　①确定患儿是否有禁忌证。②告知患儿及家长胶囊内镜检查的目的、检查方法及注意事项等，签署知情同意书。③检查前3日不可做钡餐或钡灌肠检查。如已接受钡餐检查，尽量在1周后进行胶囊内镜检查，以免钡剂残留在肠道内影响检查效果。④检查前2日开始进食少渣饮食，检查前一天晚餐进食半流质饮食，检查当天禁食，检查前4小时停止饮水。⑤肠道准备：检查前12小时进行肠道准备，根据医嘱口服清肠药，具体服用方法根据药品说明书进行，口服清肠药后观察排便如为水样便即达到肠镜检查要求，必要时遵医嘱行清洁灌肠。检查前30分钟遵医嘱口服消泡剂。

（4）环境准备　安全、安静、清洁。必要时屏风遮挡，请无关人员回避等。

2. 操作方法

（1）图像记录仪穿戴　患儿取平卧位，操作者按照胶囊内镜接收要求粘贴导联电极，与记录仪匹配关联。

（2）患儿信息的记录　穿戴完毕后，打开影像工作站和记录仪电源，通过连接线连接记录仪和影像工作站，登录影像工作站软件，自动进入系统准备，建立患儿信息档案。

（3）吞服胶囊　输入胶囊编号、通道编号并核对正确无误，打开胶囊包装，取出胶囊。当胶囊闪烁表示胶囊已经激活并开始工作，按照界面提示进入图像监测系统，首先嘱患儿手持胶囊，镜头对准自己面部，在图像监视界面下可以看到患儿图像，观察记录仪指示灯闪烁正常后，嘱患儿将胶囊放入口腔，饮水少许吞下胶囊。

（4）检查过程中的实时监视　在胶囊通过幽门之前，医护人员保持对胶囊运行的实时监控。嘱患儿右侧卧位有利于胶囊尽快通过幽门进入小肠。

（5）图像数据的下载与备份　当实时监测记录仪指示灯闪烁频率减慢或停止，表示胶囊记录仪已经终止数据记录，胶囊内镜检查结束。

（6）取下穿戴的记录仪，按照界面提示下载数据保存于电脑中，建立患儿病历资料文档。

3. 操作评价　整个操作过程顺利达到预定的治疗或诊断目的。

【操作重点及难点】

操作护士操作前充分做好准备工作，提前与患儿及家长充分沟通，取得其配合。

【注意事项】

1. 吞服胶囊前注意营造轻松愉快的环境，避免患儿精神紧张，导致喉肌痉挛，胶囊吞服失败。

2. 检查前30分钟口服祛泡剂可以改善近段小肠黏膜观察的清晰度。

3. 胶囊滞留在食管，可以通过胃镜推送入胃。

4. 右侧卧位有利于胶囊通过幽门，如果胶囊长时间（1~2小时）不能进入十二指肠，肌内注射甲氧氯普胺有助于胶囊通过幽门或胃镜送入十二指肠。

5. 在整个检查过程中，患儿不能脱下记录仪，不能移动记录仪位置。不要接近强电磁波信号源，以免造成信号干扰。检查过程中避免剧烈运动。检查过程中不能进食，若出现饥饿感，可饮用少许糖水或遵医嘱静脉滴注葡萄糖溶液。

6. 检查开始后，提醒患儿及家长在胶囊内镜排出体外前，应使用便盆排便，以便观察胶囊是否排出。如胶囊1周以上未排出应告知医生，可行腹部X线检查，确定胶囊所在的位置。

【操作并发症及处理】

1. 胶囊内镜检查不完全　主要原因为胶囊内镜移行减慢或胶囊滞留。由于回肠末端是消化道疾病的好发部位，而胶囊内镜检查不全则使得该部位病变漏诊。处理方法如下所述。

（1）体位调整　右侧卧位或活动促进胶囊通过回盲部。

（2）随时监测胶囊位置　若胶囊滞留胃部大于 1 小时，可尝试胃镜辅助推送。

（3）使用促动力药。

2. 图像质量不佳

（1）存在的技术问题　图像记录不全、胶囊电池电量不足、胶囊激活失败、下载数据失败、电池组功能障碍、软件本地化失败及其附近电子设备的电磁干扰等。

（2）胶囊内镜在特殊人群中可能出现的情况　由于胶囊内镜系统的辐射频率单元与心脏复律除颤器或心脏复律起搏器之间可能发生相互干扰，美国 FDA 不建议该类患者应用胶囊内镜，因此，将植入心脏设备作为应用胶囊内镜的相应禁忌证。

（郝春娟　　杨　颖）

（二）胃镜护理配合技术

胃镜检查是诊断上消化道疾病最常用和最准确的检查方法，是食管、胃、十二指肠疾病的主要检查手段。其方法是将胃镜插入患儿食管、胃、十二指肠内，以协助诊断或治疗的一项操作技术。

【操作目的及意义】

1. 通过胃镜对食管、胃、十二指肠病变进行诊断和治疗。

2. 适用于上消化道息肉摘除。

3. 适用于取出胃内异物。

4. 适用于胃内出血者镜下止血。

5. 适用于食管狭窄扩张术。

【操作步骤】

1. 操作准备

（1）护士准备　洗手，戴口罩、手套；双人查对、确认患儿信息，评估患儿病情。

（2）物品准备　内镜主机、胃镜、负压吸引设施、氧气供应系统、活检钳、局部麻醉药、止血药、生理盐水、一次性使用无菌注射器、纱布、治疗巾、一次性牙垫、标本瓶等。

（3）患儿准备　①详细询问患者病史；讲解胃镜检查的目的、方法、风险，消除紧张情绪，以取得术中良好配合，尽量减轻不适；签署知情同意书。②检查前一天应进食易消化饮食，检查前禁食、禁饮 6 小时以上。钡剂检查 3 天后行胃镜检查，以免影响视野。③若有不全幽门梗阻的患儿，应延长禁食时间，必要时行胃肠减压术或洗胃术。④有心脏病史患儿检查时携带近期心电图报告。⑤应携带病历及各种检查结果，以便医生准确了解病情。⑥如同一天行腹部超声检查，应先行超声检查，再行胃镜检查。⑦术前 15 分钟指导并协助患儿使用咽部局部麻醉药，以达到咽部黏膜表面麻醉作用，同时服用祛除胃肠道内泡沫剂黏液，以保证检查过程视野清晰。无痛胃镜检查前需建立好静脉通路，以便检查过程中给药。

（4）环境准备　安全、安静、清洁。必要时屏风遮挡，请无关人员回避等。

2. 操作方法

（1）协助患儿取屈膝左侧卧位，松解领扣和裤带，取下活动义齿及眼镜，头部略后仰，使咽喉部与食管呈一直线。

（2）垫治疗巾于患儿颌下，含口圈，指导患儿鼻吸气、口呼气、放松全身。

（3）协助术者进行活体标本采集　将活检钳经内镜钳道插入，当活检钳出现于视野下即打开，待活检钳紧贴组织后即关闭、钳取。抽出活检钳，妥善放置所取组织于甲醛溶液内，准确标识病理标本，双人核对无误后及时送检。

（4）密切观察患儿反应，早期发现异常，如出现明显心跳、呼吸、血氧饱和度异常、抽搐、呕吐等应及时终止检查，进行抢救。

（5）检查结束后，取出牙垫弃入医疗垃圾桶内。清洁患儿口鼻腔分泌物，协助患儿取舒适卧位。

（6）观察患儿有无特殊不适，协助患儿下床，离开检查室。

（7）整理环境和用物。

3. 操作评价

（1）整个操作过程顺利达到预定的治疗或者诊断目的。

（2）操作过程中未发生吸入性肺炎、出血、穿孔、心血管意外、下颌关节脱臼等并发症。

【操作重点及难点】

操作配合护士操作前充分做好准备工作，操作中保证患儿的安全。

【注意事项】

1. 检查后由于咽部麻醉作用未消失，仍需禁食、水 2～4 小时，2～4 小时后可先试饮水，若无吞咽困难及呛咳，可逐渐过渡到温软食物。

2. 术后可有咽喉部不适或疼痛，或出现声音嘶哑，必要时遵医嘱给予雾化吸入缓解症状，同时做好安抚工作。

3. 注意观察有无活动性出血，如呕血、便血，有无腹痛、腹胀，有无生命体征改变等异常，及时通知医生，协助处理。

4. 关注患儿的心理护理。

【操作并发症及处理】

1. 肺部并发症

（1）临床表现　突发剧烈咳嗽、呼吸困难、面色发绀、缺氧等症状。

（2）处理　①取左侧卧位，尽量使左侧口角放低，利于唾液流出。②退镜至咽部时保持吸引状态，防止分泌物流入气道。

2. 消化道出血

（1）临床表现　少量出血表现为便中可见血丝。大量出血，可排除大量血性物质，并伴有缺血性休克表现。

（2）处理　①少量出血一般无须处理。②出血量多时，遵医嘱给予对症治疗，如喷洒止血药、电凝止血或静脉输注止血药。

3. 消化道穿孔

（1）临床表现　发病突然，上腹部剧烈疼痛。腹部肌肉紧绷，常呈现板状腹，按压剧痛。

（2）处理　穿孔较小者可在内镜下处理，内镜处理不能干预立即选择手术治疗。

4. 心血管系统相关并发症

（1）临床表现　早期可出现心悸、出汗、乏力、憋气、心搏骤停等症状。

（2）处理　①立即停止内镜检查，遵医嘱给予积极抢救措施。②密切观察患儿生命体征变化。

5. 下颌关节脱臼

（1）临床表现　下颌异常运动、闭口困难、唾液外流等。

（2）处理　待检查结束后手法复位。

（郝春娟　　杨　颖）

（三）肠镜护理配合技术

结肠镜检查在结直肠疾病的诊断和治疗中发挥着重要作用，主要通过消化内镜的操作和肠腔的气体调节，使结肠缩短变直，结肠镜可顺利通过直肠、乙状结肠、降结肠移行部、脾曲、肝曲送达盲肠及回肠末端，并可全面观察到肠壁及褶皱里面的情况。目前结肠镜检查已成为结肠疾病诊断和治疗中最常用的有效且可靠的方法。

【操作的目的及意义】

1. 适用于原因不明的下消化道出血。

2. 适用于原因不明的腹泻。

3. 适用于结肠息肉、早期癌的诊治。

4. 适用于钡灌肠发现异常，需进一步明确诊断。

5. 适用于原因不明的低位肠梗阻。

6. 适用于腹部肿块无法排除大肠或末端回肠疾病。

7. 适用于大肠手术后内镜随访。

【操作步骤】

1. 操作准备

（1）护士准备　洗手，戴口罩、手套；双人查对、确认患儿信息。

（2）物品准备　内镜主机、结肠镜、负压吸引设施、氧气供应系统、高频电发生器、透明帽、结肠镜活检钳、圈套器、注射针、爪钳、止血钳、钛夹、标本瓶、常用药品（解痉药和镇静药）、内镜润滑剂、生理盐水、一次性使用无菌注射器、染色剂、橡胶手套、纱布、治疗中单等。

（3）患儿准备　①评估患儿有无结肠镜检查的禁忌证、病情、心理状态等。医生签署知情同意书。②饮食准备：自镜检前1天采用低残留、低纤维饮食或清流质饮食。清流质饮食一般指透明液体饮食，如清水、澄清的果汁和无色运动饮料等易吸收、不易在肠道内留下残渣的食物。低残留、低纤维饮食一般包括奶制品、精米精面、烹饪过的蔬菜和结缔组织少的肉类等，但不包括豆类、全麦食物和生果蔬等高纤维或容易产生气体的食物。限制或禁食火龙果、奇异果等带有颜色及果籽的食物。检查当日禁食、水 4~6 小时。③肠道准备：检查前 12 小时进行肠道准备，根据医嘱口服清肠药，具体服用方法根据药品说明书进行，口服清肠药后观察排便如为水样便即达到肠镜检查要求；必要时遵医嘱行清洁灌肠，排便如为水样便即达到肠镜检查要求。

（4）环境准备 安全、安静、清洁。必要时屏风遮挡，请无关人员回避等。

2. 操作方法

（1）协助患儿取左侧卧位，双腿弯曲朝腹部，垫治疗巾于患儿臀部，准备润滑剂。

（2）密切监测患儿生命体征，遵医嘱给予氧气吸入。

（3）检查中观察患儿病情变化，协助医生按压腹部，辅助进镜。

（4）协助医生行活检标本留取。

（5）检查结束后协助患儿穿好衣裤，使患儿安全离开检查室。

（6）整理环境和用物。

3. 操作评价

（1）整个操作过程顺利达到预定的治疗或者诊断目的。

（2）操作过程中未发生肠穿孔、肠道出血、感染等并发症。

【操作重点及难点】

操作配合护士操作前充分做好准备工作，操作中保证患儿的安全。

【注意事项】

1. 检查后认真观察患儿病情变化，耐心倾听患儿主诉，如有腹胀、腹痛、大汗、面色苍白、心率增快、血压下降等不适，及时通知医生，协助给予处理。

2. 检查后观察粪便的颜色、性质和量，如有异常及时就医。

3. 检查后卧床休息，不可剧烈活动。遵医嘱禁食、水 4~6 小时，如无腹痛、腹胀，可遵医嘱进食温软饮食，逐步过渡到普通饮食，合理安排休息。

【操作并发症及处理】

1. 肠道出血

（1）临床表现 低位肠段的黏膜活检后短时间内可有少量出血，可自行停止。若出现持续加重的黑便或血便、心慌、血压下降、头晕、乏力等提示出血量较大。

（2）处理　①通常采用保守方法，遵医嘱给予止血药物。②必要时进行内镜下止血或外科手术止血。

2. 肠穿孔

（1）临床表现　若患儿出现持续加重的腹痛，腹部检查体出现肌紧张甚至板状腹，提示有穿孔。

（2）处理　①遵医嘱行 X 线等辅助检查。②遵医嘱给予胃肠减压。③可在内镜下通过金属夹夹闭。④必要时行外科手术。

（郝春娟　　杨　颖）

第四节　泌尿系统护理技术

一、留置导尿技术

留置导尿技术是用无菌导尿管经尿道插入膀胱，并将导尿管保留在膀胱内以引流尿液的一种方法。此方法可以将尿液顺利地从膀胱排出，缓解尿潴留患儿的痛苦。适用于尿培养、准确记录尿量、注入造影剂、膀胱冲洗、探测尿道有无狭窄、术前准备的患儿。

【操作目的及意义】

1. 准确记录危重、休克患儿的尿量，测尿比重。

2. 为盆腔手术排空膀胱，使膀胱保持空虚状态，避免术中误伤。

3. 减轻手术切口的张力，促进切口愈合。

4. 为尿失禁或会阴部有伤口的患儿引流尿液，保持会阴部清洁、干燥。

5. 为尿失禁患儿行膀胱功能训练。

【操作步骤】

1. 操作准备

（1）护士准备　着装整洁，洗手，戴口罩、手套。评估患儿的年龄、性别、病情及合作程度，自理能力、心理反应，评估患儿的膀胱充盈度及会阴部皮肤、黏膜情况、尿道口周围情况，有无破溃。向患儿及家属解释导尿的目的及过程。帮助患儿清洁外阴部，协助患儿取仰卧位。

（2）物品准备 医嘱执行单、治疗车、一次性无菌导尿包，根据患儿年龄选择合适型号的导尿管，一次性尿垫、免洗手消毒液、隔帘或屏风。

（3）患儿准备 患儿及其家长了解导尿的目的、注意事项并积极配合，取合适体位。

（4）环境准备 关闭门窗、遮挡屏风。

2. 操作方法

（1）洗手，戴口罩、手套。

（2）准备用物并核对患儿信息。

（3）关闭门窗，屏风遮挡。

（4）清洁患儿外阴。

（5）摆体位，打开床档，取仰卧屈膝位，松被尾，脱去对侧裤腿盖在近侧腿部，将患儿上身及对侧下肢用被子盖好，注意保暖。

（6）正确摆放体位，两腿略外展，露出外阴部，充分暴露操作部位。

（7）将一次性尿垫垫于患儿臀下。

（8）洗手。

（9）打开导尿包。

1）女性患儿：根据女性患儿尿道解剖特点，进行消毒插管，将初步消毒物品置于两腿之间，将外包装袋置于床尾备用。①第一次消毒：一手戴手套，将碘伏棉球放入消毒弯盘内。②消毒顺序：阴阜→对侧大腿内侧上1/3至腹股沟→近侧大腿内侧上1/3至腹股沟→对侧大阴唇→近侧大阴唇→以戴手套的手持纱布分开大阴唇，消毒对侧小阴唇→近侧小阴唇→自上而下消毒阴蒂、尿道口、肛门。③处理用物：脱下手套，洗手。④将导尿包置于患儿双腿之间，打开形成无菌区。⑤戴无菌手套，铺洞巾，将洞巾铺在患儿的会阴处并暴露会阴部，按操作顺序排列用物，检验水囊及尿管完整性，润滑导尿管前端，将导尿管与尿袋连接备用，将碘伏棉球放于无菌盘内。⑥第二次消毒：一手用纱布分开并固定小阴唇，暴露尿道口，一手用镊子夹碘伏棉球消毒，顺序为：尿道口→对侧小阴唇→近侧小阴唇→尿道口。⑦置尿管：嘱患儿放松深呼吸，一手继续固定小阴唇，另一手更换镊子，夹住导尿管对准尿道口缓缓插入尿道，见尿后再插入2～3cm（避免因球囊压迫膀胱肌层出现疼痛等不适）。根据尿管上注明的容积向水囊注水，向外轻拉导尿管有阻力感，确保固定有效；注意询问患儿的感受，观察患儿的反应。⑧拔出导尿管导丝，将导尿管与无菌尿袋连接，撕开洞巾，妥善放置尿袋，位置应低于膀胱高度，整理用物，撤一次性尿垫，脱下手套。⑨协助患儿穿好衣裤，整理床单位，取舒适体位，关上床档，将呼叫器放至患儿伸手可及之处，观察患儿排尿情况。⑩再次核对，告知患儿防止尿管受压、脱出及离床活动的注意事项。⑪按医疗垃圾分类处理用物。⑫洗手，记录，签字。

2）男性患儿：根据男性患儿尿道解剖特点，进行消毒插管，将初步消毒物品置于两腿之间，将外包装袋置于床尾备用。①洗手，戴口罩、手套。②首次消毒：顺序依次是消毒外阴及阴茎，消毒尿道口，消毒尿道口时用纱布包裹住阴茎上提，将包皮向后推，暴露出尿道口，自尿道口向外螺旋消毒尿道口、阴茎头、冠状沟。③按无菌技术操作原则打开导尿包，取出洞巾，铺在患儿的外阴处并暴露阴茎。按操作顺序排列用物，检验水囊及尿管完整性，润滑导尿管前端，将导尿管与尿袋连接备用，将碘伏棉球放于无菌盘内。④取出导尿管，润滑导尿管前端5cm，根据需要将导尿管和引流袋连接，将碘伏棉球放入消毒弯盘内。⑤弯盘移至近会阴部，再次消毒，左手用纱布包裹阴囊向后推，暴露尿道口，右手拿镊子夹消毒棉球再次消毒尿道口、龟头及冠状沟，消毒尿道口时间≥15秒。⑥左手继续持无菌纱布包囊使之与腹壁呈90°角，将弯盘置于洞巾口旁，右手用另一只镊子夹持导尿管前端，对准尿道口轻轻插入膀胱，见尿液流出再插入2～3cm。⑦根据尿管上注明的容积向水囊注水，向外轻拉导尿管有阻力感，确保固定有效；注意询问患儿的感受，观察患儿的反应。⑧拔出导尿管导丝，将导尿管与无菌尿袋连接，撕开洞巾，妥善放置尿袋，位置应低于膀胱高度，整理用物，撤一次性尿垫，脱下手套。⑨协助患儿穿好衣裤，整理床单位，取舒适体位，关上床档，将呼叫器放至患儿伸手可及之处，观察患儿排尿情况。⑩再次核对，告知患儿防止尿管受压、脱出及离床活动的注意事项。⑪按医疗垃圾分类处理用物。⑫洗手，记录，签字。

3）补充内容：一次性导尿。①前期操作步骤同留置导尿①～⑪。②更换镊子，夹住导尿管对准尿道口轻轻插入尿道，见尿液流出，再插入2～3cm，注水囊，向外轻拉导尿管有阻力感，确保固定有效，拔出导尿管导丝，将导尿管与无菌尿袋连接。③将适量尿液引流入尿袋内。④若需尿培养，用无菌标本瓶接取中段尿5ml，盖好瓶盖，放至合适处。⑤导尿完毕，拔出导尿管，撤洞巾，擦净外阴。⑥安置患儿，处理用物。⑦洗手，记录，签字。

3. 操作评价

（1）顺利导出尿液。

（2）具备无菌观念，操作方法正确，患儿未发生泌尿系统损伤和感染。

【操作重点及难点】

1. 严格遵守无菌操作要求。

2. 留置导尿管气囊注水的注意事项。

3. 妥善固定好管路。

【注意事项】

1. 严格无菌操作。

2. 插入尿管动作要轻柔，有阻挡感可更换方向再插。如导尿管误入阴道，应更换无菌导尿管，重新插管。

3. 选择适宜型号的导尿管。

4. 测定残余尿时，嘱患儿先自行排尿，然后导尿。残余尿量一般为 5 ~ 10ml，如超过 100ml，应留置导尿。

5. 留置导尿时，妥善固定尿管，防止脱出。

6. 对膀胱高度膨胀且极度虚弱的患儿，放尿速度宜缓慢，首次放出尿量不应超过正常儿童全天总尿量的 50%，或首次放尿量小于 500ml。放尿后应观察有无腹痛、血压下降等虚脱症状以及因膀胱内压力突然下降导致的膀胱黏膜急剧充血而发生血尿情况。

7. 新生儿、婴幼儿尿道口难以辨认，避免导尿失败及误入阴道。

【操作并发症及处理】

1. 逆行感染

（1）置管前严格掌握留置导尿管的适应证，严格遵循无菌操作原则，操作过程中如导尿管被污染或疑被污染，应立即更换无菌导尿管。

（2）随时保持集尿袋高度在膀胱水平以下，活动或搬运患儿时夹闭引流管，防止尿液反流。

（3）及时排空集尿袋内尿液，准确记录尿量，注意观察引流尿液的颜色、性质。若有尿色深或浑浊，应加强饮水或行膀胱冲洗，必要时送检尿标本。

（4）鼓励患儿多饮水达到自然冲洗尿路的目的。如患儿出现尿路感染，应及时更换导尿管，必要时应用抗生素治疗。

（5）保持尿道口清洁，女性患儿用0.5%碘伏棉球擦拭外阴及尿道口，男性患儿用0.5%碘伏棉球擦拭尿道口、龟头及包皮，每天1~2次。排便后及时清洁肛门及会阴部皮肤。

（6）定期评估患儿留置尿管的必要性，在病情允许情况下尽可能缩短留置尿管的时间。

2. 气囊破裂致膀胱异物

（1）选择优质、大小型号合适的硅胶尿管。插管前认真检查气囊质量，有无漏气、漏水现象。导尿时应根据导尿管上注明的气囊容积向气囊注入等量的无菌溶液。

（2）每班检查尿管固定情况，若感觉阻力降低，在无菌条件下抽出水囊内液体，重新注入适量液体。

（3）如发生气囊破裂，及时告知医生并处理。

3. 拔管困难

（1）拔管前应认真检查气囊内抽出的溶液量，在证明气囊内的液体完全抽吸干净后再轻柔拔管。

（2）必要时行B型超声检查，了解管道在体内的位置、深度等情况，酌情处理。

4. 导尿管阻塞

（1）鼓励患儿多饮水，保证足够的尿量，减少尿结晶或血块堵塞导尿管。

（2）检查导尿管位置，管路是否弯曲、受压，摆放是否合理，发现异常及时处理。

（3）定时由近端向远端挤压导尿管，观察引流通畅情况，发现引流不畅应及时检查原因，必要时按无菌原则行生理盐水尿道冲洗。

5. 虚脱和血尿

（1）对膀胱高度膨胀且极度虚弱的患儿，首次放出尿量不应超过正常儿童全天总尿量的50%，或首次放尿量<500ml。

（2）放尿后应观察有无腹痛、血压下降等虚脱症状以及因膀胱内压力突然下降导致的膀胱黏膜急剧充血而发生血尿情况。

（陈梅丽　杨　柳）

二、引流袋更换技术

引流袋更换技术是对留置引流管的连接袋进行更换的一种方法。此方法可以有效地降低感染的概率，使患儿更好地得到治疗。适用于长期留置引流管的患儿。

【操作目的及意义】

1. 保持引流管的通畅，维持有效引流。

2. 观察引流液的颜色、性状及量，为诊断、治疗、护理提供依据。

3. 防止逆行感染。

【操作步骤】

1. 操作准备

（1）护士准备　评估患儿的病情、生命体征、引流情况，向患儿及其家属解释更换引流袋的目的、方法、注意事项及配合要点。

（2）物品准备　治疗车、一次性无菌引流袋、一次性治疗巾、皮肤消毒剂、棉签、无菌纱布、一次性无菌手套、弯盘、止血钳、别针、标记笔、免洗手消毒液。

（3）患儿准备　患儿及其家属了解更换引流袋的目的、注意事项并积极配合，取合适的体位。

（4）环境准备　关闭门窗，用屏风遮挡。

2. 操作方法

（1）洗手，戴口罩。

（2）核对患儿信息。

（3）评估患儿年龄、病情、意识状态、合作程度。

（4）向家长及患儿解释更换引流袋的目的、维持有效引流的意义，取得其配合。

（5）准备用物，携用物至患儿床前。

（6）再次核对患儿信息，与患儿交流。

（7）关闭门窗，拉帘、遮挡患儿，协助患儿取舒适低半卧位或平卧位。

（8）检查伤口，暴露伤口及引流管。

（9）垫一次性垫巾于引流管下方，手消毒。

（10）打开无菌引流袋（或瓶）外包装，检查引流袋（或瓶），关闭底部开口，固定悬挂于床边，撕开一次性无菌弯盘外包装，推送放于垫巾上。

（11）戴手套，用止血钳或水止夹闭引流管远端，分离引流管与引流袋（或瓶）连接处，断开的引流管放置于无菌弯盘内。

（12）观察引流袋（或瓶）内引流液的量、颜色、性状。

（13）取棉签分两次消毒，一根环形消毒引流管管口，另一根由引流管管口向远端环形消毒，待干。取下无菌引流袋（或瓶）的旋帽，连接引流管，打开止血钳或水止，挤压引流管，观察引流是否通畅。

（14）妥善放置引流袋。

（15）观察引流液的颜色、性状及量。

（16）密切观察患儿的反应，协助患儿取舒适体位，整理床单位。

（17）整理用物，脱手套。

（18）洗手，摘口罩。

（19）记录更换引流袋的日期和时间，引流液的性质、颜色、量及患儿伤口的特殊情况。

3. 操作评价

（1）严格无菌操作，消毒方法正确。

（2）引流管通畅，更换引流袋时无牵拉。

（3）观察及记录引流液的颜色及性质，引流袋的更换时间。

【操作重点及难点】

1. 评估患儿情绪、生命体征及病情变化，是否适宜操作。

2. 严格无菌操作。

3. 保持引流袋位置低于引流口部位。

【注意事项】

1. 严格无菌操作，保持引流袋（或瓶）的位置低于引流口平面，引流袋（或瓶）定期（具体根据引流袋或瓶的材质）更换。

2. 保持引流管通畅，避免引流管打折、扭曲。

3. 密切观察引流液的颜色、性状、量的变化，发现异常及时通知医生。

4. 引流管妥善固定，防止滑脱，在患儿更换体位或活动时注意防护。

5. 操作过程中手套疑似污染及时更换。

【操作并发症及处理】

1. 感染

（1）更换时严格执行无菌操作技术。

（2）更换引流袋（或瓶）前用止血钳或水止夹闭引流管。

（3）引流袋（或瓶）位置低于引流口平面。

（4）定期更换引流袋（或瓶）（具体根据引流袋或瓶的材质）。

（5）发现引流液变色、浑浊，及时报告医生，留取标本进行培养及药敏试验，遵医嘱正确应用抗生素。

（6）定时测量体温，密切观察病情变化。

2. 管道滑脱

（1）引流管妥善固定，并有一定的活动范围。

（2）对患儿及家属做好引流管的宣教工作，避免剧烈活动和过度牵拉。

（3）加强巡视，观察引流管固定情况，必要时适当约束四肢。

（4）操作时动作轻柔，不可强行拉、拽，妥善固定。

（5）发现或怀疑有管道滑脱及时通知医生。

（陈梅丽　　杨　柳）

三、膀胱冲洗技术

膀胱冲洗法是通过留置导尿管（或耻骨上膀胱造瘘管），将药液输注入膀胱内，然后再经导管排出体外的一种方法。此方法可将膀胱内残渣、血液、脓液等冲出，防止感染或堵塞尿路，主要适用于尿路感染、膀胱疾病和泌尿外科手术的患儿。

【操作目的及意义】

1. 预防疾病　对留置导尿管的患儿，防止尿管堵塞，保持尿液引流通畅。

2. 清洁膀胱　清除膀胱内的血凝块、黏液、细菌及沉淀物等，预防感染。

3. 治疗疾病　注入药物，治疗尿路感染及某些膀胱疾病，如膀胱炎、膀胱肿瘤等。

4. 泌尿外科的术前准备和术后护理。

【操作步骤】

1. 操作准备

（1）护士准备 着装整洁，评估患儿年龄、病情、意识状态、生命体征、合作程度；患儿膀胱充盈度、导尿管是否通畅，尿液的颜色、性质和量。向患儿及其家属解释膀胱冲洗目的、方法、注意事项及配合要点。

（2）物品准备 治疗车、无菌治疗盘、无菌纱布1包、无菌治疗巾、一次性换药盘、碘伏、无菌手套1副、膀胱冲洗器1套、输液架、输液器、"Y"形管、冲洗液、无齿血管钳、医用胶带、医疗垃圾桶、黄色垃圾袋、免洗手消毒液、纸巾、便盆。

（3）患儿准备 患儿及家属已了解膀胱冲洗的目的、方法及注意事项、配合操作要点及可能出现的并发症，必要时遵医嘱用镇静药或镇痛药。

（4）环境准备 整洁、舒适、安全，调节病室温度，保持光线充足，减少人员走动，关闭门窗，屏风遮挡。

2. 操作方法

（1）开放式膀胱冲洗法 ①核对医嘱。②洗手，戴口罩。③准备用物，携用物至患儿床旁，核对患儿信息。④评估患者病情，如膀胱充盈度，导尿管是否通畅，尿液的颜色、性质和量。⑤做好解释，必要时关闭门窗，用隐私帘遮挡，暴露导尿管接口，注意保暖，协助患儿取舒适体位。⑥挂冲洗液，排气。⑦开放导尿管引流尿液，使膀胱排空，用无齿血管钳夹闭导尿管与引流管衔接处上端。⑧洗手，戴无菌手套，铺无菌治疗巾于导尿管与引流管连接处下方，取无菌纱布一块置于导尿管旁，分开导尿管与引流管接头连接处。打开一次性换药盘，倒入复合碘消毒液浸润无菌棉球，持无菌镊夹碘伏棉球分别消毒导尿管口和引流管接头，并用无菌纱布包裹引流管接头。用膀胱冲洗器吸取冲洗液，连接导尿管，打开无齿止血钳，将冲洗液缓缓注入膀胱，注入一定量后取下膀胱冲洗器，让冲洗液自行流出或低压抽吸，如此反复冲洗直至冲洗液澄清为止。冲洗完毕，用复合碘消毒棉球消毒导尿管口及引流管接头并连接或重新更换引流袋，开放引流管，清洗外阴，固定尿袋，撤治疗巾。⑨脱手套，协助患儿取舒适卧位，观察患儿反应，向家长宣教注意事项。⑩整理床单位，分类处理用物。⑪洗手，摘口罩。⑫记录冲洗液名称、冲洗量、引流液性质及量。

（2）密闭式膀胱冲洗法　①核对医嘱。②洗手，戴口罩。③准备用物，携用物至患儿床旁，核对患儿信息。④评估患者病情，如膀胱充盈度，导尿管是否通畅，尿液的颜色、性质和量。⑤做好解释，必要时关闭门窗，用隐私帘遮挡，暴露导尿管接口，注意保暖。⑥开放导尿管引流尿液，使膀胱排空，用无齿钳分别夹住导引管衔接处的上方，以及尿管与引流管衔接处下端6～7cm及导尿管。⑦洗手，戴无菌手套，将冲洗液与膀胱冲洗器连接，冲洗液倒挂于输液架上，冲洗液液面距床面60cm，排气后关闭导管，分开导尿管与引流管接头连接处，消毒导尿管口尾端开口及引流管接头处，分别与"Y"形管的两个分管连接，"Y"形管的主管与冲洗导管连接。夹闭引流管，开放冲洗管，调节冲洗滴速，使冲洗液缓缓滴入膀胱，一般每次滴入溶液50ml或遵医嘱。关闭冲洗管，放开引流管（放开无齿止血钳），将冲洗液全部引流出，并观察尿液流速、色泽及浑浊度。冲洗完毕，关闭调节器，取下冲洗管，消毒导尿管口和引流管接头处并连接，开放引流袋，清洗外阴，固定尿袋，撤治疗巾。⑧脱手套，协助患儿取舒适卧位，观察患儿反应，向家长宣教注意事项。⑨整理床单位，分类处理用物。⑩洗手，摘口罩。⑪记录冲洗液名称、冲洗量、引流液性质及量。

3. 操作评价

（1）护士操作正确、熟练，冲洗过程中患儿无不适。

（2）导尿管或膀胱造瘘管通畅固定好，尿路感染、膀胱炎等症状减轻，无并发症发生。

【操作重点及难点】

1. 严格执行无菌技术操作。

2. 严格把握冲洗液的温度。

3. 冲洗前应先引流，使膀胱排空。

4. 密切观察患儿病情，保持冲洗液出入量平衡。

5. 严格控制冲洗的速度。

【注意事项】

1. 彻底消毒管道连接处，严格执行无菌操作技术，防止医源性感染。

2. 操作过程中引流管及引流袋的位置应始终低于患儿膀胱水平15～20cm，防止尿液反流。

3. 冲洗液温度应保持在 35～37℃，可缩短出血时间，防止膀胱痉挛发生。

4. 排空膀胱，便于冲洗液顺利滴入膀胱，有利于药液与膀胱壁充分接触，达到冲洗作用。

5. 冲洗时注意观察患儿面色、腹部体征，若患儿感觉不适，应减缓冲洗或停止冲洗，并通知医生，冲洗后观察患儿血压、脉搏、呼吸、腹部体征和引流液的性状，若出现血压下降、腹痛、腹胀或出血较多等异常情况，应立即报告医生进行处理，并准确记录冲洗液量及性状。若冲洗出的液体量少于注入的液体量，可能与血块、脓液阻塞或导尿管在膀胱内的位置不恰当有关。可增加冲洗次数或更换导尿管，或适当调整导尿管位置。

6. 冲洗膀胱的速度不宜过快，以免引起患儿强烈尿意、膀胱收缩，迫使冲洗液从导尿管侧溢出尿道外。冲洗过程中，避免用力回抽造成黏膜损伤；排出的液体不能再注入膀胱内，避免尿路感染发生。

【操作并发症及处理】

1. 逆行感染

（1）严格遵守无菌操作技术原则。

（2）操作过程中引流管及集尿袋的位置应始终低于患儿膀胱水平 15～20cm，防止尿液反流。

2. 血尿

（1）冲洗液入量不宜过大，每次 200ml，保留 15～30 分钟，患儿主诉有憋胀感时及时放开活塞。

（2）手卫生符合规范，记录规范、完整。

（3）长期留置尿管者，在行膀胱冲洗时滴入速度要慢，压力要低，防止因膀胱冲洗引起黏膜损伤导致血尿。

3. 膀胱痉挛

（1）膀胱冲洗时，应注意保持冲洗液的温度为 38～40℃，尤其在寒冷气候，冲洗液可加温后再行冲洗，防止水温过低刺激膀胱，引起膀胱痉挛。

（2）冲洗的速度不宜过快，如患儿主诉腹痛不适应及时检查原因，并减慢冲洗速度。

（陈梅丽　杨　柳）

四、腹膜透析护理技术

腹膜透析（PD）护理技术是辅助医生将腹膜透析液通过腹透管道连接到患儿身上的一种方法。此方法利用腹膜作为半渗透膜，在重力的作用下将配制好的透析液经导管灌入患儿的腹膜腔，根据腹膜两侧溶质渗透浓度的不同，利用溶质和水分的弥散和渗透作用，将体内蓄积的代谢产物排出体外。适用于肾衰竭患儿。

【操作目的及意义】

1. 不断地补充腹腔透析液，以清除体内多余水分、代谢产物和毒性物质。

2. 纠正水、电解质平衡紊乱。

【操作步骤】

1. 操作准备

（1）护士准备　着装整洁，洗手，戴口罩、手套，双人核对医嘱，确认家属是否签署知情同意书，评估腹透管敷料及周围部位皮肤情况。

（2）物品准备　换药车（治疗车）、加热至37℃的腹透液、碘伏微型盖、2个蓝夹子、一次性无菌治疗巾、快速免洗手消毒液、消毒湿巾、电子秤、腹透记录本、医用垃圾桶、生活垃圾桶等，必要时备多功能心电监护仪、简易呼吸器和复苏面罩。

（3）患儿准备　取平卧位，暴露腹部，双腿平放，腹部放松。

（4）环境准备　安静、整洁，宽敞、明亮，室内温度26～28℃，操作前30分钟使用紫外线灯消毒病室，减少人员流动，注意保护患儿隐私。

2. 操作方法

（1）洗手，戴口罩、手套。

（2）携物品至患儿床旁，两种及以上方式核对患儿信息。

（3）使用消毒湿巾擦拭治疗车平面，擦拭方式为"一"字形或"Z"字形，每次使用1块消毒湿巾，擦拭2次。

（4）快速手消毒。

（5）检查透析液有效期、浓度、温度，是否浑浊、渗漏，拉环是否紧扣，绿塞有无折断，内外袋间是否有漏出液。

（6）打开透析液外包装袋，按压内袋，再次检查透析液内袋是否有漏液，检查入液袋及空袋有无漏液。

（7）检查完毕，将透析液空袋与管路顺其自然方向撕开，检查入液管路及排液管路有无漏液。

（8）使用蓝夹子夹住入液管路后将透析液袋绿塞子（1.5%透析液塞子为绿色、2.5%透析液塞子为黄色、4.25%透析液塞子为红色）折断，将透析液袋挂在透析液架上，并将引流袋放入浅色盆中。

（9）查看腹透管敷料是否清洁、干燥，有无渗血渗液，取下原有透析短管外纱布，弃于医疗垃圾桶内。

（10）快速手消毒，垫一次性无菌治疗巾于钛接头连接处下方。

（11）右手拉开透析液拉坏夹，左手夹住已开放的透析液管路，随后取下旧碘伏微型盖，将透析短管与透析液管路在无菌状态下快速对接，拧紧。

（12）打开入液管路蓝夹子进行排气，见透析液流入废液袋中，使用蓝夹子夹闭入液管路。

（13）打开透析短管开关，引流腹腔内腹透液。

（14）观察透析液的性质、颜色及量，并记录。

（15）待引流完毕后，关闭短管开关。

（16）打开透析短管开关，根据医嘱灌入相应数量的腹透液，灌入过程中询问患儿有无不适。

（17）灌入完毕后，使用蓝夹子夹闭排液管路。

（18）撕开碘液微型盖包装，取出并检查碘液微型盖表面有无裂纹，内部有无碘伏海绵，海绵是否湿润。

（19）取下透析管路，将一次性碘液微型盖戴在透析短管接口处拧紧，用无菌纱布包裹。

（20）手消毒，整理床单位，协助患儿整理衣物并取舒适体位。

（21）将排出液倒入量杯中或用电子秤测量并将数值记录在腹透记录本上。

（22）垃圾分类处理。

（23）洗手，摘口罩、手套。

3. 操作评价

（1）腹膜透析管路位置通畅，透析液出入顺畅。

（2）患儿生命体征平稳。

【操作重点及难点】

1. 严格无菌操作，防止感染。

2. 加强腹膜透析液的管理，操作前务必检查入液袋、空袋及管路有无漏液、破损，塞子是否完好，拉环是否牢固，操作中应再次检查。

3. 妥善固定管路，检查有无脱出、打折。

【注意事项】

1. 做好保护性隔离、床旁隔离，严格无菌操作及手卫生以防交叉感染。

2. 整个透析过程中，严格控制腹膜透析液的温度，使腹膜透析液温度保持在 37℃ 左右，以手腕内侧皮肤感觉温热为宜。

3. 准确记录 24 小时出入量，做好护理记录，详细记录透析液每一次进出腹腔的时间、液量、停留时间，定期送引流液做各种电解质及糖的检查，透析过程中观察有无脱水或水潴留，若有高钠血症、高糖血症、低钾血症、高钾血症等并发症，及时通知医生调整，如有浑浊，应定期留取标本做细菌培养，如已有感染，遵医嘱给予抗生素治疗。

4. 腹透液管路及外接短管对接或分离时管口要向前、向下，避免向上以减少污染。

【操作并发症及处理】

1. 出血

（1）临床表现 腹壁血肿，穿刺处出血，血性透析液。

（2）处理 ①伤口或穿刺处出血，给予压迫止血。②血性腹水用生理盐水或腹透液冲洗。③大出血需外科手术处理。

2. 渗漏

（1）临床表现 ①胸腔积液、少量积液可无症状，量大者可出现呼吸困难。②置管周围渗漏出口处潮湿、肿胀。③会阴部和腹壁渗漏腹壁肿胀。男性患者阴囊肿大，女性患者阴唇肿胀。

（2）处理 ①胸腔积液有明显症状者可胸腔穿刺放液。②采用仰卧位、小剂量，减少腹腔压力。③严重者停止腹膜透析。

3. 出口感染

（1）临床表现 导管穿刺处红肿或出现脓性分泌物。

（2）处理 ①局部处理：保持切口处清洁、干燥，盖以敷料。②全身用药：感染严重时应遵医嘱静脉给予抗生素。

4. 腹膜炎

（1）临床表现　①体温增高。②透出液浑浊，伴或不伴腹痛、腹胀。③腹透液白细胞升高。④病原微生物阳性。其中两条或两条以上则可诊断。

（2）处理　①早期留取第一袋浑浊透出液送检。②合理使用抗生素。③必要时拔除管路。

（范敬蓉　　郭立涛）

五、肾活检护理配合技术

肾活检护理配合技术是护士辅助配合医生进行肾穿刺取活体组织进行检查的一种方法，此方法可从患儿体内顺利地取出活体肾组织，便于肾脏系统疾病的确诊，适用于需要进一步明确诊断肾脏疾病的患儿。

【操作目的及意义】

1. 明确肾脏疾病的病理变化和病理类型并结合患者临床表现明确诊断。

2. 根据病理变化、病理类型和严重程度制定治疗方案。

3. 根据病理变化、病理类型和严重程度判断患儿的预后。

4. 通过重复肾活检，探索该种肾脏疾病的发展规律，判断治疗方案的正确与否，为治疗计划的继续实施或修正提供依据。

5. 协助诊断某些系统性疾病，例如临床疑诊的红斑狼疮。

【操作步骤】

1. 操作准备

（1）护士准备　辅助护士1名。着装整洁，评估患儿病情、意识状态、配合能力等。

（2）物品准备　①无菌物品：无菌手套4副、一次性腰穿包1个、无菌小瓶3个、无菌纱布10块、肾穿包1个、一次性肾穿针1个、油纱1块、棉签1包、超声套2个，一次性注射器5ml、10ml各1个、5%碘伏消毒液、生理盐水（100ml）1袋、盐酸利多卡因注射液（10ml）1支。②清洁物品：沙袋2个、腹带1个、胶布1卷、眼科镊1把、眼科剪1把、剃须刀片1个、载玻片1片、龙胆紫1瓶、保温桶1个、冰块2盘。③仪器设备：超声仪1台、显微镜1台、吸氧装置1个、负压吸引装置1个、紫外线灯 1 个、心电监护仪 1 台、急救车 1 台、尿杯 3 个。④药物：注射用白眉蛇毒血凝酶、口服用 10% 水合氯醛、必要时准备咪达唑仑注射液。⑤其他物品：吸管杯、护理垫、便盆、尿壶。

（3）患儿准备 ①术前 3 天遵医嘱停用一切抗凝药物；向患儿及其家属介绍 PRB 的重要性、术前准备、术中配合、术后注意事项及可能出现的不适及并发症等；主动与患儿及家属沟通，解除患儿及其家属紧张、焦虑情绪；主动配合护理措施的实施；遵医嘱完善相关检查，如 24 小时动态血压监测、双肾 B 超、心电图、血常规、出凝血时间、肝功能、肾功能、血型等。②术前 2 天指导家属协助患儿在床上练习解大、小便，使之习惯使用大便器或尿壶，指导家属协助患儿俯卧位练习，指导患儿床上呼吸配合和屏气训练，练习吸气后憋气（10 秒钟以上均可）然后慢慢呼气。③术前 1 天进行右侧腰背部皮肤清洁，毛发较重的患儿给予右肾区皮肤备皮。④对于不配合的患儿，在术前 12 小时行剥夺睡眠治疗。所有患儿术前 4 小时开始禁食、水，嘱患儿排尿 1 次。

（4）环境准备 于术前 30 分钟紫外线消毒房间半小时，操作床上铺好一次性中单，备好枕头、腹带、沙袋。

2. 操作方法

（1）洗手，戴口罩、帽子、手套。

（2）携用物至患儿床旁，核对患儿信息。

（3）遵医嘱为患儿建立静脉通路及心电监护，根据医嘱术前 30 分钟给予口服 10% 水合氯醛（0.5ml/kg）诱导镇静。

（4）患儿排尿后俯卧于检查台上，双上肢前举，护士协助摆好体位，腹部下预置用于加压包扎的腹带，再于患者受检侧的腹下放置质地中等偏硬的垫圈或沙袋等铺垫物，便于肾脏向背部固定。医生体表定位后再用超声核实修订同时测量肾下极表面距皮肤的深度。

（5）医生局部皮肤常规消毒、铺巾并逐层麻醉至肾被膜。护士观察患儿配合程度，如患儿出现不配合情况，遵医嘱立即给予静脉推注咪达唑仑注射液（0.3mg/kg）加强镇静以保证患儿进入深度睡眠状态。

（6）医生在穿刺点上做一小切口后超声引导下进针。当穿刺针接近肾实质时，对于能配合的患儿，护士令其吸气后憋气再行操作以免损伤肾组织，医生在患儿憋气状态下取材、拔针；对于不配合的患儿，护士严密监视心电监护仪以免出现意外情况。

（7）穿刺结束后护士局部按压穿刺部位 8～10 分钟，无菌纱布覆盖，局部沙袋腹带加压包扎。

（8）术后做好体位护理，密切观察病情变化。

（9）及时送检。

（10）协助患儿取平卧位，整理用物，记录手术过程。

（11）摘手套，洗手，摘口罩。

3. 操作评价

（1）操作过程顺利，患儿配合较好，顺利取出肾组织。

（2）患儿在整个操作过程中生命体征平稳。

【操作重点及难点】

1. 注意严格无菌操作。

2. 密切观察患儿的生命体征变化。

3. 做好体位护理。

【注意事项】

1. 操作时严格注意无菌操作，严禁跨越无菌区，正确取用无菌物品。一套无菌物品只供一位患儿使用，以防止交叉感染。

2. 随时观察患儿的生命体征，注意重点观察心率、呼吸情况，操作后监测患儿脉搏、呼吸、血压：每 15 分钟 1 次 ×4 次，每 30 分钟 1 次 ×2 次，每小时 1 次 ×6 次，然后每 4 小时 1 次。

3. 患儿术后给予沙袋腹带加压包扎，保持平卧 6 小时后如病情恢复平稳，无持续腰腹疼痛、肉眼血尿等症状可将沙袋解除。平卧 24 小时后解除腹带同时密切观察血压、脉搏及每次尿液颜色、性状；若有肉眼血尿发生应延长卧床及观察时间且必要时应用止血药物，24 小时内禁止下床、剧烈活动。家长可定时给患儿按摩四肢及受压部位皮肤，24 小时后解除腹带，根据病情可下地活动。术后 3 天内嘱患儿不可剧烈或长时间活动。

【操作并发症及处理】

1. 血尿

（1）临床表现 可见肉眼血尿。

（2）处理措施 ①卧床休息。②嘱多饮水；高度浮肿患者不宜多饮水。③观察尿液颜色，记录每次的尿量。如果每次尿液颜色由肉眼血尿逐渐变浅为正常尿色，则继续观察。如果每次尿液颜色由肉眼血尿逐渐变深加重，则立即通知医生。遵医嘱给予对症处理。

2. 肾周血肿

（1）临床表现　肾穿刺后进行 B 超或 CT 检查提示肾包膜下血肿。

（2）处理措施　①绝对卧床休息。②严密观察生命体征及尿色。③有持续性肋痛、腰腹痛、腹膜刺激征的发生，注意腰部肿块范围、硬度，立即报告医生对症处理。

3. 动静脉瘘

（1）临床表现　术后出现肉眼血尿不消失可通过肾动脉造影证实。

（2）处理措施　小的动、静脉瘘多可自行愈合，无须特殊处理；术后出现严重血尿、高血压或心力衰竭者＜0.5％，需积极处理，必要时介入手术治疗。

（郝春娟　　杨　颖）

第五节　新生儿专科护理配合及技术

一、新生儿生长发育监测技术

新生儿生长发育监测技术是一种用于评估新生儿生长和发育状况的方法。

（一）身长

新生儿身高/身长测量是指测量新生儿从头顶至足底的长度，反映其骨骼发育水平。

【操作目的及意义】

了解新生儿体格发育情况，身高是反映新生儿生长发育速度的重要指标。

【操作步骤】

1. 操作准备

（1）护士准备　衣帽整洁，修剪指甲，洗手。评估新生儿的日龄、意识、呼吸情况、合作程度及平时喂养情况。

（2）物品准备　量床（早产儿可使用特制量具）或软尺、笔、护理记录单、生长发育曲线评价表。

（3）患儿准备　给患儿取舒适体位，向家长解释身长测量的目的及过程，取得其配合。

（4）环境准备　安全、安静、清洁。必要时屏风遮挡，请无关人员回避等。

2. 操作方法

（1）携用物至测量室。

（2）核对患儿信息，新生儿取卧位，脱除袜、帽。

（3）助手帮忙将新生儿放在量床底板中线位置，固定头部使其头顶紧密接触顶板，面部朝向正上方。

（4）操作者站在新生儿右侧，用手轻轻按压下肢使双腿并拢。

（5）右手滑动量床的滑测板（足板），使其紧贴新生儿足底，脚尖朝向正上方，与底板垂直，量床两侧读数一致。

（6）读取身长，精确读数至 0.1cm

（7）操作后为患儿穿好衣服、包被，核对腕带信息后将患儿抱回婴儿床。

（8）按规定处理用物，洗手，记录，签字。

3. 操作评价

（1）确保患儿安全，体现人文关怀。

（2）准确、熟练地实施护理操作流程。

【操作难点及重点】

1. 新生儿仰卧于量床底板中线上，两耳在同一水平上，两侧耳廓上缘和眼眶下缘的连线构成与底板垂直的想象平面。

2. 测量者站立于右侧，将左手置于新生儿双膝，使其双腿并拢并以适当力量下压，使膝部及足跟尽量贴于量床底板，枕、背、臀、足跟在一条直线上。

【注意事项】

1. 防止坠床。

2. 注意测量床两侧读数一致。

3. 测量者眼睛与滑测板位于同一水平面。

（二）体重

体重是衡量新生儿生长发育及营养情况的重要指标，是各器官、组织和体液的总重量，能真实反映患儿的生长趋势。

【操作目的及意义】

体重在一定程度上能够反映儿童的骨骼、肌肉、皮下脂肪和内脏重量增长的综合情况，是最易获得的反映儿童生长与营养状况的指标，也是儿科临床中计算给药剂量的依据。

【操作步骤】

1. 操作准备

（1）护士准备　衣帽整洁，修剪指甲，洗手。

（2）物品准备　体重秤、笔、护理记录单、生长发育曲线评价表。

（3）患儿准备　给患儿取舒适体位，向家长解释体重测量的目的及过程，取得其配合。

2. 操作方法

（1）核对患儿信息。

（2）将体重秤放置于平坦的桌面，校正体重秤零点。

（3）协助患儿去除衣物及纸尿裤，取舒适体位，待体重秤显示的数字平稳后读取数值。

（4）操作后为患儿穿好衣服、包被，核对腕带信息后将患儿抱回婴儿床。

（5）按规定处理用物，洗手，记录，签字。

3. 操作评价

（1）确保患儿安全，体现人文关怀。

（2）准确、熟练地实施护理操作流程。

【注意事项】

1. 测量前校正零点，每日定时、定秤测量。

2. 所测数值与前次差异较大时，应重新测量核对，如体重变化较大应立即报告医生。

3. 防止坠床。

（三）胸围

胸围是自乳头下缘经肩胛骨角下缘绕胸一周的长度。胸围大小与肺和胸廓的发育相关。

【操作目的及意义】

胸围是体格生长指标之一，能够反映胸部的容积以及胸部骨骼、肌肉、脂肪的综合发育状况。测量胸围可以协助诊断新生儿呼吸系统疾病，及时发现潜在的呼吸或胸廓相关的问题。

【操作步骤】

1. 操作准备

（1）护士准备　衣帽整洁，修剪指甲，洗手。

（2）物品准备　软尺、笔、护理记录单。

（3）患儿准备　向家长解释胸围测量的目的及过程，取得其配合。

（4）环境准备　安全、安静、清洁。必要时屏风遮挡，请无关人员回避等。

2. 操作方法

（1）新生儿处于安静状态，平躺于婴儿床上，解开包被、衣物，使胸部完全暴露。

（2）测量者立于其右侧，左手拇指将软尺零点固定于一侧乳头下缘。

（3）右手将软尺紧贴皮肤，绕经两侧肩胛骨下角下缘，回到零点，读取软尺与零点重合处的刻度。

（4）操作后为患儿穿好衣服、包被。

（5）按规定处理用物，洗手，记录，签字。

3. 操作评价

（1）确保患儿安全，体现人文关怀。

（2）准确、熟练地实施护理操作流程。

【操作难点及重点】

读取刻度准确。

（四）头围

头围是自眉弓上缘最突出处经枕后结节绕头一周的长度，是反映脑发育和颅骨生长的一个重要指标。

【操作目的及意义】

头围是评估新生儿大脑和颅骨发育的关键指标。头围测量可以帮助医护人员及时发现大脑发育迟缓或过速等异常情况。

【操作步骤】

1. 操作准备

(1) 护士准备　衣帽整洁，修剪指甲，洗手。

(2) 物品准备　软尺、笔、护理记录单、生长发育曲线评价表。

(3) 患儿准备　向家长解释头围测量的目的及过程，取得其配合。

(4) 环境准备　安全、安静、清洁。必要时屏风遮挡，请无关人员回避等。

2. 操作方法

(1) 新生儿处于安静状态，平躺于婴儿床上，

(2) 测量者立于其右侧或头侧，左手拇指固定软尺零点于患儿头部右侧眉弓上缘处。

(3) 软尺紧贴头部皮肤（头发），绕过枕骨粗隆及左侧眉弓上缘回至零点。

(4) 读取软尺与零点重合处的刻度，获得最大头径。读数精确至0.1cm。

(5) 操作后将患儿更换为舒适体位。

(6) 按规定处理用物，洗手，记录，签字。

3. 操作评价

(1) 确保患儿安全，体现人文关怀。

(2) 准确、熟练地实施护理操作流程。

【操作难点及重点】

测量时软尺应紧贴皮肤，左右对称。

【注意事项】

读取刻度准确。

（郭立涛　　范敬蓉）

二、新生儿沐浴技术

新生儿沐浴是清洁皮肤最简单、有效的方法之一，能够促进血液循环和皮肤触觉发育，减少感染风险，同时也可进行全身体格检查。

【操作目的及意义】

1. 清洁新生儿皮肤，促进全身血液循环。

2. 提高新生儿体温的自我调控能力。

3. 观察新生儿身体状况。

【操作步骤】

1. 操作准备

（1）护士准备：着装整洁，剪指甲，洗手，摘除手部饰物，衣服口袋内避免有坚硬、尖锐物，必要时穿隔离衣、戴手套。评估患儿病情是否稳定、皮肤状况、进食时间、置管情况、四肢活动情况、脐部情况。

（2）物品准备：沐浴台（或浴盆及浴盆套，内备温热水 2/3 或 1/2 满）、水温计、沐浴露、清洁衣服、一次性尿裤、包被、小毛巾、大浴巾、无菌棉签、皮肤消毒剂、护臀霜。

（3）患儿准备：喂奶前或喂奶后 1~2 小时进行。

（4）环境准备：调节室温至 26~28℃，水温 38~40℃，关闭门窗，光线明亮，浴台铺隔水垫、清洁大浴巾。

2. 操作方法

（1）核对患儿信息，向家长解释沐浴目的、方法及注意事项。

（2）将患儿抱至沐浴台，脱下衣服及尿裤，擦净臀部，用大浴巾包裹。

（3）操作前用前臂内侧或水温计测试水温。

（4）擦洗面部：用小面巾蘸水拧干，擦拭眼部（从内眦向外眦）、鼻、口唇四周、面颊及前额、耳部。

（5）清洗头部：抱起患儿，用左手托住头颈部，拇指与中指分别将患儿双耳廓反折向前方，堵住外耳道口，左臂及腋下夹住患儿臀部及下肢；右手取适量洗发水与水混合，轻揉头部后用清水冲洗干净，用浴巾蘸干头部。

（6）清洗全身：打开浴巾，将患儿呈半卧位置于浴盆内；温水淋湿患儿全身，取适量沐浴露与水混合，依次洗净颈部 - 前胸 - 腹部 – 腋窝 – 上肢 – 下肢 - 腹股沟 - 会阴，清水冲净。

（7）调整体位，清洗背部，取适量沐浴露与水混合，清洗患儿后颈、背部及臀部，清水冲净。

（8）洗毕，迅速将患儿用干净的大浴巾包裹全身并将水分拭干。必要时用棉签擦净女婴大阴唇及男婴包皮处污垢。

（9）脐部护理：使用无菌棉签蘸取皮肤消毒剂消毒脐窝和脐轮，从脐根部按顺时针方向慢慢向外擦拭。

（10）臀部护理：擦干臀部，涂抹护臀霜，穿好尿裤，露出脐窝。

（11）检查患儿耳、鼻、口，用无菌棉签进行清洁，修剪指、趾甲。

（12）穿好衣服、包被，核对患儿信息后抱回婴儿床。

（13）按规定处理用物，洗手，记录，签字。

3. 操作评价

（1）操作熟练、迅速，注意保暖，操作时间不宜超过 10 分钟。

（2）皮肤皱褶处清洁到位。

（3）防止滑脱、烫伤。

【操作难点及重点】

1. 操作过程中随时观察新生儿反应和面色、呼吸等情况，注意保暖。

2. 动作轻柔，出生后第一次洗澡时使用婴儿润肤油祛除胎脂，避开双眼。

3. 不可用力擦拭新手儿皮肤胎脂或头顶部的皮脂结痂，可涂婴儿油浸润，待软化后予以清洗。

4. 操作过程中确保操作者固定好患儿，避免患儿滑入水中。

【注意事项】

1. 注意核对，沐浴过程中防止腕带脱落。

2. 随时关注水温变化，防止烫伤、受凉。

3. 注意皮肤皱褶处的清洁。

【操作并发症及处理】

1. 窒息

（1）临床表现　呛咳、面色发绀、呼吸困难。

（2）处理　立即停止沐浴，将患儿头偏向一侧，使用吸引器清理气道，保持呼吸道通畅，必要时吸氧。严重者按新生儿窒息复苏处理。

2. 烫伤

（1）临床表现　皮肤发红、出现水疱，患儿哭闹。

（2）处理　立即用流动水冲洗烫伤部位，注意避免着凉，遵医嘱使用药物治疗；如出现水疱，保持水疱完整；较大的水疱，用无菌注射器抽出水疱中的渗出液后消毒保护；严重者做好紧急处理的同时，请烧伤外科医生会诊。

3. 脐部感染

（1）临床表现　脐部周围发红，有分泌物、异味。

（2）处理　轻症加强脐部护理，局部用皮肤消毒剂消毒，每天 2 ~ 3 次，保持脐部清洁、干燥。有感染症状者，除局部处理外，可根据脐部渗出液培养结果遵医嘱予抗生素治疗。

4. 受凉

（1）临床表现　发热、拒乳、呕吐、腹泻、鼻塞、咳嗽等。

（2）处理　监测体温，注意保暖；患儿出现拒乳、呕吐时应耐心喂养，少量多餐；出现发热及症状严重者遵医嘱进行相应处理。

（郭立涛　　范敬蓉）

三、新生儿抚触技术

新生儿抚触技术是指通过抚触者的双手对新生儿皮肤进行有序、有手法技巧的科学抚摸，从而有效促进其生理和情感健康发育的方法。

【操作目的及意义】

1. 促进新生儿的血液循环和新陈代谢，增强机体免疫力，提高应激能力。

2. 促进新生儿生长发育。

3. 稳定新生儿情绪，改善睡眠，促进母子之间情感交流。

【操作步骤】

1. 操作准备

（1）护士准备　着装规范，修剪指甲，摘净饰品，操作前进行手卫生。评估患儿病情是否稳定、皮肤状况、进食时间、四肢活动情况。

（2）物品准备　浴巾、湿巾、婴儿润肤油、纸尿裤、清洁衣物、包被（薄、厚各一个）。

（3）患儿准备　在午睡后或晚睡前、两次喂奶之间、沐浴后新生儿清醒时进行。

（4）环境准备　室温 26 ~ 28℃，关闭门窗。将婴儿放在床上或柔软的棉垫上。

2. 操作方法

（1）核对患儿信息，向家长解释抚触目的、方法及注意事项。

（2）双手涂抹婴儿润肤油，摩擦至发热再接触患儿。

（3）抚触顺序　①头面部：两拇指指腹从眉间向两侧滑动，推至太阳穴；两拇指指腹从下颌中央向两侧滑行至耳垂，唇部呈现微笑状；一手托住头部，另一手指腹从前额中央向两侧滑动，抚向脑后，在耳后乳突部轻轻按压。②胸部：双手放在患儿胸部两侧，从两侧肋下缘向对侧肩部交叉按摩，要注意避开患儿的乳腺。③腹部：以肚脐为中心，用指腹依次从右下腹-上腹部-左下腹移动，按照顺时针方向画半圆。④上肢：双手交替握住一侧上肢，从上臂轻轻挤捏到手腕；用拇指指腹从手掌掌侧向手指尖滑行，示指从手背向指尖部滑行，依次抚触每根手指；对侧做法一致。⑤下肢：双手交替握住一侧下肢，从大腿根部依次向足腕部滑行，并分段轻轻挤捏；用拇指指腹从足跟向脚尖滑行，示指从足背向脚尖滑行，依次抚触每根脚趾；对侧做法一致。⑥背部：协助患儿俯卧，头偏向一侧。双手手指并拢，以脊柱为中心，向两侧滑行。从肩部开始移行至臀部，最后沿脊柱走向抚触至骶尾部，轻拍臀部。

(4) 操作后为患儿穿好衣服、包被，核对腕带信息后抱回婴儿床。

(5) 按规定处理用物，洗手，记录，签字。

3. 操作评价

(1) 操作者双手涂满婴儿润肤油，动作连贯、熟练。

(2) 操作过程中注意保暖，与新生儿有语言及目光交流，观察其反应，确保新生儿舒适。

【操作难点及重点】

1. 确保新生儿安全，防止摔伤、受凉、误吸、皮肤划伤。

2. 操作手法正确，力度适宜。

【注意事项】

1. 抚触时间宜控制在 10~15 分钟。每个抚触动作以 3~5 次为宜。

2. 如新生儿出现哭闹不止、肌张力增高、肤色变化，应停止抚触。

3. 抚触过程中应避开乳腺和膀胱区及未脱落的脐带处。

【操作并发症及处理】

1. 体温降低

(1) 临床表现　患儿皮肤苍白，肢端凉，体温 <36.0℃。

(2) 处理　①立即停止操作，予保暖。②定时监测体温。

2. 皮下出血

(1) 临床表现　周身皮肤可见散在出血点。

（2）处理 ①操作过程中力度适宜，动作轻柔。②凝血功能异常患儿应待凝血功能恢复正常再行抚触。③单次抚触时间不宜超过 20 分钟。

（郭立涛　　范敬蓉）

四、暖箱使用技术

暖箱使用技术是为需要治疗的新生儿提供适宜的温度及湿度环境，保持患儿体温恒定的一种方法。此方法可为患儿提供一个恒温、恒湿、独立的治疗空间，有利于新生儿的生长发育，避免与外界接触而发生感染，同时便于医护人员对患儿进行观察与治疗。适用于出生体重小于 2000g、体温偏低或不升、需要保护性隔离及病情需密切观察的危重症新生儿。

【操作目的及意义】

1. 保持患儿体温恒定。

2. 用于早产或病弱患儿的特殊治疗需要。

3. 为患儿提供独立的环境，利于病情观察与避免交叉感染。

【操作步骤】

1. 操作准备

（1）护士准备 评估患儿胎龄、日龄、出生体重、体温、病情及全身皮肤情况。

（2）物品准备 暖箱、灭菌注射用水、贴膜布床单、一次性中单、护理记录单。

（3）患儿准备 患儿家属了解暖箱使用技术的操作目的及注意事项并积极配合。脱去衣物，更换纸尿裤。

2. 操作方法

（1）洗手，戴口罩。

（2）检查暖箱消毒日期，并在消毒有效期内。

（3）检查暖箱性能，如暖箱脚刹车能否固定，摇床能否摇起，各部位螺丝有无松动等。

（4）将灭菌注射用水加入暖箱水槽中 1/2～2/3 位置，固定暖箱脚刹车。

（5）接通电源，打开开关，检查暖箱工作情况，确认所有的显示器和指示灯变亮且暖箱风机无噪音。

（6）将已消毒的布床单平整地铺在暖箱床垫上。

（7）根据患儿的胎龄、日龄、体重及体温，设定暖箱温度及湿度，预热。

（8）打开暖箱门，核对患儿信息，脱去患儿衣物，将患儿抱入暖箱中，关闭暖箱门。

（9）将肤温传感器固定于患儿剑突与脐之间的腹部区域，避开皮肤破损处。

（10）再次检查暖箱各门均处于关闭状态。

（11）定时测量体温，根据体温调节箱温，并做好记录。

（12）洗手，摘口罩。

3. 操作评价　维持患儿体温恒定。

【操作重点及难点】

1. 正确设置暖箱温度及湿度。

2. 正确识别及处理各种报警。

【注意事项】

1. 按照患儿体重及生后日龄正确设置暖箱温度与湿度（表 3 - 5 - 1）。严密监测患儿体温变化，结合患儿自身情况调节暖箱温湿度，使其中性温度维持在 36.5 ~ 37.5℃。

表 3 - 5 - 1　新生儿暖箱温湿度调节

日龄（天）	体重 < 1500g		体重 < 1000g	
	箱内温度（℃）	箱内湿度（%）	箱内温度（℃）	箱内湿度（%）
0	35	90	35	100
5	35	80	35	90
10	33	70	34	80
20	33	65	33	70
30	32	55 ~ 65	32	65

2. 常见报警处理

（1）风机报警　培育箱风道阻塞，移除堵塞风道的物品。

（2）断电报警　供电电源线未连接，连接好供电电源线。

（3）超温报警　周围环境温度过高，箱内处于高湿度情况，远离热源或降低环境温度，降低箱内湿度。

（4）上偏差报警　本机附近有热源、环境温度变化很大，将培养箱远离热源，检查周围环境的温度情况。

（5）下偏差报警　恒温罩的门或窗未关闭，环境温度变化很大，关闭恒温罩的门或窗，检查周围环境的温度情况。

3. 操作应尽量在箱内集中进行，减少开门次数及缩短开门时间，以免箱内温度波动。

【操作并发症及处理】

1. 体温过低

（1）临床表现　体温低于 36℃，四肢凉。

（2）处理　①上调暖箱温度。②必要时更换暖箱。③15～30 分钟监测一次患儿体温直至体温正常。

2. 体温过高

（1）临床表现　患儿全身皮肤发红、发热，体温常高于 37.5℃。

（2）处理　①下调暖箱温度。②给予补液，防止脱水。③15～30 分钟监测一次患儿体温直至体温正常。

（孙　静　李　杨）

五、开放式辐射暖台使用技术

开放式辐射暖台使用技术是一种通过辐射台顶部远红外线加热，直接作用于新生儿体表，使体温上升的一种方法。此方法可以对新生儿进行快速复温及维持恒定温度。主要用于新生儿监护病房和产房的新生儿。

【操作目的及意义】

1. 快速复温、保暖。

2. 便于新生儿敞开式的护理或抢救。

【操作步骤】

1. 操作准备

（1）护士准备　评估新生儿胎龄、日龄、体重、病情、体温及病室内温湿度。

（2）物品准备　辐射式新生儿抢救台、布床单、一次性中单、贴膜。

（3）患儿准备　脱去衣物，更换纸尿裤。新生儿家属了解操作目的及注意事项并积极配合。

（4）环境准备　安全、安静、清洁。必要时屏风遮挡，请无关人员回避等。

2. 操作方法

（1）洗手，戴口罩。

（2）检查辐射台清洁度、消毒日期、挡板及脚轮等安全性能。

（3）接通电源，开启总电源开关及温控仪电源开关。

（4）将皮肤温度传感器放置在床中心位置，采用手动温度控制或预热模式预热辐射暖台。

（5）根据新生儿的日龄及体重设定"设置温度"。

（6）核对新生儿信息。

（7）脱去新生儿衣物，将新生儿置于辐射台上正中央。

（8）将肤温传感器固定在新生儿剑突与脐之间的腹部区域，避开皮肤破损处，改为肤温控制模式。

（9）固定好四周挡板，测量患儿体温，并做好交接班。

（10）治疗护理操作完毕或停止使用辐射暖台时，平拉贴膜，轻轻撕下固定在新生儿腹部的肤温传感器。给患儿穿好衣服。

（11）使用后及时清洁辐射暖台及床垫。

（12）洗手，摘口罩。

3. 操作评价

（1）固定妥当，新生儿无外伤、无坠床等意外事件发生。

（2）辐射保暖台设置温度与实际温度显示的偏差在正常范围内。

【操作重点及难点】

1. 确保辐射台性能良好和新生儿安全。

2. 维持新生儿恒定温度。

3. 正确处理各种报警。

【注意事项】

1. 操作前检查开放式辐射暖台的安全性能，确保挡板固定牢固，脚轮踩死，离开患儿前应将开放式辐射暖台四周挡板固定好。

2. 整个操作过程中严密监测新生儿体温，确保其体温维持在 36.5 ~ 37.5℃。

3. 及时处理各种故障报警

（1）断电报警：检查电源线有无松脱，及时插上电源。

（2）传感器报警：检查肤温传感器探头是否与保暖台连接，肤温传感器探头发生短路或故障。

（3）超温报警：肤温模式下，皮肤温度传感器测得的温度大于38.5℃。

（4）偏差报警：皮肤温度显示窗显示的皮肤温度高于或低于设置温度1℃，偏差报警启动。

（5）设置报警：肤温模式下，设备已经进入稳定状态，当皮肤温度传感器测得的温度脱离稳定状态超过3分钟时，设置报警启动。

（6）检查报警：保暖台在手控模式下，每隔15分钟检查报警启动。出现报警时，保暖台自动切断加热器的供电电源，此时按下止闹/复位键。

【操作并发症及处理】

1. 体温过低

（1）临床表现　体温低于36℃，四肢凉。

（2）处理　①给予新生儿包裹保鲜膜。②上调辐射台温度。③15～30分钟监测一次新生儿体温。

2. 体温过高

（1）临床表现　新生儿全身皮肤发红、发热，体温高于37.5℃。

（2）处理　①下调或关闭辐射式新生儿抢救台温度。②给予补液，防止脱水。③每15～30分钟监测一次新生儿体温。

（孙　静　李　杨）

六、蓝光照射疗法

蓝光照射疗法是一种使非结合胆红素在光作用下转变为水溶性的异构体，再经胆汁和尿液排出的方法。此方法可使血清中胆红素浓度降低。适用于需要行蓝光治疗的患儿。

【操作目的及意义】

降低非结合胆红素。

【操作步骤】

1. 操作准备

（1）护士准备　评估患儿日龄、体重、病史、生命体征、胆红素检查结果、有无胆红素脑病症状、全身皮肤情况。

（2）物品准备　光疗设备（单面蓝光灯/蓝光箱）、新生儿眼罩、不透光纸尿裤、心电监护仪、体温计、记录单。

（3）患儿准备　脱去衣物，穿好纸尿裤，戴好眼罩，清洁皮肤，修剪指甲。

（4）环境准备　安全、安静、清洁。必要时屏风遮挡，请无关人员回避等。

2. 操作方法

（1）洗手，戴口罩。

（2）核对医嘱　照射时间、照射方法。

（3）携用物至患儿床旁，核对患儿信息。

（4）脱去患儿衣物，清洁皮肤（视患儿病情给予沐浴或擦浴），修剪指甲，双眼佩戴护眼罩，蓝光纸尿裤或普通纸尿裤外包裹黑布遮盖会阴部。

（5）蓝光箱使用　适用于胆红素水平高且能耐受有机玻璃床板的患儿。打开电源，水箱中倒入灭菌注射用水 1/2 至 2/3 满或至刻度线，预热至 30～32℃，将患儿置于蓝光箱中央。

（6）单面蓝光灯使用　多用于不宜双面光疗的患儿，如使用辐射暖台或密闭暖箱的患儿。单面蓝光灯照射需每 2 小时翻身一次。

（7）记录蓝光开始照射的时间。

（8）观察暖箱、辐射暖台及蓝光箱温度，定时监测体温，记录生命体征和出入量。

（9）观察光疗效果及全身情况，监测蓝光箱/蓝光灯使用情况。

（10）停止蓝光照射　关闭电源，摘除眼罩，检查患儿皮肤情况，清洁皮肤，测量体温，更换纸尿裤后将患儿抱回床单位或移除单面蓝光灯。

（11）蓝光箱/蓝光灯终末消毒。

（12）洗手，记录灯管使用时间，摘口罩。

3. 操作评价

（1）患儿血清中未结合胆红素降低。

（2）光疗过程顺利。

【操作重点及难点】

1. 确保照射效果。

2. 降低蓝光照射的不良反应。

【注意事项】

1. 照射前查看灯管使用时间，累积 1000 小时必须更换；追踪胆红素检验结果。

2. 蓝光治疗前，做好充分准备 ①光疗前先洗澡，清洁皮肤，不能涂抹油类物质，避免影响照射效果及灼伤。②戴好眼罩，遮盖双眼。③穿戴不透光纸尿裤，保护会阴部。④修剪指甲，必要时戴手套、脚套，防止因哭闹抓破皮肤。⑤在光疗前必须测结合胆红素，如 >68.4μmol/L，可引起青铜症，不能继续光疗。

3. 蓝光箱应避免放置于有阳光直射、对流风的地方或取暖设备旁。

4. 光疗过程中密切监测病情，如发现烦躁不安、反应低下、皮肤青铜色、大片皮疹、高热、呕吐、腹泻及脱水等症状，及时报告医生处理；汗水、呕吐物及大、小便等污染光疗箱时，应及时清洁，以保证光疗效果。

【操作并发症及处理】

1. 发热

（1）临床表现 体温升高，常达 38～39℃，患儿出汗、烦躁、哭闹、皮肤潮红。

（2）处理 ①调整灯管与小儿的距离。②调整箱温，每小时记录箱温 1 次。③可将暖箱门打开进行通风。

2. 腹泻

（1）临床表现 大便稀薄呈绿色，每日 4～6 次/日，最早于光疗 3～4 小时即可出现，光疗结束不久症状缓解。

（2）处理 ①注意补充水分，保证静脉液量的给入。②注意患儿皮肤护理，便后及时用清水清洗后涂上鞣酸软膏保护。③记录 24 小时出入量，测量体重，1 次/日。④腹泻严重者可暂停蓝光治疗，必要时进行血气分析，警惕电解质紊乱及酸中毒。

3. 皮疹

（1）临床表现 光疗 1～24 小时即可出现，表现为斑丘疹、色素沉着或瘀点，分布于面部、躯干及下肢，持续数小时。

（2）处理 ①光疗结束后进行全身沐浴。②停止光疗后皮疹很快消退，不留痕迹，一般无须特殊处理。

4. 青铜症

（1）临床表现　患儿皮肤呈青铜色，血迹尿呈暗灰棕色。

（2）处理　无须特殊处理，停止光疗后可以逐渐消退。

（孙　静　李　杨）

七、新生儿经外周换血疗法

新生儿经外周换血疗法是指将外源性血制品输入患儿体内，同时将患儿体内含有致敏原的红细胞置换至体外的一种方法。此方法可以去除患儿体内的致敏红细胞、已溶血和被抗体结合的红细胞及抗体。主要用于高胆红素血症、ABO 溶血等疾病。

【操作目的及意义】

1. 通过换血可换出致敏红细胞和血清中的免疫抗体，阻止继续溶血。

2. 降低胆红素，防止核黄疸发生。

3. 纠正溶血导致的贫血，防止缺血及心功能不全。

【操作步骤】

1. 操作准备

（1）护士准备　①护士 2 名（1 人负责全程换血流程操作；1 人负责协助观察病情变化，记录患儿生命体征变化）。②为患儿连接心电监护、生命体征监测及血氧饱和度监测。③核对患儿信息，检查换血知情同意书家属是否已签字确认，双人查对医嘱，核对血液成分信息是否吻合。

（2）物品准备　生理盐水、5% 葡萄糖注射液、10% 葡萄糖注射液、10% 葡萄糖酸钙注射液、1U/ml 肝素生理盐水、输血器 2 个、一次性静脉留置针 3 个、三通 1~2 个、不同型号注射器若干、输液泵管 1 个、血气针 3 个、采血管若干、微量泵 1 台、输血泵 1 台、输液泵 1 台、无菌空瓶 1 个（500ml）、吸氧管 1 根（必要时）、负压吸引设备 1 套、抢救车（备于床旁）。

（3）血液准备　①Rh 血型不合溶血病患儿，采用 Rh 血型与母亲相同；ABO 血型与患儿相同的血液或抗 A、抗 B 效价不高的 O 型血。②ABO 血型不合溶血病患儿，最好选用 O 型红细胞和 AB 型血浆混合，也可选用 O 型抗 A 及抗 B 效价 <1：32 的 O 型血液。③非溶血病的高胆红素血症患儿等，选用 Rh 及 ABO 血型均与患儿相同的全血。

（4）患儿准备　①换血前禁食4~6小时。②将患儿放置于辐射台上，取仰卧位。③给予安抚奶嘴或遵医嘱使用镇静剂。④换血前纠正患儿贫血和心力衰竭。

（5）环境准备　①远红外线辐射台用500mg/L消毒液进行擦拭消毒，周边减少人员走动。②维持室温24~26℃，湿度55%~60%。③辐射台温度设置在36.5~37℃。

（6）家长准备　与医生一起用通俗易懂的语言告知患儿家长换血的基本操作过程及相关并发症，取得患儿家长的理解与信任，并签署换血知情同意书。

2. 操作方法

（1）洗手，戴口罩。

（2）双人再次核对患儿信息。

（3）建立畅通的动、静脉通道：可选择脐血管换血或外周动静脉同步换血。建立1条动脉通路和2条静脉通路，动脉作为血液流出通路，1条静脉输血，另1条静脉为术中防止患儿发生低钙血症、低血糖等临时医嘱用药及抢救时用。

（4）待红细胞和血浆复温后按（2~3）:1的比例均匀混合，连接用生理盐水预冲洗好的输血器，并排空生理盐水，安装至输血泵，连接1条静脉通路备用。

（5）肝素盐水注射器通过微量泵管连接三通侧孔并预充三通，连接动脉通路，尾端接出血管，出血管通过输液泵接入无菌空瓶（废血瓶）。

（6）换血开始前测量生命体征并记录，遵医嘱抽取血标本。

（7）遵医嘱调节输血端和出血端泵速，并在抽血泵上设置换血总量；肝素盐水通过微量泵维持冲洗出血通道，防止动脉血液流出通道血液凝固。

（8）每5分钟监测并记录心率、呼吸、血压、氧饱和度和进出血量。根据生命体征动态调整换血速度，一般控制在全程90~120分钟。

（9）换血结束后遵医嘱抽血复查血气分析、血常规、血糖、凝血功能及胆红素。拔除动脉通路。

（10）操作结束后再次核对患儿信息。

（11）洗手，摘口罩。

3. 操作评价

（1）外周动、静脉通道血液流畅，换血过程顺利。

（2）进入与排出血液速度保持匀速、平衡，无心力衰竭、贫血等特殊病情变化。

【操作重点及难点】

1. 建立通畅的外周动脉通道。

2. 严格控制泵速，维持出入量平衡。

3. 换血过程中保持电解质及酸碱平衡。

4. 换血过程中及换血后严密监测患儿的生命体征。

【注意事项】

1. 保证静脉通路通畅，如动脉留置针不通畅可采用手动动脉换血术。

2. 换血前必须先纠正患儿缺氧、酸中毒、低血糖、休克等。

3. 换血过程中应专人详细记录输入、换出血量，遵医嘱平衡调节输血及出血速度，密切监测患儿的生命体征，注意保暖，并做好一切抢救准备。

4. 换血结束后继续监测生命体征。

5. 换血后根据病情遵医嘱复查胆红素，必要时考虑再次换血。

【操作并发症及处理】

1. 感染

（1）临床表现　①周围静脉局部表现：穿刺部位红肿热痛等炎症表现。②全身表现：寒战、高热、脉速、呼吸急促、烦躁等。

（2）处理　①严密监测患儿体温变化。②必要时抽取血培养，发生感染时，遵医嘱给予抗生素治疗。

2. 空气栓塞

（1）临床表现　呼吸急促、严重发绀并进行性加重，听诊心脏有杂音。

（2）处理　①立即将患儿置于左侧卧位并头低足高位。②缺氧时给予高流量吸氧，提高患儿的血氧浓度，纠正缺氧。

3. 溶血反应

（1）临床表现　黄疸、贫血、血红蛋白尿、寒战、高热、呼吸急促、血压下降、少尿、无尿等急性肾功能衰竭症状，可迅速死亡。

（2）处理　①立即停止输血，报告医生。②抽取血袋中的血液送检。③严密监测患儿生命体征和尿量，做好记录，出现休克症状，配合抗休克治疗。④必要时遵医嘱行扩容、强心、利尿、扩血管等。

4. 心力衰竭

（1）临床表现　呼吸困难、气促、发绀、面色苍白、皮肤发凉、咳嗽、心率 >180 次/分钟。

（2）预防及处理　①立即减慢或停止输血，加快排血速度。②在病情允许的情况下取半卧位。③给予高浓度的吸氧，用20% ~30%乙醇［乙醇溶液配制公式：需加水量 =（原乙醇浓度 - 需配制乙醇浓度）×所配制的乙醇体积/需配制乙醇浓度］湿化吸氧。④遵医嘱使用强心利尿剂。

5. 电解质紊乱

（1）临床表现　①高钾血症：室速、室扑或房颤，甚至心搏骤停，血钾浓度 >5.5mmol/L。②代谢性酸中毒：呼吸深长，症状不明显，常伴有精神萎靡、面灰及口唇樱桃红，血气分析提示 pH 偏低，HCO_3^- <16mmol/L。③低血糖症：轻度表现为反应差，重度表现为惊厥，测血糖 <2.2mmol/L。④低钙血症：表现为手足搐搦、震颤、惊厥等，最严重的表现为喉痉挛和呼吸暂停，血清钙浓度 <2.5μmol/L。

（2）处理　①高钾血症时，补充钙剂（10% 葡萄糖酸钙 12ml/kg）、5%碳酸氢钠（1~2ml/kg）碱化血液，严重者给予胰岛素泵入。②代谢性酸中毒时，给予碳酸氢钠纠正酸中毒。③低血糖时，遵医嘱给予 10% 葡萄糖注射液 2ml/kg 静脉推注。③低钙血症时，给予 10% 葡萄糖酸钙 2ml/kg，以 5% 、10% 葡萄糖注射液等倍稀释静脉推注。

（孙　静　李　杨）

八、新生儿经外周中心静脉置管技术

经外周中心静脉置管（PICC）技术是指经外周中心静脉置入导管，其尖端位于中心静脉的技术。新生儿 PICC 置管技术的开展为新生儿提供了长期、安全、有效的静脉通道；可避免反复穿刺，减少血管损伤和感染风险，保证持续稳定的药物输注和营养支持。

【操作目的及意义】

1. 减少穿刺次数。

2. 保证治疗的连续性。

【操作步骤】

1. 操作准备

（1）护士准备　着装规范，洗手至肘关节处，戴口罩、圆帽。评估患儿病情及治疗方案、穿刺部位及血管情况，向家长解释操作目的、置管过程，确认家长签署知情同意书。

（2）物品准备　治疗车、PICC 穿刺包（导管、穿刺针、肝素帽、10ml 注射器、注射针、手套、纸尺、透明敷料、铺巾、洞巾、包巾、纱布、镊子、棉球）、一次性手术衣、无菌手套、无针输液接头、1ml 注射器、10ml 注射器、0.9% 氯化钠注射液、皮肤消毒液、免洗手消毒液、锐器桶、医疗垃圾桶、生活垃圾桶、记号笔、抢救车。

（3）患儿准备　安抚患儿并协助摆放体位；操作前更换尿裤；充分暴露穿刺部位。

（4）环境准备　安全、安静、清洁。必要时屏风遮挡，请无关人员回避等。

2. 操作方法

（1）核对患儿信息。

（2）查对无菌物品完整性及有效期。

（3）选择合适的静脉，双人测量并记录预置管长度。①测量上肢：将患儿的手臂外展90°，测量穿刺点沿静脉走向至右侧胸锁关节；测量双臂围。②测量下肢：将患儿的下肢外展，测量预穿刺点沿静脉走向向上至腹股沟→脐→剑突；测量双腿围。③测量头部：将患儿头偏向一侧，测量预穿刺点沿静脉走向向下至第三肋间。

（4）操作者洗手，穿一次性手术衣，戴无菌手套；助手协助抬起穿刺部位肢体。

（5）操作者打开 PICC 穿刺包，取铺巾垫于患儿身下，包巾覆盖全身。

（6）以穿刺点为中心消毒穿刺部位3次，建立最大无菌屏障；充分待干后，铺洞巾，暴露穿刺点。

（7）操作者更换手术衣及无菌手套。

（8）再次消毒穿刺部位，充分待干；准备穿刺鞘针、纱布及镊子，使用0.9%氯化钠注射液预充导管及无针输液接头，检查导管完整性，并浸润导管。

（9）在穿刺点上方系止血带，观察预穿刺血管状况。

（10）以 15°～20°角缓慢进针，见回血后降低角度再进少许，将穿刺鞘送入血管，退出针芯，松止血带。

（11）助手协助按压穿刺鞘末端，防止出血。

（12）双人核对预测量长度，裁剪 PICC 导管。

（13）操作者使用镊子将导管缓慢送入针鞘，送入至预测量长度后抽回血，确认导管的位置。

（14）撤除针鞘，使用纱布按压穿刺点止血。

（15）调整导管置入长度，使用无菌纱布蘸取 0.9% 氯化钠注射液擦净导管和周围皮肤上的血迹。

（16）连接无针输液接头，采用脉冲式冲管，正压封管。

（17）将导管适当做弧形弯曲，圆盘置于皮肤平整、避开骨突关节处，粘贴无菌免缝胶带固定。

（18）以穿刺点为中心无张力放置无菌透明敷料，完全覆盖穿刺部位、外露导管和圆盘。

（19）高举平台法固定延长管，在记录标签上注明穿刺日期。

（20）按规定处理用物，洗手，记录，签字。

3. 操作评价

（1）操作过程中严格执行无菌操作。

（2）操作熟练、迅速，减少出血。

（3）导管尖端位置准确。

【操作难点及重点】

1. 送管时动作轻柔、缓慢，忌强行送管。遇到阻力暂缓送管，调整体位或导管角度后再轻轻送入。

2. 送管过程中严密观察新生儿，有无血氧波动、心律失常、面色和呼吸改变。

3. 修剪导管应使用专用器具，防止出现斜面或毛茬，避免因尖端毛糙损伤血管内壁。

4. 送管过程中的体位配合：使用上肢静脉和颞浅静脉、耳后静脉时，送至肩部需将头转向穿刺侧，下颌靠近肩部，防止导管误入颈内静脉。

【注意事项】

1. 新生儿 PICC 置管适应证　超早产儿；输注营养液 ≥5 天；输注高

渗性液体（600mOsm/L）；输注 pH <5 或 pH >9 的液体或药物。

2. 新生儿优先选择下肢大隐静脉，一次置管成功率更高。

3. 皮肤消毒液宜选择碘伏、安尔碘，待干后可使用0.9%氯化钠注射液清除碘伏残留物；不推荐使用葡萄糖酸氯己定。

4. 送管速度宜慢，以免刺激和损伤血管内膜，引起机械性静脉炎。

5. 置管时宜选择无粉手套或冲净无菌手套上的滑石粉，防止静脉炎的发生。

【操作并发症及处理】

1. 机械性静脉炎

（1）临床表现　多发生于置管后48~72小时，沿静脉走向出现红肿热痛，静脉硬肿、条索状硬结，甚至出现肢体肿胀。

（2）处理　立即停止使用；减少肢体活动，避免患肢约束；可使用水胶体敷料外敷或多磺酸黏多糖乳膏涂抹；必要时拔除导管。

2. 血栓性静脉炎

（1）临床表现　置管侧肢体肿胀、肢端皮肤颜色改变。

（2）预防与处理：置管前充分评估；在满足治疗的情况下选择最小型号的导管；提高一次置管成功率。

3. 细菌性静脉炎

（1）临床表现　穿刺点周围出现硬结、红肿，严重者可伴有发热。

（2）预防与处理　严格无菌操作；提高工作人员手卫生的依从性；穿刺点出现分泌物时，应留取分泌物细菌培养，合理使用抗生素；遵医嘱拔除导管。

4. 化学性静脉炎

（1）临床表现　穿刺部位红肿，出现条索状静脉或硬结，肢体肿胀。

（2）预防与处理　评估导管尖端位置及药液性质；合理安排给药顺序，规范冲管；置管与维护时消毒液应充分待干。

5. 导管堵塞

（1）临床表现　推注液体有阻力或推不动；回血不畅或无回血。

（2）预防　①规范冲封管手法。②避免新生儿长时间哭闹。③避免在穿刺侧测血压。④及时冲管。⑤排除导管异位。⑥1.9F及以下型号的单腔导管不建议输注血液制品及重力输液使用。

（3）处理　①机械性堵塞：检查导管有无打折，接头连接处是否固定妥善，液体是否持续输注。②血栓性导管堵塞：24 小时内可遵医嘱使用溶栓剂尿激酶，采取三通负压溶栓法处理。③药物沉淀导致的堵塞：脂质体堵管可使用乙醇；碱性药物堵管可使用酸性溶液；酸性药物堵管可使用碱性溶液。

6. 导管异位

（1）临床表现　推注液体有阻力；回血不畅；导管部分脱出。

（2）预防与处理　妥善固定；怀疑导管异位应获得监护人同意，拍片判断导管位置，评估治疗需求，判断是否拔除或调整导管；继发性导管异位可使用无创复位法调整导管尖端位置，完成后需再次拍摄 X 线片确认。

7. 导管脱出　导管脱出后不可将脱出部分再送入体内。

（郭立涛　　范敬蓉）

九、脐静脉置管技术

脐静脉置管技术是指经脐静脉插入静脉导管，使其导管尖端位于膈肌上 0.5～1cm 或骨性标志第 9 胸椎水平的一种方法，留置时间 7～14 天。此方法可为患儿建立有效的静脉通路。新生儿脐静脉置管广泛应用于危重新生儿的救治及治疗。

【操作目的及意义】

1. 为危重新生儿的救治提供紧急情况下安全、有效的静脉通路。

2. 为早产儿提供静脉输液的中心静脉通路。

3. 为需要进行动、静脉换血者提供换血的通路。

4. 持续监测中心静脉压力。

【操作步骤】

1. 操作准备

（1）护士准备　护士着装规范，评估患儿病情、脐带情况、凝血指标。医生和护士携家长知情同意书至患儿床旁，核对患儿基本信息，连接心电监护，监测心率、呼吸、血氧饱和度，医生做好术前准备。

（2）物品准备　无菌手术衣、无菌手套、穿刺包（无菌巾、孔巾、无菌弯盘、血管钳、眼科镊、手术刀、剪刀、纱布、棉球、缝合线）、脐血导管（患儿体重＜1500g 用 3.5Fr 导管，≥1500g 用 5.0Fr 导管）、碘伏、生理盐水、肝素生理盐水（肝素钠 1U/ml）、10ml 注射器、敷料、三通、正压接头、胶布、测量尺、约束带。

（3）患儿准备　向家长告知操作目的并签署知情同意书。将患儿置于远红外抢救台，肤温控制在 36.5～37.2℃。

（4）环境准备　安全、安静、清洁。必要时屏风遮挡，请无关人员回避等。

2. 操作方法

（1）双人核对患儿信息。

（2）护士着装规范，洗手。协助医生测量插管深度。深度测量方法：体重×2＋5cm＋脐残端长度。

（3）医生按照外科手术要求洗手，戴帽子、口罩，穿无菌手术衣，戴无菌手套。护士协助医生打开无菌手术包、导管包装。

（4）医生严格消毒脐部及周围皮肤，用 0.5% 碘伏消毒，消毒范围上至剑突水平，下至平耻骨联合，左、右至腋中线，消毒三遍，充分作用并待干后用生理盐水去除碘剂残留。

（5）建立最大无菌屏障，覆盖无菌治疗巾及孔巾。

（6）护士按照外科手术要求洗手，戴帽子、口罩，穿无菌手术衣，戴无菌手套。连接注射器，预充导管，用 1U/ml 的肝素生理盐水充满脐血导管，备用。

（7）医生在脐带根部系缝合线，以备必要时减少失血，将脐带用眼科镊提起，距脐根部 1cm 处用手术刀将脐带切断，暴露脐动静脉（2 个脐动脉、1 个脐静脉）的开口。脐静脉位于脐切面的 12 点钟处，管壁薄，腔大，通常塌陷。

（8）医生用止血钳将脐带拉直，导管前端与脐静脉对齐，护士协助医生插管，用眼科镊持导管缓慢插入脐静脉内，插至脐轮时把脐带拉向下腹壁倾斜至 50°左右，导管向患儿头方向插入，如遇阻力不可强行插入，应稍退出约 2cm 再插入，避免插穿血管壁。到达预定深度时，护士抽吸可见回血证实已入脐静脉。

（9）将脐静脉导管置入预定深度时，护士连接三通及正压接头，护士回抽注射器有血液流出并顺畅回流；如血流不畅，表明位置不当，应由医生重新调整。护士接三通及输液管路，以保持导管通畅。

（10）医生将导管与脐端进行荷包缝合，护士用胶布桥式妥善固定。

（11）进行床旁 X 线或超声定位。

（12）移去治疗巾及孔巾，取舒适体位。

（13）整理用物，脱手套及手术衣，洗手，记录。

3. 操作评价

（1）导管尖端位置适宜。

（2）导管回血通畅。

（3）脐部导管插入处无进行性出血或渗血、脐周无红肿。

【操作重点及难点】

1. 确保患儿安全，全程保暖。正确执行核对、无菌原则。

2. 置入导管手法正确。

3. 导管测量、定位准确。

【注意事项】

1. 严格执行无菌操作，置管时无菌屏障最大化，预防感染。

2. 导管置入时动作要轻柔，如遇阻力应注意角度的改变，切忌强行插入。

3. 条件不允许时禁止置入脐静脉，如有新生儿水肿、脐带局部感染、脐膨出、下肢或臀部有血运障碍、腹膜炎或坏死性小肠结肠炎、凝血功能障碍等。

4. 导管未确定在下腔静脉前，不能输入高渗液体。若导管位置过深，可根据深度外拔导管，如过浅则不可再插入；若导管位置打折或向右进入肝区，则拔除脐静脉置管。

【操作并发症及处理】

1. 脐部出血

（1）临床表现　脐残端渗血。

（2）处理　用无菌纱布按压脐根上方腹壁止血或给予重新敷料固定，如仍有渗血遵医嘱给予止血药物止血。

2. 脐静脉穿孔

（1）临床表现　内出血表现，如腹胀、血压下降、末梢循环差等。

（2）处理　立即拔除导管，压迫止血并遵医嘱使用药物治疗，必要时补充血容量。

3. 空气栓塞

（1）临床表现　烦躁、呼吸急促、进行性呼吸困难、严重发绀、听诊心脏有杂音。

（2）处理　立即将患儿放置于左侧卧位并头低足高位；高流量吸氧，提高患儿的血氧浓度，纠正缺氧；遵医嘱给予抢救药物。

4. 血栓

（1）临床表现　一般早期无明显症状，仅表现为输液导管不通畅。如果血栓持续增大，逐渐会形成深静脉血栓，进而出现静脉阻塞的其他症状，比如肢体疼痛、皮肤温度升高、局部肿胀、触痛明显、静脉显露等症状。

（2）处理　怀疑下肢血栓形成需立即行床旁超声检查，遵医嘱使用尿激酶进行溶栓治疗，如检查血小板继续下降或用药后无上升趋势，应立即拔除脐动脉导管。

5. 肝脏损伤

（1）临床表现　腹胀、肠鸣音减弱、黄疸加重。

（2）处理　若出现肝脓肿或囊肿临床表现应及时行床旁腹部 B 超检查；如发现肝脏损伤，应立即拔除导管，对症支持治疗。

6. 心律失常或心包填塞

（1）临床表现　烦躁、心率增快。

（2）处理　由插管过深刺激心脏或心脏穿孔引起，应将导管外拔 1 ~ 2cm。如有心包填塞，应立即心包穿刺减压，拔除导管。

7. 感染

（1）临床表现　以全身感染为主，感染指标升高，反应低下，生命体征不稳定等。

（2）处理　立即告知医生，行血常规及 C 反应蛋白检查，评估感染与脐动脉有关时应拔除导管并行管尖端培养。遵医嘱给予抗生素治疗。

（杜雪燕　蒙景雯）

十、脐动脉置管护理配合法

脐动脉置管护理配合法是指护士协助医生将导管置入脐动脉，使导管尖端位于膈肌上第 6 ~ 9 胸椎之间（高位）或位于第 3 ~ 5 腰椎之间（低位）位置的一种方法，留置时间不超过 5 天。此方法可为患儿建立有效的动脉通路。新生儿脐动脉置管广泛应用于危重新生儿的救治中。

【操作目的及意义】

1. 为反复留取动脉血标本提供血管通路。

2. 为需要进行动静脉换血提供换血的通路。

3. 持续监测中心动脉血压。

4. 血管造影。

【操作步骤】

1. 操作准备

（1）护士准备　护士着装规范，评估患儿病情、脐带情况、凝血指标，医生和护士携家长知情同意书至患儿床旁，核对患儿基本信息，连接心电监护，监测心率、呼吸、血氧饱和度，医生做好术前准备。

（2）物品准备　无菌手术衣、无菌手套、穿刺包（无菌巾、孔巾、无菌弯盘、血管钳、眼科镊、手术刀、剪刀、纱布、棉球、缝合线）、脐血导管（患儿体重＜1500g 用 3.5Fr 导管，≥1500g 用 5.0Fr 导管）、碘伏、生理盐水、肝素生理盐水（肝素钠 1U/ml）、10ml 注射器、敷料、三通、正压接头、胶布、测量尺、约束带。

（3）患儿准备　向家长告知操作目的并签署知情同意书。将患儿置于远红外抢救台，肤温控制在 36.5～37.2℃。

（4）环境准备　安全、安静、清洁。必要时屏风遮挡，请无关人员回避等。

2. 操作方法

（1）双人核对患儿信息。

（2）护士着装规范，洗手。协助医生测量插管深度。深度测量方法：高位 UAC 置管深度（cm）=［3×体重（kg）］+9；低位 UAC 置管深度（cm）=体重（kg）+7。将患儿置于仰卧位，充分暴露患儿上身和脐带残端，用约束带约束下肢，确认心电监护连接及监测有效。

（3）医生按照外科手术要求洗手，戴帽子、口罩，穿无菌手术衣，戴无菌手套。护士协助医生打开无菌手术包、导管包装。

（4）医生严格消毒脐部及周围皮肤，用 0.5% 碘伏消毒，消毒范围上至剑突水平，下至平耻骨联合，左、右至腋中线，消毒三遍，充分作用并待干后用生理盐水去碘剂残留。

（5）建立最大无菌屏障，覆盖无菌治疗巾及孔巾。

（6）连接注射器，预充导管，用 1U/ml 的肝素生理盐水充满脐血导管，备用。

（7）医生在脐带根部系缝合线，以备必要时减少失血，将脐带用眼科镊提起，距脐根部 1cm 处用手术刀将脐带切断，暴露脐动静脉（2 个脐动脉、1 个脐静脉）的开口。脐动脉位于脐切面的 4 点钟和 7 点钟处，孔小壁厚，呈白色。

（8）医生用血管钳将脐带拉直，导管前端与脐动脉对齐，护士协助医生插管，用眼科镊持导管缓慢插入脐动脉内，在插入 1~2cm 后（达腹壁处）如遇阻力，可将脐带向头侧牵拉，拉直脐动脉；如插入 5~7cm 处遇阻力，可将导管退出 1~2cm 后再旋转推进，到达预定深度时，护士抽吸可见回血证实已入脐动脉。

（9）将脐动脉导管置入预定深度时，护士连接三通及正压接头，护士回抽注射器有血液流出并顺畅回流；如血流不畅，表明位置不当，应由医生重新调整。护士接三通及压力套装或输液管路，以 0.5~1ml/h 输注肝素盐水（1U/ml）以保持导管通畅。

（10）医生将导管与脐端进行荷包缝合，护士用胶布桥式妥善固定。

（11）进行床旁 X 线或超声定位。

（12）移去治疗巾及孔巾，取舒适体位。

（13）整理用物，脱手套及手术衣，洗手，记录。

3. 操作评价

（1）导管尖端位置适宜。

（2）导管回血通畅。

（3）脐部导管插入处无进行性出血或渗血、脐周无红肿。

【操作重点及难点】

1. 确保患儿安全，全程保暖。正确执行核对、无菌原则。

2. 置入导管手法正确。

3. 导管测量、定位准确。

【注意事项】

1. 严格执行无菌操作，置管时无菌屏障最大化，预防感染。

2. 导管置入时动作要轻柔，如遇阻力应注意改变角度，切忌强行插入。

3. 条件不允许时禁止置入脐动脉，如有新生儿水肿、脐带局部感染、脐膨出、下肢或臀部有血运障碍、腹膜炎或坏死性小肠结肠炎、凝血功能障碍等。

4. 高位脐动脉插管相对低位脐动脉插管并发症（如肢体缺血、血栓）发生率较低，留置时间较长，因此推荐使用高位。

5. 留置期间应密切观察患儿下肢及臀部皮肤颜色、温度及循环情况，警惕下肢及脏器循环缺血的发生。

6. 脐动脉插管意外脱管出血时，沿脐动脉走向，用手捏紧脐带下方的皮肤至少 5 分钟以达到止血效果。

【操作并发症及处理】

1. 脐部出血

（1）临床表现 切断脐残端时出血，或导管置入固定后脐部难以止血。

（2）处理 用预先准备的丝线拉紧止血，如脐动脉出血可用止血钳将脐及周围组织捏紧止血，遵医嘱给予止血药物。

2. 脐动脉穿孔

（1）临床表现 内出血表现，如腹胀、血压下降、末梢循环差等。

（2）处理 应立即拔除导管，压迫止血并遵医嘱使用药物治疗，必要时补充血容量。

3. 动脉痉挛

（1）临床表现 出现一侧下肢变白或发紫。

（2）处理 将脐动脉导管拔出 0.5～1.0cm，并按摩、热敷缺血肢体，如无效则给予拔除导管。

4. 空气栓塞

（1）临床表现 烦躁、呼吸急促、进行性呼吸困难、严重发绀、听诊心脏有杂音。

（2）处理 立即将患儿放置于左侧卧位并头低足高位；高流量吸氧，提高患儿的血氧浓度，纠正缺氧；遵医嘱给予抢救药物。

5. 血栓

（1）临床表现 一般早期无明显症状，仅表现为输液导管不通畅。如果血栓持续增大，逐渐会形成深静脉血栓，进而出现静脉阻塞的其他症状，比如肢体疼痛、皮肤温度升高、局部肿胀、触痛明显、静脉显露等症状。

（2）处理　怀疑下肢血栓形成需立即行床旁超声检查，遵医嘱使用尿激酶进行溶栓治疗，如检查血小板继续下降或用药后无上升趋势，应立即拔除脐动脉导管。

6. 感染

（1）临床表现　无明显原因的感染指标升高，反应低下，生命体征不稳定等。

（2）处理　立即告知医生，行血常规及 C 反应蛋白检查，评估感染与脐动脉有关时应立即拔管并行导管尖端培养。遵医嘱给予抗生素抗治疗。

（杜雪燕　　蒙景雯）

十一、新生儿窒息复苏技术

新生儿窒息是指由于产前、产时、产后的各种原因，导致新生儿生后不能建立正常的呼吸，缺氧从而引起全身各系统功能障碍。新生儿窒息复苏技术可以有效地恢复新生儿的呼吸和循环功能，降低死亡率，减少并发症的发生。

【操作目的及意义】

规范新生儿窒息复苏技术，降低新生儿窒息伤残率和死亡率。

【操作步骤】

1. 操作准备

（1）护士准备　着装规范。

（2）物品准备　预热开放辐射暖台，预热毛巾或包单，塑料袋或保鲜膜（<32 周）；肩垫，吸引球，负压吸引器，吸痰管，胎粪吸引管；听诊器，3 - 导联心电监测仪和电极片，脉搏血氧饱和度仪及传感器，目标血氧饱和度参考值表格，自动充气式气囊，T - 组合复苏器，足月儿和早产儿面罩；6F 和 8F 胃管，空氧混合仪，吸氧管，喉镜，导管芯，不带套囊的气管导管，胶布，剪刀，喉罩气道；1∶10000 肾上腺素、生理盐水、注射器（1ml、2ml、5ml、10ml、20ml、50ml）；脐静脉导管、三通。

（3）环境准备　安全、安静、清洁。必要时屏风遮挡，请无关人员回避等。

2. 操作方法

（1）快速评估　新生儿出生后立即评估 4 项指标：足月吗？羊水清

吗？哭声或呼吸好吗？肌张力好吗？如有 1 项为"否"，立即进行初步复苏。

（2）初步复苏　①保暖并维持正常体温：将新生儿放置在辐射台上，擦干头部并保暖；胎龄 < 32 周和（或）出生体重 < 1500g 的早产儿用塑料袋或保鲜膜包裹头部以下的躯体和四肢，足月儿用预热毛巾包裹、擦干后置于辐射台上。②摆正体位：肩部垫肩垫，维持新生儿头轻度仰伸，呈鼻吸气位。③吸引：必要时清理气道，先口后鼻。④擦干和刺激：快速、彻底擦干。如仍无自主呼吸，用手轻拍或弹新生儿足底或摩擦背部 2 次以诱发自主呼吸。⑤如刺激后新生儿仍呼吸暂停，或喘息样呼吸，或心率 < 100 次/分，立即开始正压通气。

（3）正压通气　①连接脉搏氧饱和度仪或 3 - 导联心电监护仪，传感器连接在右上肢。②使用气囊面罩，以压力 20 ~ 25cmH$_2$O、频率 40 ~ 60 次/min 进行正压通气，观察胸廓是否起伏。③使用空氧混合仪根据脉搏血氧饱和度调整给氧浓度，使脉搏血氧饱和度达到目标值。④评估心率：使用听诊器听诊 6 秒，乘以 10 得出快速预估心率值。⑤判断通气有效性：胸廓起伏良好、心率迅速增快。如未达到有效通气，需做矫正通气。⑥矫正通气：调整面罩，摆正体位，清理分泌物，打开气道，增加气道压力，替代气道。

（4）胸外按压　①有效正压通气 30 秒后进行评估：若心率 < 60 次/分，给予气管插管正压通气，将给氧浓度增加至 100%，开始胸外按压。②胸外按压位置为胸骨下 1/3，避开剑突，按压深度为胸廓前后径的 1/3，与正压通气比例为 3∶1。

（5）药物治疗　经气管插管正压通气，配合胸外按压 45 ~ 60 秒后评估心率，心率 ≥ 60 次/分，则停止按压；心率 < 60 次/分，继续正压通气和胸外按压，遵医嘱给予肾上腺素和其他药物治疗，首选脐静脉置管给药。

（6）复苏后评估　若患儿自主呼吸良好、心率持续 ≥ 100 次/分、氧饱和度达到目标值，判断新生儿复苏成功，转入新生儿监护室进行进一步救治。

3. 操作评价

（1）通过评估来确定操作是否有效、是否进入下一步骤。

（2）患儿复苏成功。

（3）复苏团队反应迅速、敏捷，动作规范，配合默契。

【操作难点及重点】

1. 正压通气面罩大小合适：遮盖下巴尖端、口鼻，但不盖住眼睛。

2. 正压通气时的吸呼比为 1 : (1.5 ~ 2)。

3. 胸外按压与正压通气频率为 90 次/分按压 + 30 次/分呼吸，即每分钟 120 个动作。

【注意事项】

1. 传感器连接在右上肢，通常是手腕或手掌。

2. 自动充气式气囊的用法：不连接氧源，氧浓度为 21%；连接氧源，不连接储氧袋，氧浓度约为 40%；连接氧源和储氧袋，氧浓度约为 100%。

【操作并发症及处理】

1. 皮肤损伤

（1）按压处皮肤淤青或破损处予以消毒。

（2）敷料贴患处。

2. 骨折

（1）根据骨折部位及程度予以固定器固定。

（2）保持功能位，防止压迫患处。

（3）止痛镇静。

3. 胃肠道积气

（1）留置胃管。

（2）排出气体。

4. 气胸　根据严重程度选择性行胸腔穿刺引流。

（杜雪燕　　蒙景雯）

第六节　危重症专科护理配合及技术

一、双人心肺复苏（儿童）技术

心肺复苏技术是针对呼吸、心跳停止的患儿所采取的以恢复循环、呼吸为目的的一种方法。此方法可减少由呼吸心跳骤停带来的脏器功能损伤。适用于呼吸心跳骤停的患儿。

【操作目的及意义】

1. 患儿呼吸、心跳停止时迅速采取一切恢复自主呼吸和有效循环的抢救措施。

2. 提高患儿复苏后的治疗效果，增进患儿健康。

【操作步骤】

1. 操作准备

（1）护士准备　符合护士仪表要求。

（2）物品准备　简易呼吸器、一次性复苏面罩、氧气连接管、胸外按压板、纱布、手电筒。

（3）患儿准备　取仰卧位安置于病床。

（4）环境准备　安全、宽敞的环境。必要时屏风遮挡，请无关人员回避。

2. 操作方法

（1）评估现场环境是否有潜在危险，确保自身及患者安全。

（2）快速评估患儿意识状态，轻拍双侧肩膀，大声呼叫患儿，如无反应，迅速呼叫医生，并同时记录时间，立即开始心肺复苏。

（3）去除枕头，松解衣领裤带，暴露胸部。保护患儿头颈部，使头、颈、躯干保持在同一轴线上。

（4）判断患儿大动脉搏动及呼吸：判断时间大于 5 秒，小于 10 秒，确认大动脉无搏动，同时扫视患儿胸部，观察胸廓无起伏，立即进行心肺复苏。

（5）身下垫硬板，立即开始胸外按压。按压方法：使用单掌或双掌法，手掌根部为着力点，双肘关节伸直，垂直向下用力按压；婴儿用手环绕胸部，使用两拇指按压，按压深度至少为胸廓前后径 1/3（婴儿约 4cm，儿童约 5cm，青春期以后同成人为 5~6cm），频率 100~120 次/分，每次按压使胸廓充分回弹。

（6）开放气道：检查呼吸道有无分泌物，必要时吸痰，充分开放气道。

（7）简易呼吸器各管路连接正确，气囊性能良好，无漏气，连接氧气装置，打开氧气流量表，调节氧流量大于 10L/min。开放气道（仰头举颏法），EC 手法固定面罩配合胸外按压挤压气囊，频率 20~30 次/分，同时观察胸廓起伏。

（8）5 个循环后评估复苏是否有效，有无颈动脉搏动及呼吸。

（9）检查患儿双侧瞳孔大小、对光反射，口唇及颜面、甲床皮肤色泽，末梢皮肤温度。如复苏成功，撤除胸外按压板。

（10）用纱布清洁患儿面部，协助恢复舒适体位，遵医嘱给予高级生命支持。

（11）安抚患儿，整理床单位。

（12）按垃圾分类原则处理用物。

（13）洗手。

3. 操作评价

（1）患儿颈动脉有搏动，自主呼吸恢复，胸廓有起伏，口唇及颜面、甲床发绀减轻，皮肤色泽红润，瞳孔缩小，对光反射恢复。

（2）患儿胸骨、肋骨完好，无其他脏器损伤。

【操作重点及难点】

1. 正确评估患儿的生命体征。

2. 在整个复苏过程中正确使用复苏手法。

【注意事项】

1. 判断是否有大动脉搏动　右手示指和中指并拢，沿患儿的气管纵向滑行至喉结处，在旁开 1～2cm 处停顿，触摸颈动脉时间 <10 秒。

2. 按压应注意对儿童使用单掌或双掌法，将掌根置于患儿胸部中央胸骨下半部；对婴儿使用双拇指环绕技术，将两拇指并排置于婴儿胸部中央胸骨下半部。按压与呼吸比：单人为 30∶2，双人为 15∶2。按压人员更替前缩短无按压时间（小于 10 秒）。按压要垂直向下用力，不可左右摆动。

3. 胸外按压的位置必须准确，按压动作不能过猛，以防肋骨骨折、心包出血、气胸、肝脏破裂。每次按压后使胸壁完全回弹。

4. 怀疑有颈部损伤者宜采用托举下颏法开放气道，不能使用压额抬颏的方法。

5. 在复苏过程中若出现可除颤心律，应立即除颤一次，再继续进行心肺复苏。

【操作并发症及处理】

1. 心搏骤停后的脑损伤

（1）临床表现　昏迷、抽搐、呼吸困难。

（2）处理　①可用亚低温治疗。②应用神经营养因子抗凋亡，促进神经再生，积极干预脑损伤进程。③用脱水疗法减轻脑水肿，降低颅内压。

2. 血胸

（1）临床表现　呼吸费力。

（2）处理　①紧急行开胸探查术，清除血凝块，修补肺组织；②放置胸腔闭式引流管。③加强呼吸道的管理，预防感染。

3. 肋骨骨折

（1）临床表现　异常呼吸。

（2）处理　①骨折部位用沙袋压迫，或采用胸带包扎固定 2～3 周。②有移位的骨折采用闭式复位或手术复位。

（魏宁宁　　蒙景雯）

二、经气管插管吸痰技术

经气管插管吸痰技术是一种利用负压原理将吸痰管经气管插管进入，将呼吸道内的痰液及分泌物吸出的一种方法。此方法可清理呼吸道，改善通气功能，适用于气管插管和气管切开术后患儿。

【操作目的及意义】

1. 保持呼吸道通畅，防止阻塞及感染。

2. 改善自主通气，减少无效腔，降低气道阻力，便于给氧和人工通气。

3. 留取痰标本。

【操作步骤】

1. 操作准备

（1）护士准备　评估患儿病情，熟练掌握经气管插管吸痰的方法，核对患儿信息，若患儿清醒，可与患儿解释操作过程，安抚患儿，取得其配合。

（2）物品准备　治疗盘、气管插管配套的一次性无菌吸痰管、根据医嘱配制的湿化液、生理盐水 500ml 2 袋、听诊器、一次性治疗巾、负压吸引器、氧气及氧气管道、简易呼吸器。

（3）患儿准备　气管插管固定良好，取平卧位，患儿及其家属已了解操作目的及注意事项，并积极配合。

（4）环境准备　安全、安静、清洁。必要时屏风遮挡，请无关人员回避等。

2. 操作方法

（1）洗手，戴口罩，特殊感染患儿需要佩戴护目镜、面屏和其他合适的防护设备。

（2）携用物至患儿床旁，使用两种及以上方式核对患儿信息。

（3）评估患儿意识状态是否良好，同时观察其生命体征、呼吸机参数及血氧饱和度情况，气管插管深度、插管型号及管路固定情况，听诊双肺呼吸音，确定有痰鸣音。

（4）给予患儿吸入高于基线 20% 的氧气。

（5）撕开吸痰管外包装，取出一只手套戴在右手上，将吸痰管轻轻抽出并盘绕在右手上，左手打开负压吸引器开关，新生儿及儿童的吸痰负压为 120mmHg 以下，且尽可能在有效清除分泌物的前提下设置较低的负压水平，吸痰管根部与负压吸引器连接管相连。

（6）助手脱机，同时消除呼吸机报警音，观察患儿生命体征及血氧饱和度情况。

（7）操作者左手固定气管插管，右手执笔式送管，并给予浅吸痰，即吸痰管插入深度为人工气道的长度；如浅吸痰无效使用深吸痰，即将吸痰管插至有抵抗处（即气管隆嵴处），再往外回提 1cm 后进行负压吸痰，吸痰时将吸痰管旋转、提拉、向上，将痰液吸干净。吸痰时间尽可能短，每次不超过 15 秒。

（8）用生理盐水冲洗吸痰管。

（9）根据患儿病情需要重复步骤 5 和步骤 6。

（10）吸痰完毕，将呼吸机与气管插管处重新连接后，将吸痰管再次绕在右手上，左手将手套反折，将吸痰管留在手套污染面内，弃于医疗垃圾桶内。

（11）关闭负压，酌情给予纯氧吸入 2 分钟。

（12）再次听诊，评估，整理床单位。协助患儿取舒适卧位，再次观察生命体征、呼吸机参数及血氧饱和度情况，气管插管深度及固定情况。

（13）洗手，记录。

3. 操作评价

（1）患儿呼吸状况改善，听诊双肺痰鸣音减弱或消失。

（2）心率及血氧饱和度维持正常。

【操作重点及难点】

1. 正确把握吸痰技巧。

2. 选择合适的吸痰管。

3. 正确处理吸痰时患儿出现的不良反应。

4. 严格按照无菌原则操作。

【注意事项】

1. 压力　新生儿及儿童的吸痰负压为 120mmHg 以下，且尽可能在有效清除分泌物的前提下设置较低的负压水平。

2. 吸痰管型号的选择　儿童患儿吸痰管外径小于气管插管内径的 50%；新生儿患儿吸痰管外径小于气管插管内径的 70%。

3. 吸痰过程中随时观察患儿病情变化、生命体征、血氧饱和度，如有异常，立即停止吸痰，吸痰前后给予纯氧吸入 2 分钟，以减少由于吸引引起的低氧血症，观察患儿痰液性质、量并准确记录。

4. 人工气道吸痰期间无须常规滴注生理盐水。吸痰时间尽可能短，不超过 15 秒。给予浅吸痰，即吸痰管插入深度为人工气道的长度；如浅吸痰无效使用深吸痰，即将吸痰管插至有抵抗处（即气管隆崎处）再往外回提 1cm，防止损伤气道黏膜，打开负压，缓慢地旋转、提拉，避免反复抽吸，应动作轻柔并注意无菌操作。

【操作并发症及处理】

1. 气管插管脱出

（1）临床表现　气管插管脱落，双肺听诊呼吸音不对称，呼吸机报警。

（2）处理　①密切观察患儿生命体征。②简易呼吸器加压给氧。③协助医生更换气管插管。

2. 气道内壁受损

（1）临床表现　痰液中夹有少许新鲜血丝。

（2）处理　①严密观察患儿生命体征。②严重者遵医嘱应用止血药物。

3. 低氧血症

（1）临床表现　患儿颜面、口唇发绀明显；血氧饱和度下降，低于 80%。

（2）处理　立即停止吸引，连接呼吸机。

（房　萍　宋　晗）

三、简易呼吸器使用技术

简易呼吸器使用技术是一种通过应用人工呼吸辅助装置为患儿提供高氧浓度的方法。此方法可以取代人工呼吸，适用于抢救过程中。

【操作目的及意义】

1. 维持和增加机体通气量。

2. 纠正低氧血症。

3. 给予氧气加压输入，提高动脉氧分压，抢救危重患儿及呼吸衰竭患儿。

【操作步骤】

1. 操作准备

（1）护士准备　仪表端庄，服装整洁。评估患儿病情及选择合适的简易呼吸器面罩型号。

（2）物品准备　根据患儿年龄选择简易呼吸器一套，检查各配件性能并正确连接，面罩大小须包住口鼻且不覆盖眼睛，无漏气，单向阀工作正常，球囊及储氧袋完好、无漏气。

（3）患儿准备　去枕平卧位，开放气道，患儿及其家属已了解操作目的及注意事项并积极配合。

（4）环境准备　安全、安静。必要时屏风遮挡，请无关人员回避等。

2. 操作方法

（1）洗手，戴口罩。

（2）携用物至患儿床旁，以两种及以上方式核对患儿信息。

（3）有义齿患儿应取下活动义齿，若有明显呼吸道分泌物应将患儿头偏向一侧，清理呼吸道分泌物。

（4）周围用氧环境安全，检查氧气装置性能完好。

（5）将简易呼吸器连接氧气，调节氧流量为 8～10L/min，确定给氧通畅。

（6）通气手法　操作者站于患儿头部后方，将面罩扣紧患儿口鼻部，一手以"EC"手法固定面罩，另一手有规律地挤压简易呼吸器（患儿有自主呼吸时，挤压频率与患儿自主呼吸同步）。

（7）通气量　有氧源时，挤压球囊1/2；无氧源时，去除储氧袋，挤压球囊2/3。通气量均以患儿胸廓起伏良好为宜，避免过度通气。

（8）通气频率　儿童有脉搏时12～20次/分；心肺复苏时按30∶2（单人）或15∶2（双人）；气管插管每6秒一次，10次/分（通气时无须停止按压）。

（9）判断是否通气成功　观察患儿胸廓是否随着呼吸气囊的挤压而起伏，在呼气时观察面罩内部是否有雾气产生，如果胸廓无起伏，应重新调整面罩位置和开放气道。

（10）病情观察　操作中观察患儿病情变化，患儿面色转红，移开面罩。保持气道开放，胸廓有起伏；自主呼吸恢复，抢救成功。如果仍无自主呼吸，应尽早建立人工气道，行机械通气。

（11）整理床单位，安抚患儿并做好沟通。

（12）消毒简易呼吸器，整理用物。

（13）洗手，记录。

3. 操作评价

（1）患儿通气状况改善，缺氧情况缓解。

（2）血氧饱和度维持正常。

【操作重点及难点】

1. 检查简易呼吸器方法正确。

2. 正确使用简易呼吸器，使用时应确保面罩与患儿脸部紧密贴合，避免通气时漏气。

【注意事项】

1. 简易呼吸器气囊、储氧袋及储气阀检测　将氧气储气阀及储氧袋接在一起，连接氧气装置，气体由导入口导入，储氧袋鼓起，多余的气体自储气阀溢出（可以看到储气阀垫片向外突出），如未见溢出应检查出气阀组装是否正确。

2. 挤压频率　早产儿40～60次/分，足月儿35～40次/分，儿童12～20次/分。在患儿吸气时挤压，同时要注意观察患儿胸廓起伏情况。球囊加压时选用EC手法，即左手拇指与示指呈C形，其余三指呈E形，使面罩充分盖住患儿的口鼻面部，并以手掌压住面罩，使其贴紧患儿面部。

【操作并发症及处理】

1. 胃胀气和胃内容物反流

（1）临床表现　有胃内容物从口鼻腔溢出，腹部膨隆，叩诊上腹部呈鼓音。

（2）处理　①胃部气体胀满时勿挤压腹部，保持患儿侧卧。②清理呼吸道，必要时置入胃管。③若发生反流给予患儿侧卧位，及时清理反流物。

2. 误吸和吸入性肺炎

（1）临床表现　患儿出现刺激性呛咳，心率、血氧饱和度不能维持，肺部炎症指标加重。

（2）处理　①立即侧卧位清理呼吸道分泌物，保持呼吸道通畅。②给予高浓度氧气吸入。

（房　萍　宋　晗）

四、无创呼吸机使用技术

无创呼吸机使用技术是指呼吸机通过与鼻塞或口鼻面罩相连提供有效机械通气的方法。此方法可以辅助患儿的自主呼吸运动，以达到肺内气体交换的功能，提高肺泡通气能力，降低人体消耗，以利于呼吸功能的恢复，适用于纠正低氧血症和高碳酸血症患儿。

【操作的目的及意义】

1. 具有操作简便、迅速的优点，能有效、快速地纠正患儿的缺氧情况。

2. 可减少气管插管、气管切开的发生，避免其相应的并发症发生。

3. 减轻患儿呼吸肌疲劳，减轻患儿的痛苦。

【操作步骤】

1. 操作准备

（1）护士准备　评估患儿病情、生命体征、体重、呼吸、血气分析结果，是否有使用呼吸机的指征，呼吸机性能是否良好。

（2）物品准备　无创呼吸机及其管路、供氧装置、合适的鼻塞或口鼻面罩、皮肤保护贴、加温湿化装置及灭菌注射用水、简易呼吸器、膜肺。

（3）患儿准备　患者仰卧。

（4）环境准备　环境安全。

2. 操作方法

（1）洗手，戴口罩。

（2）携用物至患儿床旁，使用两种及以上方式核对患儿信息。

（3）连接呼吸机管路至相应接口，固定呼吸机管路，湿化瓶内加灭菌注射用水，接气源、电源，开机，打开加热开关，设置参数。

（4）协助患儿取仰卧位、根据患儿选择适宜的鼻塞或口鼻面罩，清理患儿口鼻分泌物，为患儿面部贴好皮肤保护贴。

（5）检查各管路是否连接紧密，通气是否良好。

（6）为患儿戴好鼻塞或口鼻面罩，并妥善固定。

（7）整理用物，协助患儿取舒适卧位。

（8）观察患儿血氧饱和度及其生命体征。

（9）观察呼吸机潮气量、波形及呼吸机运行情况。

（10）洗手，记录。

3. 操作评价　呼吸机运转正常，无异常报警。

【操作重点及难点】

1. 选择合适的鼻塞或口鼻面罩。

2. 正确使用无创呼吸机。

【注意事项】

1. 根据患儿的情况选择适宜的鼻塞或口鼻面罩。鼻塞及口鼻面罩的型号，可根据患儿的鼻腔大小进行选择，以鼻塞充分填充患儿鼻腔前庭为宜。面罩要充分覆盖患儿的鼻翼周围并紧贴面部，避免漏气；同时为鼻腔留有足够的呼吸空间。

2. 加温湿化装置内的液体选用灭菌注射用水，水位不能超过最高水位线；及时检查管路内是否有冷凝水，若有及时倾倒；及时添加灭菌注射用水，保持湿化温度在37℃。

3. 要确保正压通气持续有效，应避免患儿烦躁，并指导患儿不要张口呼吸或减少张口动作。

4. 使用时患儿如出现心率、血压持续下降，应立即停止。必要时给予简易呼吸器加压给氧。

5. 当呼吸机的气源供气压力低、断气、压力不均衡时，报警指示灯连续闪烁，蜂鸣器发出报警声音，要及时检查气源供应装置，给予解除报警。

6. 无创呼吸机使用期间应加强巡视，避免鼻塞或口鼻面罩的脱落而造成患儿病情加重。

【操作并发症及处理】

1. 口咽部干燥

（1）临床表现　患儿口唇脱皮状，痰液黏稠不易吸出。

（2）处理　①检查湿化瓶内是否有灭菌注射用水，加热开关是否打开。②按时为患儿做口腔护理。

2. 胀气

（1）临床表现　患儿腹部膨隆，叩诊可闻及鼓音。

（2）处理　①指导患儿正确呼吸。②必要时为患儿行胃管或肛管排气。

3. 鼻、面部压力性损伤

（1）临床表现　①使用鼻塞的患儿鼻中隔部皮肤压红、破溃。②使用面罩的患儿鼻根部皮肤压红、破溃。

（2）处理　按压力性损伤情况给予对症处理。

（房　萍　宋　晗）

五、有创呼吸机使用技术

有创呼吸机使用技术是使用可替代患儿自主通气功能的机器的一种方法。此方法可把含氧气的空气送入患儿肺部，将含二氧化碳的气体排出体外，从而帮助患儿增加肺通气量，改善呼吸功能，减轻呼吸功能消耗，节约心脏储备能力，适用于各种原因所致的肺通气和（或）换气功能障碍的患儿。

【操作目的及意义】

1. 维持代谢所需的肺泡通气。

2. 减少呼吸肌的负担，降低氧耗量，改善缺氧，减轻心脏负担。

3. 预防、减轻或纠正由各种原因引起的缺氧及二氧化碳潴留。

【操作步骤】

1. 操作准备

（1）护士准备　评估患儿病情，选择合适的呼吸机。

（2）物品准备　呼吸机、供氧装置、一次性呼吸机管路、加温湿化装置、膜肺、灭菌注射用水、简易呼吸器、气管插管、喉镜、弯钳、听诊器、固定胶布。

（3）环境准备 安全、安静、清洁。必要时屏风遮挡，请无关人员回避等。

2. 操作方法

（1）洗手，戴口罩。

（2）携用物至患儿床旁，使用两种及以上方式核对患儿信息。

（3）呼吸机开机连接膜肺自检，连接呼吸机管路至相应接口，固定呼吸机管路；加灭菌注射用水，但不可超过加温湿化罐上标注的最高水位指示线。接气源、电源，打开加热开关。

（4）选择工作模式，设置参数。

（5）呼吸机工作正常后连接患儿气管插管。

（6）为患儿清洁面部，协助患儿取舒适体位，整理床单位。

（7）洗手、记录。

3. 操作评价 呼吸机运转正常。

【操作重点及难点】

1. 正确选择与连接呼吸机及管路。

2. 正确调节呼吸机参数。

3. 加强呼吸机的管理。

【注意事项】

1. 根据患儿大小选择合适的呼吸机及管路，正确按照安装步骤进行连接，并注意对管道的无菌保护，避免污染。

2. 对呼吸机自检程序中所要监测的功能做到充分了解，呼吸机自检通过后方可使用，如呼吸机自检不能通过则表明呼吸机不能正常工作，应继续检查各管道及传感器连接情况和膜肺的工作状态，排除报警后继续检测，直至自检通过方可使用。

3. 加强呼吸机的管理，保证呼吸机工作处于最佳状态，及时倾倒滤水杯内的冷凝水，定期清理空气过滤网，呼吸机使用应及时登记，定期检测、维护，呼吸机管路定期更换、消毒，防止管道老化、折断、破裂。注意固定呼吸机管路，防止过分牵拉，湿化罐内湿化水应适量并开启加温器，呼吸机内冷凝水应及时倾倒，防止逆流。

【操作并发症及处理】

1. 通气不足

（1）临床表现　皮肤潮红、烦躁不安、多汗、脉搏加速，动脉血气提示有二氧化碳潴留，严重者可导致昏迷。

（2）处理　①检查呼吸机管路是否有漏气。②严密观察患儿的病情，及时调整呼吸机参数。③不能排除故障时，给予更换管路或呼吸机。④给予患儿对症处理。

2. 通气过度

（1）临床表现　抽搐、心律失常、血压下降等。

（2）处理　①应立即通知医生调整呼吸支持参数。②遵医嘱使用药物抑制患儿自主呼吸；同时积极进行对症处理。

3. 气压伤

（1）临床表现　肺大疱、气胸、纵隔气肿、皮下气肿等。

（2）处理　①及时通知医生，配合医生给予处置，如实施胸腔抽气术或胸腔内置管术。②给予胸带加压固定。③记录皮下气肿发生的部位、范围，注意气肿范围有无扩大。④慎用过高压力控制、呼气末正压通气及压力支持通气等，适当镇静、镇咳，必要时遵医嘱使用肌松药物。

4. 呼吸机相关肺炎

（1）临床表现　肺部感染、发热、咳嗽、咳痰。

（2）处理　①床头抬高 30°～45°。②口腔护理，减少口腔定植菌。③严格执行手卫生，采取标准预防。④及时倾倒冷凝水，呼吸机管路每周更换。⑤气管插管气囊内压力保持在 25～30cmH$_2$O，减少误吸发生。

（房　萍　宋　晗）

六、连续性肾脏替代治疗护理技术

连续性肾脏替代治疗（CRRT）是指一组体外血液净化的治疗技术，是所有连续、缓慢清除水分和溶质治疗方式的总称。传统 CRRT 应持续治疗 24 小时以上，但临床上可根据患儿的治疗需求灵活调整治疗时间。CRRT 治疗的目的不仅仅局限于替代功能受损的肾脏，近来更扩展到常见儿童危重症疾病的急救，成为各种危重症救治中最重要的支持治疗措施之一。

【操作目的及意义】

1. 替代肾脏功能，清除体内毒素和多余的水分。

2. 纠正水、电解质和酸碱失衡。

3. 清除炎症介质。

4. 急危重症疾病支持治疗。

【操作步骤】

1. 操作准备

（1）护士准备　着工作服或隔离衣，洗手，戴帽子、口罩。

（2）物品准备　①管路准备：根据患儿体重准备合适的血液滤过器、体外循环管路，检查血液滤过器及体外循环管路外包装是否完好，有无破损，查看有效期。②药物准备：血液滤过置换基础液、肝素盐水（肝素钠含量10000U/L）、生理盐水（1000ml/袋），4%枸橼酸钠溶液（或肝素钠）、10%葡萄糖酸钙注射液、25%碳酸氢钠注射液、15%氯化钾溶液。③物品准备：注射器（2ml/5ml/10ml）、输液器、无菌治疗巾、无菌纱布、无菌手套、氯己定消毒液和酒精消毒棉片等物品。

（3）机器准备　准备性能完好的血液滤过机，检查并连接电源，打开机器电源开关，按照机器要求完成全部自检程序，严禁简化或跳过自检步骤。

（4）患儿准备　①患儿应配备双腔中心静脉置管。②上机前评估中心静脉导管通畅性：使用5ml注射器连接中心静脉置管的引血端和回血端，以1秒内各回抽出3~4ml血液的速度为宜（血流速可达180~240ml/min），回抽的血液推注在无菌纱布上，检查是否有血凝块，如有血凝块应继续抽出，直到没有为止，另备10ml生理盐水进行脉冲式冲管。如回抽不佳，应及时告知医生并查找原因，采取合适的解决方案。③评估患儿的年龄及凝血功能，选择预充管路所需液体，新生儿、凝血功能异常患儿慎用肝素盐水预充管路。

（5）环境准备　安全、安静、清洁。必要时屏风遮挡，请无关人员回避等。

2. 操作方法

（1）治疗开始

①洗手，戴口罩。双人核对患儿信息。

②打开电源开关，按照机器显示屏提示步骤，逐步安装血液滤过器及体外循环管路，安放 PBP 液袋、置换液袋、透析液袋、肝素盐水预冲液及废液袋，打开各管路夹。选择使用模式。

③完成机器自动预冲及自检。

④遵医嘱设置血流量、置换液流速、透析液流速、超滤液流速，以及 4% 枸橼酸钠溶液、10% 葡萄糖酸钙注射液输注速度等参数。

⑤采用颈静脉放置中心静脉导管的患儿头偏向对侧。打开伤口敷料，观察导管皮肤入口处有无红肿和渗出、导管固定情况等，消毒导管皮肤入口周围皮肤后覆盖敷料。辅助人员协助操作者打开导管敷料，分别消毒导管和导管夹，并协助固定导管。操作者打开治疗包，戴无菌手套，铺无菌治疗巾。辅助人员将导管放于无菌治疗巾上。操作者先检查导管夹子处于夹闭状态，再取下导管保护帽。辅助人员协助消毒导管接头，并避免导管接触非无菌区域，尽可能减少在空气中暴露的时间。用注射器回抽导管内封管液，回抽量为动、静脉管各 2ml 左右。如果导管回血不畅时，认真查找原因，严禁使用注射器用力推注导管腔。

⑥连接体外循环，打开 4% 枸橼酸钠、10% 葡萄糖酸钙注射液输液泵开关，以及管路动、静脉夹，按开始治疗键，引血速度根据患儿年龄、体重及病情按 3～10ml/（kg·min）进行设置。

⑦固定好管路，治疗巾遮盖好留置导管连接处。医疗废物放于医疗垃圾桶中。

⑧根据患儿情况 1 小时内逐步调整血流量等参数至目标治疗量，查看机器各监测系统处于监测状态，整理用物，记录。

（2）治疗过程中的监护

①机器开始治疗后，立即测量血压、脉搏，询问年长患儿有无不适，详细记录治疗单。

②二次查对　a. 按照体外循环血液流动方向，依次检查体外循环管路各连接处和管路开口处连接是否紧密，未使用的管路开口应使用保护帽并夹闭管夹。b. 根据医嘱再次查对机器各种治疗参数。c. 治疗开始后，应对机器控制面板和按键部位等高频接触部位进行擦拭消毒。

③双人查对　由协助护士查对上述内容，并在治疗记录单上签字。

④专人床旁监测，持续监测各项生命体征参数，观察管路凝血情况，以及机器是否处于正常工作状态；每小时记录 1 次治疗参数及脱水量，核

实是否与医嘱一致。

⑤根据机器提示及时更换置换液、透析液和废液袋，必要时更换体外循环管路及血液滤过器。

⑥发生报警时，迅速根据机器提示进行操作，及时解除报警。如报警无法解除且血泵停止运转，应立即停止治疗，手动回血，并速请维修人员到场处理。

⑦患者因特殊原因需要闭路循环时，使用 0.9% 生理盐水 50ml + 4% 枸橼酸钠溶液 5ml 的比例配制成抗凝液用于闭路循环。患儿病情特殊时，询问医生采用何种抗凝剂。

（3）治疗结束

①需要结束治疗时，准备生理盐水或预充式导管冲洗装置、无菌纱布、碘伏、棉签、无菌手套等物品。

②关闭 4% 枸橼酸钠溶液、10% 葡萄糖酸钙注射液的输液泵开关。

③按结束治疗键，采用密闭式回血法回血。

④采用颈静脉放置中心静脉导管的患儿头偏向对侧。

⑤操作者戴无菌手套，将已开包装导管保护帽放至无菌敷料上；断开中心静脉导管动脉端与管路连接，固定导管动脉端。

⑥辅助人员协助连接已抽吸生理盐水的注射器；操作者打开导管夹，辅助人员脉冲式推注生理盐水或预充式导管冲洗液，正压推注封管液；操作者关闭导管动脉端导管夹，连接其导管保护帽。推荐使用预充式导管冲洗装置，减少污染及感染风险。如导管使用分隔膜接头，则螺旋断开与透析机管路连接，按规范进行分隔膜接头表面消毒后连接注射器或预充式导管冲洗装置，进行冲封管操作。

⑦操作者将管路动脉端与生理盐水连接。辅助人员将血流速下调，开启血泵回血。

⑧回血完毕后辅助人员停止血泵，操作者关闭管路及留置导管静脉端导管夹。

⑨操作者断开中心静脉导管静脉端与体外循环管路连接，固定导管静脉端，辅助人员脉冲式推注生理盐水或预充式导管冲洗液，正压推注封管液，弹丸式推注封管液，操作者关闭导管夹，连接导管保护帽。

⑩操作者用无菌敷料包扎中心静脉导管，辅助人员协助胶布固定；辅助人员再次消毒导管皮肤入口周围皮肤，操作者更换无菌敷料覆盖，辅助

人员协助胶布固定并注明更换时间。

⑪根据机器提示步骤，卸下透析器、管路及各液体袋。关闭电源，擦净机器，推至仪器室备用。

3. 操作评价

1. 治疗前评估中心静脉导管通畅性。

2. 治疗中机器运转正常，无报警及意外。

3. 患儿生命体征平稳。

【操作重点及难点】

1. 根据患儿体重及血容量正确选择及使用血液滤过器、体外循环管路。

2. 正确识别并处理报警。

3. 观察患儿生命体征尤其是血压及体温的变化。

【注意事项】

1. 仪器报警时，应第一时间查找原因并正确处理，降低循环管路及滤器内凝血机会，减少造成血栓、气栓、感染等可能危及患儿生命的严重并发症。

2. 根据患儿情况使用保温设施。

3. 根据患儿体重及治疗目的选择合适的滤器。操作时应避免震动和冲击。若冲洗过程中发生泄漏，应立即中止冲洗，并重新更换滤器。严密监测，防止滤器走空。如滤器内有空气残留，会引起滤器内出现血凝块，堵塞滤器；使用后的滤器根据产业废物管理法及医疗废物处理指南等进行处理。

4. 及时解除报警，防止堵塞滤器，做好患儿的心理护理，向患儿家长做好沟通，讲解治疗的目的、方法、注意事项和并发症。

5. 如无特殊疾病要求，亦可单纯使用生理盐水预充管路。

【操作并发症及处理】

1. 低血压

（1）临床表现 初期可出现头晕、出冷汗，继而出现面色苍白、呼吸困难、脉搏细速，严重者可出现昏厥、意识障碍。

（2）预防及处理 ①对于危重症血流动力学不稳定患儿可在治疗前适当补液，初期引血速度不宜过快，减少血压波动。②治疗过程中严密观察患儿情况，监测患儿血压变化，发现血压变化，立即通知医生，调整血泵速度，暂停超滤，适当抬高患儿下肢。③遵医嘱给予生理盐水扩容。

2. 出血

（1）临床表现　早期中心静脉导管置管处渗血、牙龈出血、皮肤黏膜淤血，重症者烦躁不安、血压下降、出冷汗、脉搏细速，甚至出现神志不清、休克。

（2）预防与处理　①严密监测患儿凝血功能。②出血处给予加压包扎，减少有创操作。③严密监测血压变化，发现异常立即减慢血泵速度，出现休克时，立即给予生理盐水扩容，取头低脚高位。④必要时终止治疗。

3. 低体温

（1）临床表现　患儿出现寒战、四肢末梢凉，体温低于35℃。

（2）预防与处理　①上调加热器温度。②给予患儿保暖，加用暖毯或暖风机。

4. 失衡综合征

（1）临床表现　轻者表现为恶心、呕吐、头痛、血压增高、焦躁不安、疲倦乏力、嗜睡、肌肉痉挛；重者常伴有抽搐、扑翼样震颤、定向力障碍、嗜睡；极度严重者表现为精神异常、惊厥、全身肌肉痉挛、昏迷。

（2）预防与处理　①加强对患儿的心理护理，避免患儿过于紧张。②如患儿出现呕吐，应立即将头偏向中心静脉置管对侧，避免窒息。

（范敬蓉　　郭立涛）

七、体外膜肺护理配合技术

体外膜氧合（extracorporeal membrane oxygenation，ECMO）是一种常规治疗无效，暂时性替代心和（或）肺功能的高级体外生命支持系统（extracorporeal life support，ECLS）。通过将体内的静脉血引出体外，经特殊材质人工心肺旁路氧合后再注入患者动脉或静脉系统，从而起到部分心肺功能替代，维持人体脏器组织氧合血供作用，通过数天或数周的辅助，使心和（或）肺休息以期实现器官功能恢复，并为原发病治疗提供保障。

【操作目的及意义】

1. 为患儿提供心肺支持治疗，膜肺可给予供氧并替代肺脏进行有效气体交换。

2. 为循环不稳定的患儿提供循环支持治疗，使血流动力学处于相对稳定状态。

【操作步骤】

1. 操作准备

（1）人员准备 ①护理人员：协助医生连接和预冲管道，并待在床边直到 ECMO 正常运转。处理静脉内输液或给药并监测患者的生命体征变化。②ICU 医生和（或）外科医生：进行穿刺或建立动静脉通路。

（2）物品准备 协助医生配备手术器械及相关设备、抢救器械和设备、ECMO 主要部件和辅助设备如活化凝血时间检测仪等，根据患儿年龄、体重和实际连接的血泵、氧合器等选择 ECMO 血管插管等耗材。准备镇静药、镇痛药、肌肉松弛剂、抢救药物、肝素和钙剂等；根据个体情况准备悬浮红细胞、血浆及白蛋白等。

（3）患儿准备 ①镇静、镇痛状态下行气管插管。②去除衣裤，清洁手术区域，背部垫复苏板，注意保暖。③避开 ECMO 置管穿刺部位，在对侧肢体开通静脉通道，便于术中给药。④进行动脉穿刺，有创动脉血压监测，利于术中连续动态监测血压。⑤保护骶尾部位和骨突处皮肤，以免形成压疮。⑥ECMO 插管前 5 分钟遵医嘱给予肝素，确保活化凝血时间为 180 ~ 220 秒。⑦颈总动脉、颈内静脉插管时取仰卧位，头偏向左侧并后倾，垫高肩部，使颈部皮肤得到舒展，促进术野充分打开，头、颈部适当备皮；股动脉、股静脉插管时取仰卧位，暴露右侧腹股沟区，会阴部备皮，垫高右侧大腿根部，使臀部抬高、腹股沟皮肤得到舒展，促进术野充分打开。

（4）环境准备 根据患儿病情选择在手术室、ICU 等场所建立 ECMO，需在呼吸机辅助通气基础上置管。

2. 操作方法

（1）ECMO 管路预冲 ①洗手，戴口罩，选择清洁治疗间进行 ECMO 管路预充。②检查 ECMO 套包及外包装有无破损、套装是否完整及其使用有效期。③打开 ECMO 套包外包装，取出循环管路到包，挂输液架上，取出液体转移袋，挂输液架上。④取出膜肺，固定在膜肺架上，将专用水管两端分别连接膜肺及恒温水箱。⑤打开水箱电源，启动水循环，水温设为 36.5 ~ 37℃，观察膜肺有无漏水。⑥离心泵头与管道连接。⑦取出预冲排气管 A，上接液体转移袋，下接循环管路的三通开关（靠离心泵头远端）。

⑧将配制好的肝素盐水（10U/ml）预冲液挂在输液架上，取出另一条预冲排气管 B，针头插入预冲液袋口，另一头接循环管的三通开关（靠离心泵头近端）。⑨用管架将两条预冲排气管关闭，两管之间的循环短路用管道钳夹闭。⑩打开膜肺上端的三通开口（排气用）。⑪将预冲排气管 B 的管夹打开，连接循环管的三通开关打开，预冲液流经离心泵头及膜肺。⑫离心泵头出口流量接头涂抹耦合剂，将离心泵头放置泵槽中并固定好。⑬将挂在输液架上的循环管道包取下平放在流量控制台上。⑭打开离心泵头远端预冲排气管 A 的三通开关及管夹。⑮开机，转动流量旋钮，转速慢慢加大至 2000r/min（流量 > 1.0L/min），液体回流到液体转移袋内。⑯袋装预冲液内液体即将输完时钳夹预冲排气管 B（注意防止液体排空），并停机。⑰拔出预冲液袋口 B 管针头，插入液体转移袋另一输液口，形成液体在袋内的循环。⑱重新打开管钳，开机，继续循环排气。⑲检查全部管路排气干净后，停机，打开两个三通开关之间的循环短路管钳，开机（以 3 ~ 4L/min 的流量）再排气。⑳再次确认管路（尤其是循环管道包）无气泡，停机，分别关闭两个三通开关，钳夹 A、B 两条预冲排气管。㉑分别钳夹循环管道包两端的动、静脉循环管路，完成 ECMO 系统的预充排气。㉒膜肺连接空氧混合器管道。

（2）患者上机 ①再次确认已经预冲的管道内没有气体，管道的各个接头连接紧密，三通接头位置正确；空氧混合器的气源接头已经接通，连接氧气连接管至膜氧合器，并确认连接牢固；水箱连接管与膜氧合器正确连接，水箱电源已经连接，水量显示窗显示水量在正常范围，设置正确的水浴温度（36.5 ~ 37℃），启动水箱。②心外科手术医生建立好患儿动、静脉通路后，用管道钳阻断动脉及静脉出口；将 ECMO 管路的动、静脉端递给外科医生与患儿相对应的动、静脉插管连接，连接时注意排气，③调整离心泵转速使血流量达到目标流量，按照静脉管道 - 体外膜肺管路系统 - 动脉管道的顺序松开管路上的管道钳。ECMO 初始血流量设置为新生儿和婴儿 100 ~ 150ml/（kg·min）、儿童 80 ~ 120ml/（kg·min）。④打开氧气至目标流量。⑤观察患儿生命体征，引流管有无震动（引流是否顺畅，容量是否足够），氧合器前后血液颜色变化。妥善固定各管路，脱无菌手套。⑥整理床单位，记录。⑦洗手，摘口罩。

3. 操作评价

（1）操作过程中，体外膜肺各部件工作正常。

（2）上机过程中注意评估患儿生命体征状态，备好抢救物品、药品。

（3）穿刺部位出血情况。

【操作重点及难点】

1. 血流动力学监测　需密切注意血流动力学监测指标的变化，应维持平均动脉血压在合适范围：新生儿 35～45mmHg（1mmHg = 0.133kPa），儿童 50～60mmHg，中心静脉压 5～12mmHg，左心房压 6～12mmHg。

2. 体温管理　监测水箱温度，外周末梢循环和股动、静脉插管侧肢体温度。

3. 注意监测泵转速、血流速度、泵前压、膜前压、膜后压、水箱温度、管路血栓、管路连接、氧合器渗漏。

【注意事项】

1. 应用体外膜肺技术支持患儿创伤大、管道多、侵入性操作频繁，且患儿抵抗力低，易继发感染，所以在插管、更换敷料、侵入性操作、拔除管路等操作时需严格无菌操作，并密切观察伤口有无红肿热痛等感染征象和渗血情况，及时更换被污染的敷料，发现感染征象，应立即进行细菌培养，并予相应的抗感染治疗。

2. 使用液体预充管路，防止管路中有气体而出现气栓，注意各接头务必牢靠，接头连接处应光滑，减少涡流对血液的破坏，预充血液时应在肝素化的同时补充钙剂；定时检查管道是否固定牢固，为保持管道功能位，避免托、拉、拽管道，动、静脉插管要与皮肤缝合固定，再使用巾钳固定在床上，并预留活动空间；保持患儿充分镇静状态，避免患儿躁动引起管路滑脱、伤口出血、血液引流不畅等问题的出现。

3. 持续有创血压、中心静脉压监测，密切观察体外膜肺流量情况，流量不足可能会出现患儿血氧下降、气胸，体外循环过程中重点观察出入量是否平衡，避免发生电解质平衡紊乱。

4. 操作前充分了解患儿的凝血功能、电解质情况，引血过程中根据患儿的具体情况选择个体化的首剂量肝素和预充液，并随时监测血气、活化凝血时间，调整肝素量，使活化凝血时间维持在 180～220 秒，防止血栓形成。

【操作并发症及处理】

1. 出血

（1）临床表现　穿刺处可见出血，红细胞压积下降，血压下降，心率升高，尿量减少。

（2）处理 ①监测抗凝状态，每小时观察瞳孔对光反射，穿刺点有无渗血，皮肤有无瘀点、瘀斑，引流管有无血性液体引出，吸痰时关注痰液颜色及性状。②监测激活全血凝固时间值，调整肝素量。③对症处理，置管局部创面可使用凝血酶胶等创面止血剂。④避免在 ECMO 运行期间建立新的静脉通路、行皮下注射或肌内注射。

2. 感染

（1）临床表现 体温增高，分泌物有异味，血常规异常。

（2）处理 ①加强床边消毒隔离及手卫生，安排专人护理，减少探视。②监测感染指标，每小时测量生命体征并记录。③严格无菌操作。

3. 血栓

（1）临床表现 管道中可观察血栓；肢体肿胀、远端肢体皮肤温度低。

（2）处理 ①合理使用肝素抗凝，正确评估患儿凝血功能，调整肝素用量。②适当调节血流速。③严重时及时更换 ECMO 系统。

4. 低心排综合征

（1）临床表现 心率增快，血压偏低，尿量减少低于 1~2ml/（kg·h），中枢性高热，四肢末梢湿冷、苍白，皮肤花纹等。

（2）处理 ①密切观察患儿生命体征变化，四肢末梢的颜色、温度。②每小时记录患儿的出入量，观察尿量、颜色及性质变化。③遵医嘱给予对症处理。

（范敬蓉　　郭立涛）

八、亚低温治疗仪使用技术

亚低温治疗是通过人工物理方法降低患者全身体温或者局部脑温，进而降低脑氧耗、促进脑功能恢复的一种治疗方法。

目前国际上将低温划分为：轻度低温（33~35℃）、中度低温（28~32℃）、深低温（17~27℃）、超深低温（4~16℃）。其中轻度低温和中度低温归属亚低温。

亚低温治疗仪为可控电子化降温设备，进行靶向目标降温。多采用压缩机提供冷源，经过特殊的冷水循环系统，以毯子与患者身体接触，利用温差降低高热患者的体温。应用于新生儿缺氧缺血性脑病、颅脑损伤（创伤性颅脑损伤、广泛脑挫裂伤出血后脑水肿、颅脑损伤、急性癫痫持续状态等）、各种高热状态（中枢性高热病、高热惊厥、脑炎）等患儿的治疗。

【操作目的及意义】

1. 降低脑组织氧耗量，减少脑组织乳酸堆积。

2. 抑制炎性反应。

【操作步骤】

1. 操作准备

（1）护士准备：着装整洁，评估患儿病情。

（2）物品准备：亚低温治疗仪、冰毯、冰帽、体温传感器、多参数心电监护仪、蒸馏水、一次性中单、胶布、棉布单、保暖手套、保暖袜、皮肤保护减压贴。

（3）患儿准备：患儿处于充分镇静状态，取平卧位，四肢套保暖手套及保暖袜保暖，骨隆突处贴泡沫敷料预防压力性损伤，使用冰帽的患儿头部包裹棉布单。患儿及其家属了解操作目的及注意事项并积极配合。

（4）环境准备：房间空气流通，配有电源、稳压器和可靠地线，背侧通风口与物体间距必须大于20cm。

2. 操作方法

（1）治疗开始　①洗手，戴口罩。②携用物至患儿床旁，核对患儿信息，测基础体温。③使用前往水箱加蒸馏水至水位计标线水平。④将冰毯、冰帽传感管与主机连接。⑤将冰毯平铺于床垫上，上端平床头，冰毯上铺床单、一次性中单。⑥体温传感器一端插入主机接口，另一端与患儿连接。全身亚低温治疗，将直肠温度探头插入直肠5cm处，并用胶布固定；头部亚低温治疗，将鼻咽部温度探头放置长度相当于鼻孔至耳垂的距离，用蝶形胶布固定。⑦接电源，开机，温度传感器显示开机时实测温度。⑧根据需要设定程序。温度设定范围：亚低温治疗时温度为33~35℃；头部重点降温的患者维持鼻腔温度为33~34℃；发热患者物理降温至37℃。降温速度以每小时降低1~1.5℃为宜。设定机温和水温。设置体温下限报警值：体温报警下限设置值比机温设定值低1~2℃。⑨编程完毕，机器开始运行。

（2）治疗中　①监护患者：监护患者病情变化，皮肤、肢端情况及生命体征变化。②治疗维持时间：根据患儿病情而定。

（3）治疗结束　①将探测器从患儿身上和探测器插孔中移除。②断开电源线与电源的连接，绕好电源线并固定。③断开管子和设备的连接，移开毯子。④为患儿擦干皮肤，穿好衣服，整理床单位。⑤记录患者病情，开、停机时间，生命体征变化及评价治疗效果。

（4）复温

1）方法　①低温后被动复温：逐渐自然复温。②低温后主动复温：外源性复温，可采用温暖毛毯、热水袋、水毯等。

2）时间　①≥5 小时，体温上升≤0.5℃/小时。②4~6 小时复温1℃，12~24 小时内将温度（肛温）恢复至36~37℃。③复温至34.5℃前，每20 分钟升高0.1℃；复温至34.5℃后，每20 分钟升高0.5℃。复温宜缓慢，一般需要12~16 小时。

3. 操作评价

（1）患儿体温达到预期水平，未出现冻伤、烫伤及压力性损伤。

（2）仪器运转正常。

【操作重点及难点】

1. 使用过程中注意观察患儿生命体征的变化。

2. 做好患儿的皮肤护理，防止冻伤和压疮的发生。

3. 正确把握亚低温治疗使用的指征。

【注意事项】

1. 严密观察患儿面色、血压、脉搏以及肢端循环，合理应用血管活性药物。

2. 体温监测是亚低温治疗是否有效的一个重要项目。若患儿的体温超过36℃，亚低温治疗效果差；若低于33℃，易出现呼吸、循环功能异常。

3. 在进行全身亚低温治疗，使用肛温监测时每日要排空大便，保证温度测量准确。

4. 对患儿的局部皮肤要保暖，使用冰帽的患儿头部包裹棉布单，禁止冰毯、冰帽直接接触患儿皮肤，以免冻伤。

5. 使用冰毯降温的患儿由于躯干部、背部和臀部完全和床面接触，导致这些部位皮温较低，血液循环较慢，加之容易受压，是压力性损伤的高发部位。因此要加强皮肤护理，保持床单位干燥、平整，严密观察患儿皮肤情况，骨隆突处贴减压贴防止压力性损伤，每1~2 小时翻身1 次，但不可快速翻身或搬动，否则易出现循环不稳和体位性低血压。

6. 亚低温治疗结束后需自然复温，避免过快复温，应缓慢持续复温，防止出现反弹性高温，不能自然复温者加盖棉被协助复温，禁止使用暖水袋进行复温，发生烫伤。

7. 亚低温治疗仪常见故障及处理

(1) 传感器插头脱出：体温监测屏无数值显示。检查体温探头有无脱出，探头接口是否松脱。将探头插回或重新连接传感器插头。

(2) 缺水报警：水位在水位计标线以下。检查水位计。断电源，加水至水位线。

(3) 毯内水流被阻：主机水流指示器小转轮停止转动。检查管道插口连接是否紧密，管道和毯子是否扭曲、折叠。重新插管，理顺管道，铺平毯子。

【操作并发症及处理】

1. 寒冷综合征

(1) 临床表现：体温低，寒战，四肢甚至全身凉，皮肤出现花斑。

(2) 处理 ①为患儿增加盖被保暖，此时不可用暖水袋，易发生烫伤。②加快输液速度。③停止使用亚低温治疗仪。④让患儿自然复温。

2. 压力性损伤

(1) 临床表现：受压部位皮肤发红，疼痛伴水疱或水疱破损，伤及皮下组织形成溃疡。

(2) 处理 ①1~2小时翻身1次，按摩受压皮肤。②保持床单位干燥、整洁，及时更换潮湿床单、中单、护理垫。③贴减压贴，保护受压皮肤。

3. 微循环障碍

(1) 临床表现：患儿四肢凉，全身皮肤发花，甲床发白或发绀。

(2) 处理 ①四肢套保暖手套及保暖袜，用厚棉垫隔离四肢与降温毯。②遵医嘱使用血管活性药物。

(范敬蓉　郭立涛)

九、骨髓移植技术

骨髓移植术是将供者骨髓由静脉输入到患儿体内的一种方法，此种方法可以将具有造血及免疫功能的骨髓干细胞输注到无造血能力的患儿体内，重建造血系统及免疫功能，适用于治疗造血功能障碍、免疫缺陷、血液系统恶性肿瘤及其他一些恶性肿瘤患儿。现代护理要求对输注过程中的并发症进行严密监控，如溶血、过敏及脂肪栓塞等。

【操作目的及意义】

将骨髓输注到患儿体内，重建其造血和免疫功能，并通过有效的监护预防输注过程中的不良反应。

【操作步骤】

1. 操作准备

（1）护士准备　护士着装整洁，评估患儿病情，给予患儿全面评估；评估患儿中心静脉导管功能。

（2）物品准备　采集好的供者骨髓、输液器、输血器、急救设备及药品、抗过敏药（地塞米松磷酸钠注射液、葡萄糖酸钙注射液）、利尿药（呋塞米注射液）、肝素拮抗剂（鱼精蛋白注射液）、心电监护仪。

（3）患儿准备　患儿及其家属已了解输骨髓的目的及注意事项并积极配合。

（4）环境准备　病室内安静、舒适，光线充足，维持恒定的室温，防止温度波动影响骨髓细胞的活性。

2. 操作方法

（1）洗手，戴口罩。

（2）双人核对医嘱，携用物至患儿床旁。

（3）双人两种及以上方式核对患儿信息和供、受者血型、骨髓量，确保准确无误。

（4）将采集好的供者骨髓在室温下倒挂 30 分钟，使骨髓内脂肪颗粒上浮，宜使用高速离心机分离骨髓中的脂肪颗粒，确保脂肪不会进入患儿体内。

（5）协助患儿取仰卧位，进行心电监护，开通两条静脉通路。

（6）遵医嘱静脉注入抗过敏药物，配制肝素拮抗剂，双人查对。

（7）再次核对患儿信息，严格无菌操作，用于输注骨髓的静脉通路应连接输血器并撤去输液器过滤器，将已处理过的供者骨髓进行输注。同时，另一条静脉通路输注适量鱼精蛋白以中和骨髓中的肝素。

（8）输注过程中，再次检查输液器的过滤器是否撤去，按照先慢后快的原则，根据患儿年龄、身体状况调节滴速，确保安全输注。

（9）骨髓输注至剩余 5～10ml 时，应弃去剩余含有脂肪颗粒的骨髓液，避免因脂肪颗粒进入血液引起脂肪栓塞。

（10）用少量生理盐水冲洗输血器并充分冲洗静脉管路，确保骨髓液不残留在静脉管路中。

（11）遵医嘱静脉注入利尿剂及碱化药液，防止患儿因输注引起溶血或肾功能不全。

（12）再次两种及以上方式核对患儿信息和骨髓输注记录，确保操作无误，并使用标准化输注记录表记录输注的相关数据。

（13）清理用物，协助患儿取舒适卧位，做好护理记录。

（14）洗手。

3. 操作评价

（1）骨髓全部顺利输注完毕，输血器中未见残留骨髓液。

（2）严格执行无菌操作，动作轻柔，骨髓液输注准确、无浪费。

（3）含有脂肪颗粒的骨髓液全部弃去，未造成脂肪栓塞。

【操作重点及难点】

1. 严格遵守无菌操作原则和查对制度。

2. 建立两条静脉通路，确保通畅和安全。

3. 妥善处理并分离骨髓中的脂肪颗粒，避免栓塞风险。

4. 输注过程中需专人监护，密切观察患儿生命体征的变化，并及时调整输注速度。

【注意事项】

1. 严格遵守无菌操作原则和查对制度，除按输血常规核对外，还应仔细核对供、受者血型。

2. 一条通路撤去过滤器，连接输血器，输注骨髓血；另一条通路输注鱼精蛋白。在输注骨髓过程中，禁止用同一输液器输注除生理盐水以外的药物，以免损伤骨髓中的干细胞。

3. 将采集好的供者骨髓严格按要求在室温条件下倒挂 30 分钟；骨髓分层后严禁大幅度晃动；采集袋应持续保持倒置状态；在骨髓输至剩余 5～10ml 时，应弃去含脂肪颗粒的骨髓液，以免输入体内后引起脂肪栓塞。

4. 输注中要专人看管，专人负责，保证输注管路与骨髓紧密连接，输液通畅，无渗漏；按照先慢后快的原则进行输注；密切观察患儿生命体征及病情变化，有无发热、寒战、胸闷气短、皮疹、瘙痒、头痛、腰部不适等症状，观察尿液颜色及尿量，警惕溶血反应的发生，整个过程动作轻柔，避免浪费。

【操作的并发症及处理】

1. 脂肪栓塞

（1）临床表现 烦躁、呼吸频率增快、发绀、胸痛、咳嗽、呼吸困难、晕厥、心悸等。

（2）处理 给予氧气吸入，患儿取侧卧位，密切观察病情变化，必要时行心肺复苏术。

2. 输血反应

（1）临床表现 体温升高，寒战或畏寒，头痛，恶心，皮肤潮红，局限性或全身性皮肤瘙痒或皮疹，有些会出现腰背疼痛、血红蛋白尿，严重者还会出现呼吸困难、抽搐、血压下降等症状。

（2）处理 给予氧气吸入；轻者可减慢输注速度或暂停输注，必要时停止输注并进行抗过敏及降温治疗；严重者立即停止输注，遵医嘱给予碳酸氢钠注射液碱化尿液，持续监测尿液和生命体征变化。③寒战者给予保暖，体温升高者给予物理降温，并遵医嘱给予抗过敏药、退热镇痛药等。④密切观察患儿生命体征与尿色、尿量变化并做好记录。

（宋　晗　房　萍）

十、压力性损伤的预防及护理

压力性损伤是指皮肤和（或）潜在皮下软组织的局部损伤，通常位于骨突处或与医疗器械或其他设备有关的损伤。表现为局部组织受损但表皮完整或开放性伤口，也可能伴随有疼痛。损伤的发生来自于强烈和（或）长期的压力或压力合并剪切力。皮下软组织对于压力和剪切力的耐受性可能受到微环境、营养、灌注、合并症和软组织的状况影响。

压力性损伤预防法是指通过针对性的预防措施避免皮肤和（或）潜在皮下软组织局部长期受压的护理措施。适用于急危重症、长期卧床、被动体位、使用支具及医疗器械等情况的患儿。

【操作目的及意义】

1. 避免局部组织长期受压，避免潮湿、摩擦等刺激，使皮肤清洁，保持皮肤完整、温度适宜及 pH 平衡。

2. 促进局部血液循环，预防受压部位及医疗器械下皮肤出现压力性损伤。

3. 减少或去除危险因素，移除不必要的医疗器械，预防并发症，增加患儿舒适度及转归。

【操作步骤】

1. 操作准备

（1）护士准备　着装整洁，洗手，戴口罩。根据患儿病情及治疗，选择压力性损伤风险评估量表（如 Braden Q、Braden QD、手术获得性压力性损伤评估量等）。评估患儿病情、皮肤及营养状况、局部皮肤受压程度、危险因素、排泄情况、年龄、意识状态、循环情况、肢体活动能力、感知觉、沟通合作程度、携带管路及使用医疗器械情况。

（2）物品准备　软垫或软枕、楔形垫、凝胶垫、流体垫、水胶体敷料、泡沫敷料、皮肤保护剂、隔离霜或保湿霜、纱布、棉签、保护性衬垫、生理盐水、看护垫、手消毒液、护理记录单、压力性损伤评估表或移动护理评估系统、压力性损伤记录表或翻身记录等。

（3）患者准备　患儿及家属已了解预防压力性损伤护理技术操作的目的、方法并积极配合。

（4）环境准备　安全、安静、清洁。必要时屏风遮挡，请无关人员回避等。

2. 操作方法

（1）洗手，戴口罩。

（2）携用物至患儿床边，核对患儿信息。

（3）协助患儿翻身。采取轴线翻身法，先将患儿肩部、臀部及腿部移至一侧床沿，两臂交叉于胸前，三名护士同时用力使患儿头、颈、肩、腰、髋保持同一水平线翻转至侧卧。暴露受压部位，观察皮肤情况。

（4）用生理盐水浸湿纱布擦净局部皮肤，避免用力摩擦皮肤，待干后给予隔离霜或皮肤保护剂。

（5）骨隆突处皮肤使用皮肤保护剂、水胶体敷料或泡沫敷料保护。

（6）如患儿衣裤有潮湿、污渍需为患儿更换干净衣裤。

（7）根据患儿情况，采取气垫床、凝胶垫、软枕或楔形垫等适宜的局部减压措施。

（8）携带管路及医疗器械时，移除或重置器械，观察器械下皮肤，给予清洁、涂抹皮肤保护剂及预防性敷料；如有皮肤破溃，需更换固定及使用医疗器械的部位。

（9）协助患儿取舒适卧位，根据患儿情况按时观察皮肤、重置医疗器械及更换体位。

（10）整理床单位，清理用物；洗手，记录患儿皮肤情况、预防措施和体位，签字。

3. 操作评价　患儿预防部位及医疗器械下皮肤完好，无破溃，无压力性损伤发生。

【操作重点及难点】

1. 正确评估受压部位。

2. 保证预防的有效性。

【注意事项】

1. 受压部位在解除压力 30 分钟后，压红不消褪者，缩短变换体位时间，压红部位皮肤禁止按摩、摩擦及使用医疗器械。

2. 对活动能力受限或长期卧床患儿，定时变换体位；病情允许情况下，尽量选择 30°侧卧位代替 90°侧卧位，可使用 30°倾斜侧卧位（右侧、仰卧、左侧交替进行）；使用减压装置及措施如气垫床、30°体位垫（楔形垫/R 形垫/枕头支撑）、软枕、凝胶垫、流体垫、泡沫敷料。

3. 因病情需要限制体位的患儿，采取可行的预防措施（如微翻身、使用保护性衬垫、频繁小范围的体位变换等）。

4. 因病情需要，必须摇高床头超过 30°或半坐卧位时，先摇高床尾至一定高度，再摇高床头，避免在骶尾部形成较大的剪切力；没有条件摇高床尾时，可在臀部下方垫一支撑物，如软枕等。

5. 协助患儿进行体位变换和移动患儿时，应抬起患儿身体，尽量减少摩擦力和剪切力；护理操作时动作轻柔，避免拖、拉、拽等动作。

6. 选择面料柔软、宽度适宜的约束带，松紧度以伸入 1～2 指为宜，与皮肤接触部位可使用保护性衬垫。

7. 尿便失禁或频次增加时，使用高吸收性失禁产品，两便后及时清洁和更换，使用皮肤保护剂或隔离霜避免皮肤潮湿。

8. 正确使用压力性损伤预防器具，不宜使用圈状物。

9. 对高风险患儿每班严密观察并严格交接皮肤情况，包括受压部位皮肤完整性、温度、水肿程度及组织灌注情况，给予适当的保暖或升温治疗。

10. 使用各类管路时，应采用高举平台法进行固定；更换体位时，应先将导管安置妥当后再翻身，翻身完成后检查导管情况，保持通畅并妥善固定。

11. 避免在现存或既往发生过压力性损伤的部位放置医疗器械及管路。

12. 使用医疗器械时，选择尺寸或形状正确、适宜的器械；按时变换体位或医疗器械放置位置，并做好皮肤观察及记录。

13. 保持与医疗器械接触处部位及周围皮肤的清洁，适度湿润；医疗器械下皮肤可给予皮肤保护剂、预防性衬垫、预防性敷料等。

14. 避免冷、热装置（如冰袋、热水袋等）直接接触皮肤表面或压力性损伤部位。

15. 根据患儿皮肤情况、温湿度及微环境选择适合的敷料。

16. 使用预防敷料时，建议使用可反复粘贴型敷料，便于按时检查皮肤情况；使用非反复粘贴型敷料时，注意使用0°或180°撕除法，避免医用黏胶相关皮肤损伤。

【操作并发症及处理】

压力性损伤是主要的操作并发症。

（1）临床表现　①1期压力性损伤：皮肤完整，出现指压不变白的红斑。局部组织表皮完整，出现非苍白性发红，深肤色人群会出现不同的颜色表现。颜色变化前，局部会先出现红斑或感觉、温度、硬度变化。皮肤颜色改变不包括紫色或褐红色变化，出现这些颜色变化提示可能存在深部组织损伤。②2期压力性损伤：部分皮层缺损，真皮层暴露。伤口床有活力性，基底表现为粉红或红色、湿润，也可能表现为完整或破裂的血清性水疱。脂肪层和深部组织未暴露且无肉芽组织、腐肉及焦痂。该期损伤往往由于骨盆和足跟皮肤微环境破坏和受剪切力的影响，应和与潮湿相关的皮肤损伤（MASD），如失禁性皮肤炎（IAD）/皮肤皱褶处皮炎（ITD）、医用黏胶剂相关的皮肤损伤（MARSI）或创伤性伤口如皮肤撕裂伤、烧伤、擦伤进行区分。③3 期压力性损伤：全层皮层缺损。全层皮肤缺损，常可见皮下脂肪组织、肉芽组织和伤口边缘内卷（上皮内卷）。可有腐肉和（或）焦痂；损伤深度因解剖位置而异；皮下脂肪较多的部位可能会呈现较深的创面；可能会出现潜行和窦道。无筋膜、肌肉、肌腱、韧带、软骨和（或）骨头暴露；如果腐肉或焦痂覆盖了组织缺损的程度，即为不可分期的压力性损伤。④4 期压力性损伤：全皮层和组织缺损。全层皮肤和组织的损失，可见或直接触及筋膜、肌肉、肌腱、韧带、软骨或骨头。可见腐肉或焦痂；常可见上皮内卷、潜行和（或）窦道；深度因解剖位置而异；如果腐肉或焦痂覆盖了组织缺损的程度，即为不可分期的压力性损伤。⑤不可分期压力性损伤：被掩盖的全皮层组织缺失。全皮层组织缺失，由于伤口床被腐肉或焦痂覆盖，无法确定伤口具体程度。去除腐肉或焦痂后，可表现为 3 期或 4 期压力性损伤；缺血性肢体或足跟处稳定的焦痂（如干燥、紧密贴附、完整、无红斑或波动感）不应被软化或清除。⑥深部组织压力性损伤：局部皮肤呈持久性非苍白性发红、褐红色或紫色改变。完整或破损的皮肤局部出现持久性非苍白性发红、褐红色或紫色变化或表皮分离后出现暗红色伤口床或充血性水疱；痛和温度变化往往先于颜色的改变；深肤色人群中颜色变化表现可能不同；此类损伤由骨隆突处强烈和（或）持续的压力和剪切力导致；伤口可能会迅速发展，暴露组织损伤的实际程度或可能自行消失而不出现组织损伤；如果出现坏死组织、皮下组织、肉芽组织、筋膜、肌肉或其他深层结构，这表明全层组织损伤（不可分期、3 期或 4 期）；不能用深部组织压力性损伤来描述非压力所导致的血管、外伤、神经病变或皮肤状况。⑦医疗器材相关压力性损伤：医疗设备、装置和用于诊断或治疗所产生的压力性损伤；符合医疗器材所施压的范围或形状，根据情况进行分期；可发生在非骨隆突部位的皮肤或黏膜；器械下方或周围持久、未缓解压力/潮湿所致，如鼻胃管、气管插管、吸氧面罩等。

（2）处理　①根据患儿病情及治疗，制定体位变换策略，对发生压力性损伤的部位，避免再次受压及摩擦，可局部涂抹皮肤隔离霜或保护剂，增强皮肤耐受力及弹性。2 期以上的压力性损伤应由具有相关经验的护士或专科护士进行评估、测量及伤口治疗。②根据患儿病情、诊断、治疗及分期程度，选择伤口清洗或清创。对疑似或确认感染的压力性损伤伤口，使用含有抗菌剂的清洗液清洗。对已发生压力性损伤的失活组织及疑似或确认的生物膜进行清除，并持续清创，直到创面无失活组织并被肉芽组织覆盖。③进行压力性损伤的评估时，评估伤口床及周围皮肤和软组织的物理特征。选择统一的方法测量压力性损伤的大小和面积，有利于比较不同时期的伤口情况。④采用湿性伤口愈合原则减轻压力性损伤的疼痛，根据压力性损伤的临床状况、周围皮肤状况、渗液情况、感染状况及敷料费用等因素，选择适宜的水胶体、水凝胶、聚合物敷料、泡沫敷料及含银或藻酸钙等敷料，并制定换药频次。根据治疗效果及渗液等情况，随时调整治疗方案及更换频次。⑤根据患儿病情，进行营养评估或筛查，遵医嘱给予营养补充剂及高蛋白饮食等。

（迟 巍 王晶晶）

参 考 文 献

［1］张琳琪，王天有．实用儿科护理学［M］．北京：人民卫生出版社，2018．

［2］李小寒，尚少梅．基础护理学［M］．北京：人民卫生出版社，2022．

［3］郑显兰，崔璀．儿童基础护理技术［M］，北京：人民卫生出版社，2024．

［4］崔焱，张玉侠．儿科护理学［M］.7 版．北京：人民卫生出版社，2021．

［5］绳宇．护理学基础［M］.4 版．北京：中国协和医科大学出版社，2022．

［6］王天有，申昆玲，沈颖．诸福棠实用儿科学［M］.9 版．北京：人民卫生出版社，2022．

［7］王泠，胡爱玲．伤口造口失禁专科护理［M］．北京：人民卫生出版社，2018．

［8］姚文英．儿童护理指导手册［M］．北京：人民卫生出版社，2021．

［9］范玲．新生儿护理规范［M］．北京：人民卫生出版社，2019．

［10］薛梅，曹晶，张彦芳．外科护理技能实训［M］．北京：高等教育出版社，2023．

［11］北京市医院管理中心．北京市属儿童专科医院护士规范化培训指南（上、下册）［M］．北京：人民卫生出版社，2020．

［12］陈香美．血液净化标准操作规程［M］．北京：人民卫生出版社，2021．

［13］中华医学会围产医学分会，中华医学会妇产科学分会产科学组，中华护理学会产科护理专业委员会，等．中国新生儿早期基本保健技术专家共识（2020）［J］．中华围产医学杂志，2020，23（7）：433 － 440．

［14］万兴丽，李霞，胡艳玲，等．重症监护病房新生儿皮肤管理指南（2021）［J］．中国当代儿科杂志，2021，23（07）：659 － 670．

［15］袁皓，杨童玲．新生儿医源性皮肤损伤处理的专家共识［J］．中国循证儿科杂志，2021，16（04）：255 － 261．

［16］石兰萍，唐蓉，魏莹莹，等．术前皮肤准备方案的构建及应用［J］．中华护理杂志，2020，55（05）：723－726.

［17］王晓玲．儿童变应性鼻炎鼻用糖皮质激素规范使用专家共识（2023）［J］.中华实用儿科临床杂志，38（11），814－820.

［18］柳鸿鹏，吴欣娟．痰液标本采集质量的影响因素及对策研究进展［J］.护理管理杂志，2018，18（9）：648－651.

［19］白容荣，冯桂银．肺炎患儿痰标本采集时机对痰细菌学检验的影响［J］.护理研究，2014，28（2）：211－212.

［20］高艳，胡肖银，李佳琦，等．循证护理在规范儿科护士尿液标本采集及处理行为中的应用［J］.国际护理学杂志，2022，41（14）：2615－2618.

［21］苏洁，陈晨，陈露，等．炎症性肠病患者粪便标本采集管理的最佳证据总结［J］.现代临床护理，2024，23（6）：65－72.

［22］郑洪伶，蒋璐，苏琼．国际伤口感染研究所2022版《临床实践中的感染伤口——最佳实践原则》中伤口感染风险评估、识别和诊断内容解读［J］.护理研究，2023，37（15）：2665－2672.

［23］中国医师协会检验医师分会儿科疾病检验医学专家委员会，世界华人检验与病理医师协会．中国末梢采血操作共识［J］.中华医学杂志，2018，98（22）：1752－1760.

［24］国家卫健委临床检验中心新生儿疾病筛查室间质量评价委员会．新生儿疾病筛查滤纸血片采集和递送及保存专家共识［J］.中华检验医学杂志，2019，42（10）：836－840.

［25］陈佳丽，宁宁，李佩芳．智能化伤口评估和伤口数据管理现状及研究进展．中华现代护理杂志，2019，25（16）：1981－1984.

［26］马燕飞，宁宁，陈佳丽，等．临床伤口测量方法研究新进展［J］.四川医学，2022，43（10）：1033－1036.

［27］李月圆，高佩，郭林芳，等．经外周置入中心静脉导管相关皮肤损伤风险评估的最佳证据总结［J］.军事护理，2024，41（07）：97－100.

［28］中国抗癌协会肿瘤护理专业委员会，四川大学华西循证护理中心，四川大学华西医院肿瘤中心．成人PICC堵塞的预防及处理专家共识［J］.中国循证医学杂志，2024，24（03）：249－257.

［29］范伊濛，刘巧艳，曹松梅，等．基于临床护理分类系统的PICC相

关性血栓预防护理知识库的构建[J].护理学报，2024，31（04）：21-24.

［30］严翔，李娜，朱丹，等.PICC病人医用黏胶相关性皮肤损伤预防的最佳证据总结[J].全科护理，2024，22（01）：1-5.

［31］于欢欢，唐绪妹，张鑫，等.血液肿瘤患者PICC相关并发症预防的最佳证据总结[J].上海护理，2023，23（09）：44-49.

［32］陈利芬，卫建宁，屈盈莹，等.经外周静脉穿刺中心静脉置管操作技术专家共识[J].现代临床护理，2023，22（02）：1-9.

［33］姚晖，杨富，毛晶珏，等.超声引导下PICC置管关键技术专家推荐意见及操作细则[J].护理研究，2022，36（01）：150-153.

［34］中华医学会血液学分会造血干细胞应用学组.造血干细胞移植相关血栓性微血管病诊断和治疗中国专家共识（2021年版）[J].中华血液学杂志，2021，42（3）：177-184.

［35］许莹，樊帆，徐富霞，等.儿童外周静脉药物外渗预防及管理的证据总结[J].循证护理，2023，9（24）：4409-4414.

［36］倪乐凤，龚卫娟，刘林，等.非化疗药物外渗的原因分析及对策[J].实用临床医药杂志，2022，26（06）：145-148.

［37］顾婕，钱火红，黄建业，等.2021年美国输液护理学会《输液治疗实践标准》——血管通路装置并发症的解读[J].解放军护理杂志，2022，39（01）：90-93.

［38］刘瀚旻，符州，张晓波，等.儿童呼吸系统疾病雾化治疗合理应用专家共识[J].中华儿科杂志，2022，60（4）：283-290.

［39］常洁，韩志英.儿童肺康复治疗方法的合理应用[J].中国实用儿科杂志，2021，36（03）：199-201，226.

［40］国家儿童医学中心儿科护理联盟小儿呼吸（哮喘）学组，北京护理学会儿科专业委员会.儿科门诊雾化吸入护理实践专家共识[J].中华现代护理杂志，2023，29（22）：2941-2946.

［41］李钰瑶，袁红秀，王晓东，等.2022年心肺复苏与心血管急救科学和治疗建议国际共识解读——儿童和新生儿生命支持[J].华西医学，2023，38（11）：1640-1647.

［42］赵明曦，李奇，罗红波，等.中心静脉压测量的最佳证据总结[J].中华护理杂志，2021，56（10）：1552-1560.

［43］胡莹莹，李晨，李艳玲，等.中心静脉压急诊临床应用中国专家

共识（2020）[J]. 临床急诊杂志，2020，21（06）：421-428.

[44] 林新祝，李正红，常艳美，等. 早产儿肠内营养管理专家共识[J]. 中国当代儿科杂志，2024，26（06）：541-552.

[45] 中华预防医学会儿童保健分会. 婴幼儿喂养与营养指南[J]. 中国妇幼健康研究，2019，30（4）：392-417.

[46] 余红，申良荣，龙卓，等. 新生儿肠内营养胃管留置管理的最佳证据总结[J]. 护理实践与研究，2024，21（1）：22-28.

[47] 董珊，袁玲，陈秋菊，等. 肠造口周围潮湿相关性皮肤损伤预防与管理的最佳证据总结[J]. 中华护理杂志，2022，57（2）：223-230.

[48] 金婷，徐红贞，唐芳，等. 新生儿肠造口护理的研究进展[J]. 中华急危重症护理杂志，2022，3（1）：36-40.

[49] 孙天贺，杨柳. 标准化回流灌肠在新生儿巨结肠中的应用效果[J]. 中国肛肠病杂志，2022，42（11）：38-39.

[50] 中华医学会消化内镜学分会儿科协作组，中国医师协会内镜医师分会儿科消化内镜专业委员会. 中国儿童消化内镜诊疗相关肠道准备快速指南（2020）[J]. 中华消化内镜杂志，2021，38（2）：85-97.

[51] 上海市社会医疗机构协会超声医学分会. 超声引导下肾疾病经皮穿刺活检术实践指南[J]. 中国医学超声杂志（电子版），2021，18（11）：1023-1043.

[52] 宗心南，李辉. 中国不同胎龄新生儿生长参照标准的建立：调查方案设计和标准研制方法[J]. 中国循证儿科杂志，2020，15（4）：251-260.

[53] 中国医师协会新生儿科医师分会循证专业委员会. 新生儿经外周置入中心静脉导管操作及管理指南（2021）[J]. 中国当代儿科杂志，2021，23（3）：201-212.

[54] 中国新生儿复苏项目专家组，中华医学会围产医学分会新生儿复苏学组. 中国新生儿复苏指南（2021年修订）[J]. 中华围产医学杂志，2022，25（01）：4-12.

[55] 丁亚平，夏姗姗，童祥飞，等. 2022版《AARC临床实践指南：人工气道内吸痰》解读[J]. 护理研究，2022，36（22）：3953-3957.

[56] 儿童危重症连续性血液净化应用共识工作组. 连续性血液净化在儿童危重症应用的专家共识[J]. 中华儿科杂志，2021，59（5）：352-360.

［57］中国重症血液净化协作组，中国重症血液净化协作组护理学组．中国重症血液净化护理专家共识（2021 年）［J］．中华现代护理杂志，2021，27（34）：4621 – 4632．

［58］浙江大学医学院附属儿童医院护理部，首都医科大学附属儿童医院儿科重症监护病房，复旦大学附属儿科医院护理部，等．儿童体外膜肺氧合支持治疗的护理专家共识［J］．中华急危重症护理杂志，2023，4（3）：232 – 238．

［59］儿童体外膜氧合专家共识撰写组，中华医学会儿科学分会急救学组．体外膜氧合在儿童危重症应用的专家共识［J］．中华儿科杂志，2022，60（3）：183 – 191．

［60］中国医师协会神经外科分会神经重症专家委员会，北京医学会神经外科分会神经外科危重症学组，中国神经外科重症管理协作组．神经重症目标温度管理中国专家共识（2022 版）［J］．中华神经医学杂志，2022，21（7）：649 – 656．

［61］中华医学会儿科学分会新生儿学组，中华儿科杂志编辑委员会．亚低温治疗新生儿缺氧缺血性脑病专家共识（2022）［J］．中华儿科杂志，2022，60（10）：983 – 989．

［62］中国研究型医院学会神经再生与修复专业委员会心脏重症脑保护学组，中国研究型医院学会神经再生与修复专业委员会神经重症护理与康复学组．亚低温脑保护中国专家共识［J］．中华危重病急救医学，2020，32（4）：385 – 391．

［63］中华医学会血液学分会造血干细胞应用学组．造血干细胞移植相关血栓性微血管病诊断和治疗中国专家共识（2021 年版）［J］．中华血液学杂志，2021，42（3）：177 – 184

［64］Gorski LA，Hadaway L，Hagle ME，et al. Infusion Therapy Standards of Practice，8th Edition［J］．J Infus Nurs，2021，44（1S Suppl 1）：1 – 224．

［65］Xu RF，Cao J，Zheng WT，et al. Effects of swaddle and tub bathing methods Oil behavioral responses in preterm neonates［J］．Chin J Pract Nurs，2018，34（27）：2138 – 2141．

［66］Writing Committee Members，ACC/AHA Joint Committee Members. 2022 AHA/ACC/HFSA Guideline for the Management of Heart Failure［J］．J Card Fail，2022，28（5）：1 – 167．

［67］European Pressure Ulcer Advisory Panel, National Pressure Injury Advisory Panel and Pan Pacific Pressure Injury Alliance. Prevention and Treatment of Pressure Ulcers/Injuries: Quick Reference Guide. Emily Haesler（Ed.）. EPUAP/NPIAP/PPPIA: 2019.

［68］Kaur S, Kaur P, Kumar Y, et al. Development and validation of the intravenous infiltration and extravasation risk assessment tool（IIERAT）for pediatric patients［J］. Indian Pediatrics, 2022, 59（9）: 688 – 691.